A G G I E

BIOHACKING
FÜR FRAUEN

AGGIE LAL

Mit einem Vorwort von **DAVE ASPREY**

BIOHACKING FÜR FRAUEN

Wie du mühelos fit wirst,
dich schön und gut fühlst,
mehr Energie hast und
Superkräfte entfesselst

YES

Wichtiger Hinweis

Dieses Buch ist für Lernzwecke gedacht. Es stellt keinen Ersatz für eine individuelle medizinische Beratung dar und sollte auch nicht als solcher benutzt werden. Wenn du medizinischen Rat einholen willst, konsultiere bitte einen qualifizierten Arzt. Der Verlag und die Autorin haften für keine nachteiligen Auswirkungen, die in einem direkten oder indirekten Zusammenhang mit den Informationen stehen, die in diesem Buch enthalten sind.

1. Auflage 2024

Türkenstraße 89, 80799 München
info@yes-publishing.de

Übersetzung: Elsbeth Ranke, Cornelia Stoll, Brigitte Rüßmann
Redaktion: Dr. Ulrich Korn
Umschlaggestaltung: Marija Džafo
Umschlagabbildung: Jacob Riglin
Layout und Satz: Daniel Förster
Druck: GGP Media GmbH, Pößneck
Printed in Germany

ISBN Print 978-3-96905-317-1
ISBN E-Book (EPUB, Mobi) 978-3-96905-318-8
ISBN E-Book (PDF) 978-3-96905-319-5

Für meine Biohacking-Schwestern

Je mehr Frauen ihre Stärke entfalten, desto mehr Schwestern habe ich, mit denen ich Abenteuer erleben kann.

Kiki, das hier ist für dich.

Frau sein

Ich lernte, eine Frau zu sein,
durch die Art und Weise, wie die Welt mich erzogen hat.

Sei still, hieß es.
Also redete ich.

Sei schwach, hieß es.
Also erstarkte ich.

Setz dich hin, hieß es.
Also stand ich auf.

Frau sein heißt
gesagt zu bekommen, du seist nichts …

und dann alles zu werden.

AUTOR UNBEKANNT

INHALT

VORWORT

Im Jahr 2011 rief ich mit einem Blog-Beitrag die Biohacking-Bewegung ins Leben und veranstaltete die erste Biohacking Conference: Gerade einmal 100 Teilnehmer trafen sich in einer Bar in San Francisco, etwa 80 Prozent davon waren Männer. Ein Jahr nach diesem ersten Blog-Artikel waren 60 Prozent der Biohacker Frauen. Als ich meine Firma Bulletproof gründete, die mit ihren bahnbrechenden neuen Produkten die Welt der gesunden Ernährung auf den Kopf stellte, waren unter meinen Kunden mehr Frauen als Männer.

2018 wurde das Wort *biohacking* im Wörterbuch *Merriam-Webster* in die Liste neuer englischer Wörter aufgenommen. Ich definierte es als »die Kunst und Wissenschaft, die eigene äußere und innere Umgebung zu verändern, um die volle Kontrolle über die eigene Biologie zu haben«. Inzwischen ist Biohacking eine globale Bewegung, und weltweit unternehmen Biohacker alles Erforderliche, um die Energie und das Leben zu erlangen, das sie leben wollen. Tatsächlich lassen sich Frauen leichter darauf ein als Männer! Als ich genau dies vor den Frauen in meinem Leben äußerte, lachten sie mir ins Gesicht und meinten: »Natürlich, denn unsere Körper verändern sich sowieso Tag für Tag; ihr Kerle dagegen merkt erst, dass etwas nicht stimmt, wenn ein Knochen rausschaut.«

Und genau das ist der Punkt: Frauen mögen vielleicht Veränderungen besser wahrnehmen, müssen aber auch mehr Veränderungen wegstecken. Es ist frustrierend, dass die meisten medizinischen Studien bis zum letzten Jahrzehnt Frauen genau wegen dieser Veränderungen ausgeschlossen haben. Die Grundsätze des Biohackings gelten für alle Geschlechter, und ich bemühe mich, alle speziell auf Frauen ausgerichtete Studien auszuwerten – aber leider gibt es da ein Informationsdefizit.

Deswegen freue ich mich, dass ich hier Aggie und ihr wegweisendes Buch *Biohacking für Frauen* vorstellen darf, das Biohacking aus weiblicher Perspektive unter die Lupe nimmt. Dieses Buch ist nicht nur informativ; es ist ein inspirierender Ratgeber speziell für Frauen.

Biohacking soll niemanden einschüchtern. Aggie holt den Begriff von seinem hohen Sockel herunter, indem sie klare, praktische und zielführende Strategien vorstellt. Diese Strategien sind nicht nur Theorie, sondern basieren auf ihrer eigenen Erfahrung und dem kollektiven Wissen der Biohacking-Community. In *Biohacking für Frauen* zeigt Aggie, wie Frauen die Architektinnen ihrer eigenen Gesundheit werden können, und gibt ihnen die Instrumente und das Wissen an die Hand, um zuversichtlich durch die Welt des Biohackings zu navigieren.

Eigentlich bestätigt Biohacking in der Regel uraltes Wissen, über das schon unsere Großmütter und deren Großmütter verfügten. Wir gleichen dieses Wissen mit wissenschaftlichen Daten ab und verbinden uns so wieder mit unserer Geschichte, in der wir selbst verantwortlich sind für unsere Gesundheit und für die unserer Gemeinschaft. Interessanterweise besitzen wir jetzt so viele Informationen wie nie zuvor, und gleichzeitig können wir unsere Umwelt wesentlich besser beeinflussen, um unsere Energie, unsere Stimmung und nahezu jeden Bereich unseres Lebens zu verbessern.

Dass Aggie selbst mit dem Biohacking anfing, lag an ihren persönlichen gesundheitlichen Herausforderungen und den Belastungen eines Berufs, für den sie sehr viel auf Achse ist. Sie merkte, dass sie sich um ihre eigene biologische Konstitution kümmern musste, um ihre Lebensqualität zu verbessern, und so begann sie, die Welt des Biohackings zu erforschen. Diese Reise führte sie in meine Biohacking Conference, bei der sich inzwischen etwa 3000 motivierte Menschen zusammenfinden, um neue Biohacking-Ideen zu entwickeln und voneinander zu lernen. Dort begegnete ich Aggie, und seitdem war ich bereits mehrmals Gast in ihrem Podcast und sie in meinem.

Aggie nimmt die Sache ernst: Sie verbringt sehr viel Zeit bei Upgrade Labs, meinem Biohacking-Franchise mit zahlreichen Niederlassungen überall in Nordamerika, und in meiner Einrichtung für das Biohacking des Gehirns, 40 Years of Zen. Online berichtete sie über ihren eigenen Weg und half damit vielen Frauen zu verstehen, dass unsere Seele, unsere Emotionen und sogar unsere Spiritualität Teile unseres Ichs sind, die wir verändern können. Es war klasse, Zeit mit Aggie zu verbringen, während sie sich mithilfe von Biohacking weiterentwickelte und vielfache Verbesserungen herbeiführte.

Ich begrüße Aggies Ansatz in *Biohacking für Frauen*, weil sie Strategien vorstellt, die einfach umzusetzen sind und sich an individuelle Bedürfnisse anpassen lassen. Aggie leistet Pionierarbeit für Frauen. Der Druck in unserer Leistungsgesellschaft, der mir schon mit Ende 20 ein Burn-out bescherte, ist für Frauen noch toxischer, denn sie müssen aufgrund ihrer besonderen Biologie ohnehin mehr auf Erholung und Stressmanagement achten. In der Gesundheits- und Fitnessbewegung wird man jedoch, und das ist äußerst frustrierend, dazu gedrängt, sich möglichst kalorienarm zu ernähren und dabei komplett auszubrennen. Langjährige Biohacker dürften es wissen: Irgendwann machen sowohl Männer als auch Frauen schlapp, aber aufgrund der hormonellen Unterschiede kommen Frauen im Schnitt früher an ihre Grenzen. Aggie geht dieses Problem bewusst an und vereinfacht den Prozess, sich auf die Erholung zu konzentrieren und damit Leistung und Lebensqualität zu steigern. Ich finde das toll.

Wenn du nur bei einem einzigen »Biohacker-Bro« auf die Website schaust, wirst du vielleicht sagen, Biohacking sei eine Männerdomäne, aber es sollte nicht so sein. Denn der wichtigste Teil deiner Umwelt (vielleicht außer Luft und Wasser) ist deine Community. Und deine Community besteht aus Männern und Frauen. Fasst eine Frau den Entschluss, ihre Gesundheit und ihr Wohlbefinden zu optimieren, profitiert davon jeder in ihrer Umgebung – und umgekehrt. Das gibt bereits Aggies eigenes Leben deutlich zu erkennen: Sie setzte die entsprechenden Hebel in Bewegung, um ihre Gesundheit und ihre Energie zu kontrollieren, und dokumentierte das Ganze auf ihren Social-Media-Plattformen.

In *Biohacking für Frauen* passt Aggie Biohacking-Strategien speziell den physiologischen Bedürfnissen und dem Lifestyle von Frauen an. Sie bietet einen detaillierten, ganzheitlichen Ansatz, der im Gegensatz zu traditionellen Gesundheits- und Fitnesstrainings steht, die uns oftmals an extreme Grenzen bringen. Aggie betont, welch zentrale Rolle die Regeneration spielt, etwas, was ich beim Biohacking ebenfalls stets hervorhebe; allerdings kommt die Message häufig erst an, wenn jemand bereits im Burn-out steckt. Wenn du jedoch dieses Buch liest, wird dich Aggies Message sicher erreichen!

Ein weiterer von Aggie hervorgehobener Aspekt sind die zusätzlichen Risiken durch Toxine, denen Frauen ausgesetzt sind, insbesondere durch Make-up und Hautpflegeprodukte. Da Aggie mit diesen Risiken bestens vertraut ist, macht sie Frauen zu Partnerinnen auf der Biohacking-Reise. Zudem werden Frauen eher zu Diäten gedrängt, die Stress erzeugen: nämlich jenen ohne genügend Kalorien und Nährstoffe.

Biohacking für Frauen ist mehr als ein Buch; es ist ein wichtiger Beitrag, um die Biohacking-Bewegung weiter wachsen zu lassen. Es gibt Frauen praktische, umsetzbare Pläne an die Hand, mit deren Hilfe sie sich weiterentwickeln können, um aus eigener Kraft das Beste aus sich herauszuholen. Dieses Buch ist das erste seiner Art, das speziell für Frauen konzipiert wurde; es führt durch die komplexe, aber tolle Welt des Biohackings für Frauen, und das auf der Grundlage solider wissenschaftlicher Erkenntnisse und mithilfe praktischer Tipps.

Einzigartig an *Biohacking für Frauen* ist auch Aggies ausgewogener Ansatz. Sie hält sich fern von den Extremen, denen man in der Gesundheits- und Fitnessbranche so oft begegnet, und setzt stattdessen auf ein nachhaltiges, ganzheitliches Vorgehen. Dieses Gleichgewicht zwischen dem Bedürfnis, an seine Grenzen gehen zu wollen, und der Priorisierung der eigenen Regeneration ist entscheidend, insbesondere für Frauen, die in unserer schnelllebigen Welt zwischen vielen Rollen hin- und herwechseln. Aggies Erkenntnisse können zur Gesundheitsoptimierung beitragen, ohne dass andere Aspekte des Lebens hintangestellt werden müssen. Dabei geht ihr Einfluss über die Gesundheit des Einzelnen hinaus. Haben Frauen dank Aggie erst einmal Kenntnisse über Biohacking und die entsprechenden Techniken, wirkt sich das in der Folge auch auf ihre Familien, ihre Communitys und schließlich auch auf die breite Masse der Gesellschaft aus. Wenn immer mehr Frauen sich dem Biohacking anschließen, werden sie zu Vorbildern und inspirieren auch andere, Gesundheit und Wohlbefinden in den Fokus zu rücken. Denn eines ist gewiss: Es geht nichts über den Anblick einer glücklichen, gesunden und energiegeladenen Person, die buchstäblich die Straße hinuntersegelt, um dich aus von rohem Grünkohl angetriebener Trübsal zu holen. Wer Zweifel haben sollte, möge bitte zur Biohacking Conference kommen und sich mit Aggie und mir unterhalten!

Biohacking für Frauen versteht sich als Einladung an Frauen, sich aktiv für ihre Gesundheit einzusetzen, konventionelle Denkweisen zu hinterfragen und neue Möglichkeiten des Wohlbefindens auszutesten. Aggies Arbeit beweist, welches Potenzial im Biohacking steckt, um das Leben zu verändern. Sie ermuntert Frauen, den ersten Schritt zu machen und sich auf die Reise in die Selbstbestimmtheit zu begeben.

Mit meiner Unterstützung für *Biohacking für Frauen* bekenne ich mich zugleich zu meiner Überzeugung, dass dieses Buch einen Meilenstein für die Biohacking-Community darstellen wird. Aggies Arbeit ist ein Zeichen der Hoffnung, ein Leitfaden für Frauen, der sie inspirieren wird, ihre Gesundheit in die eigene Hand zu nehmen und ihr Potenzial komplett auszuschöpfen. Es ist mir eine Ehre, Aggies Vision zu unterstützen, zumal sie sich mit meiner eigenen deckt: nämlich Biohacking zu einem einfachen Transformationswerkzeug für alle zu machen.

In großer Dankbarkeit

Dave Asprey
CEO von Upgrade Labs, 40 Years of Zen und Danger Coffee

EINFÜHRUNG

Darf ich mich vorstellen: Ich bin Aggie Lal, eine Reise-Influencerin, die ihren Millionen Followern als »Travel in Her Shoes« bekannt ist. Obwohl ich 300 Tage im Jahr damit verbrachte, Fotos von den Traumzielen der Reisewelt zu machen (Bora Bora, Bali, Barcelona – such es dir aus!), und demzufolge ein Traumleben hatte, wurde mir vor ein paar Jahren klar, dass mein extremer veganer Lifestyle dringend einige drastische Veränderungen benötigte. Ich trank damals Grünkohl-Smoothies und Haferdrink-Latte – all diese Sachen, die einen angeblich zum Strahlen bringen und attraktiv und gesund machen. Und ich war erschöpft.

Zuerst schob ich es auf das Reisen. Ständige Jetlags können den Schlaf und den 24-Stunden-Rhythmus völlig durcheinanderbringen, also lag es wahrscheinlich daran, oder? Außerdem ist doch jeder müde. Wir hängen alle am Kaffeetropf, um es irgendwie durch den Tag zu schaffen.

Dann kamen die Blähungen, die meinen Bauch aussehen ließen, als sei ich im sechsten Monat – was großartig gewesen wäre, wenn ich tatsächlich im sechsten Monat schwanger gewesen wäre. War ich aber nicht. Als Nächstes nahm ich zu und lief herum wie ein Ninja, und dann bekam ich meine Stimmungsschwankungen nicht mehr in den Griff.

Es folgten Depressionen, Pickel und Haarausfall in ganzen Strähnen! *Cool.* Ja, ich war erfolgreich, aber Erschöpfung und Niedergeschlagenheit lassen sich nicht filtern. Die Energie, die einem im Leben fehlt, lässt sich nicht mithilfe von Photoshop herbeizaubern. Es musste sich etwas ändern, und zwar schnell.

Ich hatte das Glück, über die nötigen finanziellen Mittel und die entsprechenden Kontakte zu verfügen, um die besten Ärzte von New York zu konsultieren. Und ich hatte die Zeit, um geduldig in ihren Praxen zu warten. Stell dir vor, du blätterst 20 000 Dollar für Tests und Medikamente hin, die dir einen Moment lang Hoffnung machen und sich kurz darauf als die nächste Sackgasse erweisen. Ich war verwirrt und verzweifelt. Gibt es Tabletten gegen Blähungen und Übermüdung? Natürlich, aber es kam mir vor, als hätte jede Lösung drei Nebenwirkungen. Das ging gar nicht und kam für mich nicht infrage. Mein Lifestyle war auf Bio und Ganzheitlichkeit gepolt. Mich mit Produkten aus der Pharmaindustrie zuzudröhnen, schien mir kontraproduktiv für das Leben zu sein, das ich leben wollte.

Aus reiner Verzweiflung und um irgendetwas zu unternehmen, landete ich schließlich beim Biohacking. Ehrlich gesagt war es eher eine Bruchlandung, dazu noch in einer Männerwelt. 20 Stunden am Tag fasten, kältetauchen und ständig zum Training gehen. Jedes Workout mitmachen, und zwar ohne Ruhetag. #NoDaysOff. Es war … intensiv. Doch ich war fest entschlossen, daher dachte ich anfangs: Augen zu und durch. Keto? Ausprobiert. Fasten? Klar. Einen Monat ohne Zucker? Yep. Und dann? Ich war immer noch erschöpft, und jetzt fühlte ich mich wirklich elend.

Also war eine Kehrtwende angesagt. Ich stellte fest, dass Biohacking für Frauen eine gänzlich andere Welt ist (die außerdem so gut wie unbewohnt ist). Frauen waren in dieser Bewegung damals kaum präsent. Wobei es schon jede Menge Biohackerinnen gab, aber die hielten an den Methoden fest, die auf den männlichen Körper zugeschnitten waren. Durch viele Versuche und fast genauso viele Fehler lernte ich auf die harte Tour, was funktionierte und was nicht, damit du es jetzt leichter hast. Herausgekommen ist dabei dieses Buch, *Biohacking für Frauen*, mit für Frauen maßgeschneiderten Biohacks, geschrieben von einer Frau für Frauen. Es ist eine hart erkämpfte Analyse, wie Biohacking zu einem selbstbestimmten und spannenden Weg zu den eigenen Gesundheitszielen werden kann.

Hier geht es darum, wie du zur Biohackerin wirst – ja, *du*. Die tolle Frau, die das hier liest und sich wünscht, sie hätte die Disziplin und den Drive, eine Biohackerin zu werden, die aber gleichzeitig dieses lästige Etwas namens »echtes Leben« um sich herum hat. Ich packe alle Goldnuggets in ein einziges Buch, das ein für alle Mal Klarheit schafft. Stell dir eine Welt vor, in der du dir nicht 200 Bücher, Podcasts und fragwürdige

Reddit-Threads reinziehen musst. Wir reden hier über eine sorgsam zusammengestellte, Bullshit-freie Anleitung, wie du deine Gesundheit und Vitalität wiedererlangen kannst; sie wird dein Leben verändern, ohne es total zu beherrschen. *Biohacking für Frauen* ist die Abkürzung zu deinem neuen Ich: energiegeladen, selbstbewusst und so strahlend wie die Morgensonne über dem Strand in Bali – alles ohne Filter.

Bist du bereit, sämtliche Mutmaßungen hinter dir zu lassen und ohne Umwege zu den Wahrheiten vorzustoßen, die dein Leben verändern und dein Ich auf den Kopf stellen werden? *Biohacking für Frauen* ist eine Roadmap zu einem etwas eher ungewöhnlichen Leben. Die Veränderung liegt wenige Seiten vor dir. Bist du bereit zum Eintauchen?

Möglicherweise fragst du dich, warum ich selbst ein Buch über Biohacking geschrieben habe, statt dich an die entsprechenden Koryphäen zu verweisen. Nun, ziemlich viele von ihnen haben keine Eierstöcke (nicht, dass Eierstöcke das Frausein definieren, aber du verstehst schon, was ich meine). Dave Asprey ist der Vater des Biohackings, und ich bin … deine Bestie (sprich »Besti«, schließlich bin ich kein wildes Tier, sondern deine beste Freundin). Genau: deine Biohacking-Bestie. Und zwar mit Eierstöcken – und demnach mit einer anderen Perspektive auf das große Ganze. Als deine Bestie weiß ich, dass du mit tausend Dingen zu kämpfen hast. Neuer Job? Trennung? Schwangerschaft? Dating? Das ist ohnehin schon viel. Jetzt noch etwas draufpacken, kann einen schnell überfordern. Und ich möchte nicht, dass du dich aufgibst, weil dir die Zeit fehlt oder weil dein Körper nicht so reagiert, wie du es dir erhofft und erträumt hast.

Der Punkt ist: Ich will, dass es dir bestens geht; sollte dir das bei all den Baustellen in deinem Leben gerade zu viel vorkommen, einigen wir uns auf »besser«. Ich möchte, dass es dir besser geht als jetzt.

Und so werden wir das umsetzen: Mithilfe meiner Superpower übersetze ich komplizierte medizinische Forschungsergebnisse (dank der Wissenschaftler in meinem Team) in einfache, mundgerechte Informationshäppchen, die du verdauen kannst, während du dein viel beschäftigtes Leben lebst, egal, ob du dieses Buch in der S-Bahn zum Büro liest, während du vor der Kita auf deine Kids wartest oder beim Gassigehen mit deinem Hund. Ich übersetze die Forschungsergebnisse nicht deswegen, weil ich dir nicht zutraue, sie selbst zu verstehen, sondern weil ich dich vor mir sehe und weiß, dass du sowieso schon tausend Sachen gleichzeitig managst.

Dieses Buch unterstützt Frauen, die allen anderen eine helfende Hand reichen. Ich erzähle darin auch von meiner persönlichen Reise: von der Veganerin über die Hardcore-Biohackerin bis zu meiner aktuellen Kombi aus Biohackerin und Bio*slackerin* (auf Deutsch: Biofaulenzerin, denn *to slack* heißt nachlässig oder schlampig sein). Und ich bin so gesund und so glücklich wie nie zuvor (ehrlich). Also, fangen wir an!

WERDE ZUR BIOHACKERIN

KAPITEL 1

WAS IST EINE BIOHACKERIN?

Um ihren 18. Geburtstag herum war Lara (heute Ende 20) ständig krank. Als Jugendliche hatte sie Untergewicht, weshalb ihr Kinderarzt eine Essstörung vermutete und ihrer Mutter riet, Lara zu essen zu geben, was immer sie wollte, damit sie nur irgendwie zunahm.

Damit wurde Lara fast automatisch zur Konsumentin von Junkfood – welchem Kind würde es unter diesen Umständen nicht so gehen? Als Einzige in ihrer Klasse hatte sie zum Mittagessen zehn Päckchen Kekse dabei. Wenn sie nach Hause kam, backte sie sich als Snack eine Tiefkühlpizza mit einer Extraportion Käse auf. Nach dem gemeinsamen Abendessen gab es stets Nachtisch, denn ihr Onkel war Konditor. Tag für Tag stopfte sie Tonnen Zucker in sich hinein, nahm also massenhaft (leere) Kalorien auf; aber legte immer noch kaum Pfunde zu.

Schließlich bekam Lara eine Lungenentzündung, Asthma und eine chronische Sinusitis, eine Entzündung der Nasennebenhöhlen. Die Ärzte beobachteten ihre Lunge, fanden aber nichts. Beinahe zwei Jahre dauerte es, bis klar war, dass sie ein Problem mit den Mandeln hatte. Ihr damaliger Arzt meinte jedoch, eine Mandeloperation sei nicht mehr zu empfehlen. Stattdessen verschrieb er Antibiotika, und zwar für eineinhalb Jahre! Monat für Monat bekam sie eine neue Schachtel. Irgendwann nahm sie täglich fünf bis zehn Medikamente ein.

Heute weiß Lara, dass es idiotisch war, 18 Monate lang Antibiotika zu schlucken, aber damals war ihr das nicht bewusst. Alles, was sie zu hören bekam, war: »Gute Besserung, Lara. Achte darauf, mehr zu essen und mehr auszuruhen.«

Niemand riet ihr, besser zu essen.

Niemand riet ihr, auf ihre Ernährung zu achten.

Niemand riet ihr, auf Nährstoffe zu achten.

Niemand riet ihr, Probiotika zu nehmen.

Am Ende hatte sie alle möglichen Verdauungsprobleme. Sie bekam Akne, einen Reizdarm und chronische Migräne. Lara konnte keine Hosen tragen, weil diese sich zu eng anfühlten. Nichts durfte ihren Bauch berühren, so schmerzhaft war er aufgebläht.

Die Symptome wurden so stark, dass ihr Arzt schließlich von einem beginnenden Morbus Crohn sprach. Glücklicherweise konnte das durch eine Darmspiegelung ausgeschlossen werden, aber irgendetwas stimmte nicht. Ihr Arzt hatte alle ihm bekannten Tests durchgeführt, fand jedoch keine Probleme, für die er Lösungen parat hatte. Nachdem er fünf Jahre lang versucht hatte, ihren Beschwerden auf den Grund zu gehen, gab er schließlich auf und erklärte, er könne nichts mehr für sie tun.

Doch Lara konnte diese Schmerzen nicht mehr ertragen. An Diäten hatte sie bereits alles ausprobiert: glutenfrei, laktosefrei, FODMAP-arm. Nichts half. Dann stieß sie auf die GAPS-Diät, auch als Knochenbrühe-Diät bekannt. Sie trank Knochenbrühe, verzichtete auf verarbeitete und entzündungsfördernde Lebensmittel, aß mehr Fleisch, Fisch, Eier und gegartes Gemüse. Und sie stellte fest, dass sie, weil ihr Darm so am Ende war, außer Fleisch und Knochenbrühe nichts mehr gut verdaute. Doch davon allein konnte sie nicht leben und erst recht nicht gesund werden. Inzwischen war Lara Mitte 20 und Naturwissenschaftlerin, also begann sie selbst zu recherchieren. Auf der Suche nach Alternativen fand sie im Netz meine Fitness-Challenge bei »Biohacking Bestie«. Im Rahmen dieser Challenge liste ich viele Quellen und Spezialisten auf, und Lara fing an, sich in all meine Buchempfehlungen zum Thema Biohacking einzulesen. Sie war so verzweifelt, dass sie alles versuchte und sogar einen DNA-Test durchführen ließ, den ich empfohlen hatte. Dabei stellte sich heraus, dass sie aufgrund einer bestimmten genetischen Veranlagung ihren Körper nicht so gut entgiften konnte.

Als ich in der Challenge erwähnte, dass manche Menschen Lektine nicht verdauen können, fiel Lara auf, dass das Gemüse, das sie zu essen versucht hatte, besonders viel von diesen Antinährstoffen enthielt. So ließ sie die Finger davon und probierte stattdessen ein anderes Gemüse aus – und siehe da, es funktionierte.

Darüber hinaus wurde ihr klar, dass sie mit Blick auf ihre Gesundheit unbedingt ihren Blutzucker stabil halten musste. Das bedeutete eine große Veränderung für Lara, aber wie sie merkte, fielen so die Heißhungergelüste nach Junkfood aus, die manchmal dazu führten, dass sie zum Abendessen eine ganze Tüte Chips aß.

Später fand sie heraus, dass sie einen Parasiten hatte. Daher nahm sie natürliche Wirkstoffe zu sich, um dem Schädling ebenfalls den Garaus zu machen. Innerhalb circa eines halben Jahres konnte sie ihren Reizdarm beruhigen und die Medikamente absetzen. Und zwar alle.

Aufgrund ihrer chronischen Sinusitis hatte sie seit Jahren ein starkes Nasenspray verwendet, das jetzt nicht mehr nötig war. Ihre chronische Migräne verschwand. Ihr Gesicht war von einer starken Rosazea befallen, die sich auch mit viel Make-up nicht überdecken ließ. Doch sie forschte weiter und wurde sogar die Rötungen los.

Es war, so sagt sie, ein schwieriger Weg zu einem gesünderen Darm, aber seither hört sie immer mehr auf ihren Körper. Und es bekommt ihr sehr gut, nach ihrem Zyklus zu fasten und Bulletproof-Coffee zu trinken, also Dave Aspreys Rezept für Kaffee mit Butter und MCT-Öl (ja, Butter im Kaffee, richtig gelesen!).

Sie nahm ihre Gesundheit selbst in die Hand und konnte damit ihren Symptomen auf den Grund gehen, von innen heraus gesunden und ihre Bestform erreichen.

Heute ist Lara eine der gesündesten und leistungsfähigsten Frauen, die ich kenne. Die Community von »Biohacking Bestie«, so sagt sie, habe enorm dazu beigetragen, sie zum richtigen Zeitpunkt mit den richtigen Menschen zusammenzubringen.

Und das schönste Geschenk? Heute gehört Lara zu meinem Forscherteam und hilft etlichen anderen Frauen, Lösungen zu finden, die zu ihren individuellen Problemen passen, damit sie nicht blind irgendwelche Ratschläge befolgen müssen.

Lara ist das perfekte Beispiel für eine Biohackerin. Sie hat weder täglich stundenlang trainiert noch Kältetauchen praktiziert und sich auch nicht zuerst zugrunde gerichtet, um sich besser zu fühlen. Aber sie hat ihr Leben komplett verändert.

Was ist Biohacking?

Biohacker sind Menschen, die es lieben, sich großartig zu fühlen, und es hassen, sich mies zu fühlen – was zugegebenermaßen eine ziemlich solide Lebensphilosophie ist.

Sie haben eine Art zu leben entwickelt, die ihnen dieses gute Feeling auf Dauer verleiht, denn sie verlassen sich auf die natürlichen beziehungsweise wissenschaftlich erwiesenen Prozesse in ihrem Körper und nicht etwa auf Medikamente oder andere künstliche Hilfsmittel.

Biohacking war und ist bis heute überwiegend eine Männerdomäne. Als ich vor fünf Jahren damit anfing, fand ich keine einzige Frau, über die ich mehr hätte wissen wollen oder mit der ich gern einmal einen Kaffee getrunken hätte. Deswegen schloss ich mich den Jungs an, die 20 Stunden am Tag fasteten, bei jedem Workout hochintensives Intervalltraining absolvierten und jeden Tag einmal Kältetauchen praktizierten. Je härter ihr Biohacking, desto besser. Ich brauchte lange, bis ich merkte, dass unsere Ziele und die Wege dorthin sehr unterschiedlich waren und dass ich ihre Ratschläge nicht eins zu eins übernehmen konnte. Generell hätte ich darüber nachdenken sollen, ob ich überhaupt Ratschläge annehme, die nicht von einer Frau kommen.

Man spricht von »Bikini-Medizin«, wenn Ärzte die gesundheitliche Verfassung von Frauen auf dieselbe Weise betrachten wie die von Männern, bis auf die Körperregionen natürlich, die ein Bikini abdeckt. Leider ist auch Bikini-Biohacking ziemlich verbreitet. Dabei geht man davon aus, Biohacking funktioniere für uns genauso wie für die Männer, mit Ausnahme der Bikini-Bereiche. Wir gehen jedoch unterschiedlich mit Stress um und haben verschiedene Schlaf- und Essensgewohnheiten.

Mittlerweile habe ich fast 20 000 Frauen gecoacht, und heute ist mir bewusst, dass wir nicht bloß kleinere, weniger behaarte Versionen von Männern sind. (Natürlich wusste ich das schon, bevor ich 20 000 Frauen gecoacht hatte, aber meine Arbeit mit so vielen Ladys hat es bestätigt.) Ferner ist mir klar geworden, dass Biohacking Frauen von Natur aus mehr liegt als Männern. Wir verfügen über mehr Intuition und befassen uns intensiver mit unserem Körper, unserer Ernährung und unserer Selbstfürsorge. Seit Urzeiten stellen wir uns aufgrund von Menstruation, Schwangerschaft und Mutterschaft auf unseren Körper ein.

Mit Kräutern und natürlichen Heilverfahren kannten sich Frauen vergangener Jahrhunderte am besten aus. Den Frauen vertrauten wir unsere Gesundheit an. Sie gaben und schützten Leben. Wir sind von Natur aus wirklich gut darin. Jahrtausendelang betrieben Frauen Naturwissenschaft, noch bevor es diese Wissenschaft überhaupt gab.

Denk mal darüber nach: Unser Menstruationszyklus gleicht einem integrierten Biofeedback-Mechanismus, über den sich Frauen passgenau auf winzige Veränderungen in ihrem Körper, ihrem Energielevel und ihren Bedürfnissen einstellen. Das verschafft uns gegenüber Männern einen unglaublichen Vorteil darin, zu verstehen, was unser Körper braucht. Denn wir passen im Laufe unseres Zyklus diverse Aspekte unseres Lebens – von Ernährung über Bewegung bis Stressmanagement und Schlaf – permanent an, anders gesagt: Wir »hacken« sie, und dieses Wort meint nichts anderes als »beeinflussen« oder »absichtlich verändern«.

Nebenbei bemerkt, das meiste davon tun wir, ohne darüber nachzudenken; daher sind wir definitiv die geschickteren, innovativeren Biohacker, wenn wir bewusst damit beginnen, denn schließlich haben wir so etwas Ähnliches schon seit Jahren von selbst praktiziert!

Mir ist klar, dass aus unterschiedlichen Gründen nicht alle Frauen einen regelmäßigen Zyklus haben. Und ich habe viele Fitnesstrainer erlebt, die vielleicht fit sind, aber Unsicherheit an den Tag legen, wenn es um Endometriose, das polyzystische Ovarialsyndrom (PCOS) oder das komplette Ausbleiben der Regel geht. Nun ist aber deine Regel dein fünftes Lebenszeichen, und wenn sie ausbleibt oder nicht so abläuft, wie sie sollte, ist es vielleicht an der Zeit, deine Ernährung und deinen Lifestyle anzupassen.

Leider haben wir in unserer modernen Welt so viel von unserem natürlichen Potenzial nach außen verlagert – an die Medizin, an soziale Erwartungen, kulturellen Druck und andere äußere Kräfte, denen wir uns beugen, statt auf unseren eigenen schönen und genialen Körper zu hören und auf das Wissen, das ihm immer noch eigen ist.

Ich weiß, in der Welt der Medizin hört man nicht gern, dass etwas so Einfaches wie Veränderungen in der Ernährung, der Lebensweise und der Umwelt heilen können. Aber sind es nicht gerade Ernährung, Umwelt und Lifestyle, die deinen Körper ursprünglich aus dem Gleichgewicht gebracht haben? Tabletten, komplizierte Diäten und alles, was uns »wieder in Form bringen« soll, hat in der Regel seinen Preis – einerseits schadet es langfristig deinem Körper, andererseits reißt es Löcher ins Portemonnaie. Biohacking dagegen erfordert nur wenige Veränderungen im Mindset, einige neue Alltagsübungen und eventuell ein oder zwei Modifikationen deiner täglichen Routinen. Oder kannst du dir eine andere Methode vorstellen, mit deren Hilfe du dein Leben, deine Gesundheit und dein allgemeines Wohlbefinden aufpäppeln kannst … ohne dass dich das einen Cent kostet?

Ich will ganz ehrlich zu dir sein: Biohacking kann teuer werden – *richtig* teuer. Wir sprechen hier von Spitzentechnologie, die von den Pharmariesen nicht unterstützt wird. Die Kosten für die diversen Programme, Gadgets, Nahrungsergänzungsmittel und Behandlungen können sich schnell summieren. Es ist ein bisschen wie Golf, das ebenfalls von reichen weißen Männern dominiert wird.

Vielleicht war das auch einer der Gründe, weshalb du diese Welt bisher noch nicht betreten hast. Meine Art, Biohacking an die Frau zu bringen, ist eine andere. Ich will dir zeigen, dass bereits kleine, kostenlose Anpassungen in der Art und Weise, wie du dein Leben führst, einen enormen Unterschied machen. Wenn du später das Geld, welches du nicht für Biohacking ausgegeben hast, für etwas anderes verprassen möchtest, dann nur zu. Ich gehe liebend gern shoppen! Nimm mich einfach mit. Für Biohacking jedoch geben wir keine Euros aus, solange du es nicht möchtest.

Alles, was ich in diesem Buch mit dir teile, ist mehr oder weniger gratis. Oder meinst du, Gadgets und Supplemente würden es dir einfacher machen? Möglicherweise. Als Gründerin einer Marke für Nahrungsergänzungsmittel bin ich natürlich eine überzeugte Nutzerin dieser Produkte, die uns Stoffe liefern, die in unseren Lebensmitteln nicht ausreichend zur Verfügung stehen. Gleichwohl ist es hier nicht mein Ziel, meine Produkte zu vermarkten. Mein Ziel ist es, in dir als Frau dein Potenzial zu wecken, weil gute Feministinnen genau das tun: Wir unterstützen andere Frauen. Wir halten einander den Rücken frei. Wir bauen uns gegenseitig auf, statt einander herunterzumachen.

Und da ich eine gute Feministin bin, drücke ich dir fest die Daumen. Ich kann es kaum erwarten, zu erleben, wohin diese Reise dich führt.

Überforderte Frauen biohacken nicht

Biohacking ist ein Prozess; es geht dabei nicht um alles oder nichts, du hast Spielräume. Lass dir von niemandem vorwerfen, du würdest »immer noch« dieses oder jenes benutzen oder tun. Denk daran, wir leben in einer freien Welt; du hast immer Raum für Entscheidungen. Mein Job besteht darin, dir Informationen an die Hand zu geben, weil Wissen dir die Freiheit gibt, diese Entscheidungen bewusst zu treffen. Etwas zu tun, weil man es nicht besser weiß, ist schließlich keine echte Entscheidung. Es ist etwas ganz anderes, ob du die Pille in der Annahme nimmst, sie hätte keine Nebenwirkungen, oder ob du dich dafür entscheidest, sie zu nehmen, weil deine aktuellen Lebensumstände dafürsprechen, du aber weißt, was sie bewirkt, sodass du bei etwaigen Nebenwirkungen entsprechend reagieren kannst. Mir ist aufgefallen, dass viele Frauen nicht zum Biohacking finden, weil sie befürchten, dort sei alles schwarz oder weiß und es gebe strenge, unumstößliche Regeln, nach denen sie etwa auf ihr liebstes Make-up oder auf Botox oder was auch immer verzichten müssen. Mein Ansatz lautet, nicht alles sofort perfekt zu machen, sondern kleine Veränderungen vorzunehmen, die sofort umsetzbar sind. Im Marketing gibt es den Spruch »Verwirrte Kunden kaufen nicht«, und ich glaube, genauso gilt: »Überforderte Frauen biohacken nicht.« Allzu strenge Regeln können einer Frau das Gefühl geben, sie werde beherrscht – und das nicht auf eine gute Art und Weise.

Mainstream-Diäten und Lifestyle-Gurus schreiben dir vor, den ganzen Tag über kleine Portionen und Snacks zu essen. Das andere Extrem sind die Hardcore-Biohacker, die dir predigen, 20 Stunden am Tag zu fasten und dich in den verbleibenden vier Stunden mit den Kalorien für einen ganzen Tag vollzustopfen.

Wie wäre es dagegen, deinem eigenen Körper zu vertrauen und dir von ihm sagen zu lassen, wie er ernährt werden möchte?

Die meisten Diäten haben das gleiche Problem: Ihre Macher trauen dir nicht zu, die Wissenschaft, die hinter dem Ratschlag steckt, zu begreifen (vielleicht auch deshalb, weil keine dahintersteckt oder weil es veraltete Erkenntnisse aus den 1980er-Jahren sind), und sie denken, du seist so von deinem Körpergefühl entkoppelt, dass du auf das intuitive Wissen, was deinem Körper guttut, nicht vertrauen kannst.

Außerdem werden die meisten wissenschaftlichen Studien über schnelles Gesundwerden oder Abnehmen an Männern durchgeführt, weil der maskuline Körper Kalorien anders verarbeitet und der Gewichtsverlust daher oft viel schneller eintritt. Männer können ihre Kalorienzufuhr einschränken, 20 Stunden am Tag intervallfasten, und es geht ihnen trotzdem noch gut.

Bei uns Frauen hingegen – also denjenigen, die biologisch dafür gemacht sind, unsere Spezies am Leben zu erhalten – kann jede längere Einschränkung der Kalorienaufnahme und jeder Lifestyle, der uns zu sehr zusetzt und uns ein Gefühl von Unsicherheit gibt, dazu führen, dass der Körper um jeden Preis an seinem Gewicht festhält, was massive Hormonschwankungen oder gar Unfruchtbarkeit zur Folge haben kann.

Das ist auch nachvollziehbar. Wenn dein Körper in den Hungermodus schaltet, welches Signal erhält er dann von der Umwelt? *Du solltest jetzt lieber nicht schwanger werden. In diese Welt sollte kein Baby gesetzt werden, weil Mama weder genügend Nahrung für eine gesunde Schwangerschaft noch für das neugeborene Baby hat.* Dein Körper ist genial. Er entwickelt all diese natürlichen Verhütungsmechanismen, damit das Baby nicht hungern muss. Er tut genau das, was von ihm erwartet wird: Er schützt dich und jedes künftige Kind, das in dir wachsen könnte.

Ich möchte, dass Frauen die Verantwortung für ihr Handeln übernehmen und herausfinden, was für ihren Körper am besten ist. Sie sollen diese unglaubliche Maschine würdigen, die ihnen geschenkt wurde, um leben zu können. Dazu gehört, dass sie auf ihr Bauchgefühl und auf das Feedback ihres Körpers hören – und nicht dagegen ankämpfen.

Biohacking ist ein Werkzeug und kein Selbstzweck. In dem Moment, in dem deine Ernährung oder Gewohnheiten dein Leben verschlechtern, tun sie dir nicht mehr gut. Biohacking ist kein feststehendes Set von Verhaltensweisen; es ist eine bewusste Zusammenstellung von Verhaltensweisen und Strategien, die dir zu körperlichem, emotionalem und seelischem Wohlbefinden in deinem besten und gesündesten Leben verhelfen, was immer das für dich bedeuten mag. Für den Körper gibt es kein Einheitsrezept. Niemals passt alles für alle.

Werde dir klar darüber, wie groß in diesem Prozess dein Spielraum für Entscheidungen und Handlungsfähigkeit ist. Wenn ich mit Frauen Kurse zum Thema persönliches Wachstum veranstalte, fordere ich sie auf, ihre Worte sorgfältig zu wählen. So sollen sie zum Beispiel nicht sagen: »Das kann ich mir nicht leisten«; stattdessen schlage ich ihnen die Formulierung vor: »Das ist im Moment nicht meine Priorität.« Das ist nicht nur motivierender, sondern auch zutreffender.

Falls deine Ernährung nicht supergesund ist, könntest du sagen, das sei in letzter Zeit nicht deine Priorität gewesen. Oder vielleicht bist du so überarbeitet und erschöpft, dass du dir im Moment nicht vorstellen kannst, noch etwas Neues dazuzulernen. Wie dem auch sei, du solltest dir auf jeden Fall mit Nachsicht und Freundlichkeit begegnen. Wenn ein paar von den im Folgenden genannten Vorschlägen dich ansprechen, umso besser! Solltest du nichts davon umsetzen können, mach dir keine Sorgen! Dann bleib noch ein, zwei Monate oder auch ein Jahr auf Level 1, wenn das realistisch ist. Der Ball liegt in deinem Spielfeld.

Einfach gesagt ist Biohacking ein Prozess, bei dem du als einzelne Person im Selbstversuch lernst, was für dich am besten ist. Mit Rückgriff auf die neuesten Erkenntnisse aus Wissenschaft und Forschung optimierst du deinen Körper, um dein gesündestes, stärkstes Ich aus dir herauszuholen. Es ist also genau das Gegenteil des Einheitsrezepts für Gesundheit und Wohlbefinden.

biohacken *(Verb): deine äußere und innere Umgebung selbst so verändern, dass du im Einklang mit deiner Biologie bist und deinen Körper, Geist und dein ganzes Leben optimieren kannst.*

Biohacking *(Nomen): die Kunst und Wissenschaft, ein Supermensch zu werden.*

Beim Biohacking geht es nicht darum, eine gewisse Diät exakt einzuhalten oder bestimmte Supplemente zu nehmen, sondern darum, Wissenschaft und Technik so zu nutzen, dass der Körper besser und effizienter funktioniert. Es geht um individuelle Selbsterfahrung, du kannst also selbst entscheiden, was für deinen Körper optimal ist.

Wir konzentrieren uns daher nicht darauf, deine Lebensmittelauswahl zu kritisieren. Stattdessen schauen wir uns an, warum du überhaupt Probleme hast, wie du deinen Lifestyle optimieren kannst, indem du ihn deinem Menstruationszyklus anpasst, und wie du jeden Teil deines Selbst lieben kannst, damit du am Ende deine Energie komplett entfalten und die beste Version von dir wirst.

Das bedeutet:

1. die volle Verantwortung für deine Gesundheit zu übernehmen. Das ist der erste Schritt dahin, deine eigene Bestie zu werden, die sich selbst liebt, zuhört, beschützt und umhegt. Du bist dir Rechenschaft schuldig;
2. offen für Selbstversuche zu sein, auszuprobieren, womit dein Körper sich gut und womit er sich krank fühlt, und dich entsprechend anzupassen.

B-I-O-H-A-C-K-I-N-G

B: Biologie
Veränderungen an unserer Biologie wirken bekanntlich auf unseren Zustand, unser Bewusstsein und unser Leben. Wir beginnen unser Leben zu verändern, damit wir uns besser fühlen, aber auch, um besser zu sein, besser zu handeln und die Welt zu einem besseren Ort machen zu können.

I: Individualität
(Der I-Faktor.) Jeder ist anders, und wir haben nur etwa 10 Prozent unseres Verdauungstrakts mit dem von anderen Menschen gemeinsam; eine Diät oder ein Biohack, die oder der bei mir funktioniert, muss bei dir nicht unbedingt von Erfolg gekrönt sein.

O: Optimierung
Du bemühst dich, deine Situation oder die verfügbaren Ressourcen möglichst gut, wirksam und effizient zu nutzen, um die gewünschten Ergebnisse zu erzielen (Gesundheit und Energie).

H: Heilung und Gesundheit
Der höchste Wert beim Biohacking. Gesundheit ist wahrer Reichtum. Gesund ist das neue sexy. Wir arbeiten nicht für den äußeren Schein; wir arbeiten, um unseren Körper zu versorgen und um gesund und stark zu sein. Und um den Alterungsprozess aufzuhalten.

A: Achtung, die Details
Details machen einen riesigen Unterschied. Bei jeder kleinen Empfehlung kommt es auf die Nuancen an. Jedes Detail zählt, beachte also die Mikroanpassungen.

C: Community und Kultur
Biohacking hat eine außerordentliche Community, in der Zusammenhalt und Spaß großgeschrieben werden. Wir sind da, um einander zu unterstützen. Menschen, die ein Wir-Gefühl entwickelt haben, sind glücklicher und leben länger.

K: Kenntnisse
Unsere Ratschläge und unsere Lebensführung beruhen auf den neuesten wissenschaftlichen Erkenntnissen. Zudem nutzen wir Quellen, die sich auf öffentlichen Websites wie PubMed.gov finden und verifizieren lassen.

I: Intuition
Vertraue auf die natürliche Intelligenz deines Körpers, statt sie zu unterschätzen.

N: neugierig bleiben
Wir lesen Bücher wie dieses, hören Podcasts (wie »Biohacking Bestie«), besuchen Seminare und lernen nie aus.

G: ganz an die Wurzeln
Symptome sind Signale unseres Körpers. Statt an Symptomen herumzudoktern, suchen wir nach den Wurzeln des Problems (zum Beispiel Blutzuckerspitzen). Biohacking ist nicht der Konkurrent der Medizin. Biohacking ist das Zwischenstück zwischen Ernährung und Medizin.

Die meisten Diäten stützen sich nicht auf die jüngsten wissenschaftlichen Erkenntnisse. Während der Recherchen für dieses Buch und für meinen Biohacking-Podcast verfolgte ich mit Vorliebe, vielleicht auch etwas zwanghaft, die Infos, die zurzeit kursieren. Ich war neugierig, was die führenden Größen der Ernährungsindustrie von sich geben. Und was ich fand, machte mich ziemlich fertig.

Diese Ernährungsmythen werden immer noch verbreitet:

- Alle Kalorien sind gleich viel wert, man sollte sie zählen.
- Fett macht dick.
- Snacks sind super – stets Nüsse und Obst in der Tasche haben.
- Fünf bis sechs Mahlzeiten pro Tag essen.
- Smoothies und Säfte sind immer gut.
- Den Nachtisch vor der Hauptmahlzeit essen, um abzunehmen.
- Vegane Alternativen sind besser als das Original (wie Heumilchbutter).

- Auf rotes Fleisch verzichten und stattdessen fettarme Hähnchenbrust zu sich nehmen. (Da wird mir allein schon beim Schreiben der Mund trocken!)

Kein Wunder, dass wir alle immer kränker werden und nicht gesünder! Ich habe im Netz eine Fitnessseite mit vier Millionen Followern besucht, weil ich dachte, irgendetwas daran müsste wohl wahr sein. Auf der Startseite lächelte mich eine gut aussehende Frau mit den besten körperlichen Veranlagungen und einem flachen Bauch an. Sie empfahl ihren bevorzugten Frühstückssmoothie: Haferdrink, eine Banane, zwei Löffel braunen Zucker oder wahlweise eine Dattel sowie das Proteinpulver ihrer Eigenmarke. Drei Stunden später durfte ich Saft und Reiskekse mit Mandelbutter zu mir nehmen. Wow! Auf Instagram sieht das natürlich toll aus.

Auf der nächsten Seite ihrer Website dann weitere Vorschläge: Mozzarellasandwich zum Frühstück, Smoothie als Zwischenmahlzeit, Spaghetti bolognese zum Mittagessen. Ich befolgte diese Diät einen halben Tag lang und checkte mit meinem CGM-Gerät (für kontinuierliche Glukosemessung) meine Zuckerwerte. Mein Körper gab keinen Freudenschrei von sich ob all dieser gut gemeinten Leckerchen, die ich ihm zuführte, sondern meine Glukosewerte gingen durch die Decke. Um 14 Uhr lechzte ich nach Kohlenhydraten, obwohl mein Körper Eiweiß und gesunde Fette benötigte.

Für mich und 95 Prozent aller Frauen dürfte dieser Essensplan den ganzen Tag über zu hohen Zuckerspitzen führen. Erhöhte Zuckerwerte verursachen Hormonschwankungen, schlaffe Haut, Zellulitis, Blähungen, Erschöpfung, Heißhunger und Verdauungsprobleme. Und über die Jahre führen Blutzuckerspitzen zu vermeidbaren (aber oft tödlich verlaufenden) Erkrankungen. Kein Wunder, dass viele Frauen denken, mit ihnen stimme etwas nicht, wenn sie sich so ernähren. Diese ganze Fehlinformation ist erschütternd. Das Schlimmste ist, dass man für jede Diät Beweise finden kann, weil sie bestimmt irgendwo für irgendwen funktioniert hat, wahrscheinlich unter streng kontrollierten Bedingungen, die so gestaltet sind, dass die biologische Veranlagung für den entsprechenden Ansatz maximal unterstützt wird.

Tatsächlich kann bei verminderter Kalorienzufuhr jede Diät zeitweilig Gewichtsverlust herbeiführen. Ergebnisse lassen sich relativ leicht erzielen, wenn jemand vorher nie etwas für seine Fitness getan hat und plötzlich anfängt, auf Ernährung und Bewegung zu achten, da jede Art von Aktivität und bewusster Ernährung irgendeine Verbesserung mit sich bringt.

Doch wahrscheinlich bist du keine dieser Frauen. Du weißt: Bewegung ist wichtig, und dir ist klar, dass du so essen solltest, wie du dich fühlen möchtest. Und du lebst garantiert nicht in einem penibel kontrollierten Umfeld, in dem dein Stress abgebaut wird, dein Kalender reichlich Zeit für Workouts bietet, wann immer du darauf Lust hast, und jemand anderes sich ums Einkaufen, Kochen und Putzen kümmert. (Wenn du tatsächlich so lebst, ruf mich mal an und verrate mir dein Geheimnis.)

Warum aber solltest du darauf vertrauen, dass ich dir bessere Ratschläge für deinen Körper gebe als irgendeiner dieser Influencer für Lifestyle und Ernährung, die derzeit die sozialen Medien mit Tipps und Rezepten fluten, damit dein Leben möglichst so aussieht wie ihres? Nun, ich versuche dir nicht zu sagen, wie du mein Leben nachahmen kannst. Ich versuche, dir die Power zu geben, um das Beste aus deinem Leben zu machen.

Wer ist Aggie Lal? (Kleiner Tipp: Das bin ich!)

Bevor ich eine der ersten Biohackerinnen wurde und Kurse konzipierte, einen Podcast ins Leben rief, in dem ich Legenden wie Wim Hof und Glennon Doyle interviewte, auf Podien mit Experten wie Dave Asprey und Jim Kwik diskutierte und mit dem Biochemiker und Pharmazeuten Shawn Wells mein eigene »Biohacking Bestie«-Supplemente-Linie startete, war ich eine Kalorien zählende, Haferdrink trinkende, Fett vermeidende Hardcore-Veganerin, deren Gesundheit allmählich vor die Hunde ging.

Meine Gesundheitsreise begann aber tatsächlich noch früher. Meine erste Diät machte ich mit zwölf Jahren. Meine polnische Mama setzte mir zum Frühstück Brote mit Schinken und Käse oder polnischer Wurst vor, und in der Schule hieß ich »Little Pasta«, »Frikadelle« oder »Knödel«, weil ich so pummelig war. Bei jedem Essen taxierte ich fortan meinen Teller und verbrachte weitere zehn Jahre in ständiger Angst vor dem Fett, bis ich nach Los Angeles zog und anfing, in der Filmindustrie zu arbeiten. Fast alle Frauen in meiner Umgebung, so stellte ich fest, hatten drei Dinge gemeinsam: Sie ließen sich die Brüste vergrößern, praktizierten Yoga und lebten vegan.

Yoga machte ich schon, deshalb wollte ich es einmal mit veganem Essen versuchen (und mit der Brustvergrößerung!). Das sprach mich in vielerlei Hinsicht an, da ich ohnehin keine Tiere mehr essen mochte. Als ich dann tatsächlich überschüssige Pfunde loswurde (bis runter auf 40 Kilo), wuchs mein veganes Ego. Es wurde zu meiner Identität, und ich war besessen von diesem neuen, zackigen und dünneren Ich, das so viel besser war als das alte, nicht vegane Ich. Ich aß zehn Mahlzeiten am Tag und gestattete mir absolut keine metabolische Flexibilität (was das ist, erfährst du später im Buch). Ich redete mir jedoch ein, dass das egal war. Denn mein Mantra lautete »Je dünner, desto besser«, und daran glaubte ich fester, als ich je an mich und meine Gesundheit, meine Ernährung, mein allgemeines Wohlbefinden und meinen Selbstwert geglaubt hatte.

Im Jahr 2016 wartete ich darauf, dass mir meine Greencard ausgestellt wurde. Ich war ein halbes Jahr lang arbeitslos, verbrachte diese Zeit allerdings nicht auf Partys oder am Strand, im Gegenteil: Ich stand jeden Morgen um 5:55 Uhr auf, ging ins Gym und lief eine Stunde auf dem Laufband, während ich mich mit Motivationsvideos beschallen und berieseln ließ. Ich war weit weg von zu Hause und meiner Familie, und mir fehlten Menschen, die mich im Alltag inspirierten; stattdessen hing ich also jeden Morgen in Begleitung von Tony Robbins' Stimme auf dem Laufband ab.

An einem dieser Tage auf der Tretmühle stieß ich auf Dave Asprey, den »Vater des Biohackings«. Ich versuchte sofort, seinen Rat umzusetzen, tat alles, was er predigte, aber mit einer kleinen Veränderung: Ich war immer noch absolute Veganerin. Obwohl das völlig konträr zu seinen Empfehlungen war, glaubte ich, es trotzdem so halten zu können, weil damals die ersten veganen Käse-, Butter- und Eissorten auf den Markt kamen und mich natürlich total anmachten. Stolz kaufte ich ein Produkt nach dem anderen, da ich dachte, sie seien natürlich besser für mich und veganes Essen sei der einzige richtige Weg zu einer besseren Gesundheit.

Na ja, okay. Mitunter hatte ich ein paar kleine Blähungen, vielleicht fielen mir hin und wieder vereinzelte Pickelchen und einige splissige Haare auf. Dann wurden vielleicht die Blähungen schlimmer, schleichend nahm ich an Gewicht zu, im Gesicht machte sich plötzlich flächendeckende Akne breit, und mir fielen büschelweise die Haare aus, sodass ich kahle Stellen auf dem Kopf hatte. Aber das ist doch völlig normal für eine fitte junge Frau Mitte 20, die so gesund lebt, wie es nur geht, oder?

Um meinen 30. Geburtstag herum konnte ich mein eigenes Spiegelbild nicht mehr ertragen. Ich war der Überzeugung, alles sei verloren und ich würde nie wieder glatte Haut oder fülliges, glänzendes Haar haben. Ich gab Tausende Dollars für die besten Feuchtigkeitscremes, Anti-Falten-Produkte und Haarwuchsmittel aus. Meine Gehirnwäsche war so komplett, dass ich fest überzeugt war, Fett mache mich dick und Fleisch sei mein Feind, und nie innehielt und überlegte, ob die vegane Lebensweise für meinen Körper doch nicht die beste Lösung sei. Stattdessen legte ich noch eins drauf und wurde noch strikter und aggressiver.

Anfang 2018 wurde bei mir dann Prädiabetes diagnostiziert. *(Autsch!)* Moment mal – wie bitte? Wie kann jemand, der unter 45 Kilo wiegt und keine Süßigkeiten isst, Prädiabetes haben? Das kann doch nicht sein!

Wie zum Teufel konnte es dazu kommen?

Tja, ich steckte in einer vom Ego bestimmten Welt, die mir nahezulegen schien, mein Wert als Frau hänge vor allem davon ab, wie mager und sexy ich aussah. Sie behauptete, ich dürfe nie älter aussehen als 25. Und sie kümmerte sich ausschließlich um mein Äußeres.

Und das hatte ich geglaubt.

Statt auf meinen Körper zu hören, der zuerst sachte flüsterte, dann forscher wurde und mich inzwischen anschrie, ärgerte ich mich über ihn. Ich ignorierte seine dringenden Versuche, mit mir kommunizieren zu wollen, und hörte mehr auf äußeren Druck als auf inneres Wissen.

Als ich dann (wieder einmal) im Gym war, (wieder einmal) auf der Tretmühle schwitzte und (wieder einmal) versuchte, das durch meine Ernährung aufgenommene Fett abzuarbeiten, da ich erneut befürchtete, ich könnte davon zunehmen, sah ich mir einen neuen Video-Podcast mit demselben Dave Asprey an, der mit seinem Gast wieder über Biohacking sprach.

Das machte mich noch neugieriger, und da ich so verzweifelt war, las ich mich nun genauer in das Konzept ein. Da erfuhr ich von den »Urvätern« des Biohackings wie Dr. Weston Price und von deren Strategien.

Als ich die Techniken, die ich in diesem Buch gleich mit dir teilen werde, anzuwenden begann, konnte ich kaum glauben, wie ich mich körperlich und mental veränderte! Ich fühlte mich stark, fühlte mich in meinem Körper zu Hause. Ich hatte das Gefühl, endlich an etwas anderes denken zu können als nur an meinen Körper und das, was ich aß.

Gleichzeitig kam ich mir vor, als hätte ich wertvolle Lebensjahre verloren, während ich mich auf Diäten und Fehlinformationen konzentriert hatte, statt als Mensch zu wachsen und meine volle Energie für etwas anderes zu nutzen, zum Beispiel um ein Instrument zu erlernen, zu tanzen oder Fallschirmspringen zu üben (meine Leidenschaft).

Das war der Nullpunkt, ab dem sich in mir und für mich alles veränderte. Mein Körper ruderte bereits mit den Armen durch die Luft und blinkte mit sämtlichen Leuchtsignalen; ich musste einfach nur zuhören, lernen und mich umorientieren.

Allerdings kann genau das extrem schwierig und verwirrend sein. Unsere Welt ist so vollgepackt mit Informationen, dass das Risiko der Desinformation stets gegeben ist. Aber selbst wenn die uns zugänglichen Informationen zutreffend sind, wie bauen wir sie zusammen? Wie setzen wir sie um? Woher wissen wir, was für unseren Körper funktioniert, ohne Jahre mit dem Versuch zu verschwenden, Pläne umzusetzen, die zu anderen passen, auf unsere eigene Biologie aber nicht zugeschnitten sind?

Ich weiß, wie es ist, wenn der eigene Körper nicht zu deiner Mentalität und Lebensenergie zu passen scheint. Das Gefühl, dass dein Körper dir nicht »zuhört«, ist scheußlich. Was aber, wenn ich jetzt sage, du sollst den Spieß umdrehen und fragen: »Oder höre vielleicht *ich* nicht auf meinen Körper und auf das, was er mir sagen will?«

Ich sehe meine Aufgabe darin, Frauen dabei zu helfen, ihren Umgang mit Ernährung neu zu gestalten. Du sollst so gut darin werden, deinen Körper zu lesen, dass du dich nie mehr auf die Suche nach Diäten begibst und denkst: »Vielleicht funktioniert ja das da.« Irgendwann kennst du dich selbst so gut, dass du nur eine einzige Diät befolgst, und die heißt: ICH MACHE, WAS BEI MIR FUNKTIONIERT.

Nochmals: So etwas wie ein Einheitsrezept für alle gibt es nicht. Deshalb wirst du mich – und alle Player der Gesundheitsindustrie, denen es aufs Wesentliche ankommt – immer wieder sagen hören: *Diäten funktionieren nicht.* Was funktioniert, ist Lifestyle. Biohacking ist keine Diät. Es ist ein Lifestyle.

So. Jetzt bist du bereit zum Absprung, und ich bin es auch. Ich will nur noch sichergehen, dass wir uns in ein paar weiteren Dingen einig sind, bevor wir wirklich durchstarten.

Manifest einer Biohackerin

Es gibt ein paar Wahrheiten über dich selbst, die du einsehen musst, und ich möchte dich bitten, diese Liste durchzulesen – wenn du kannst, gerne laut. (Solltest du gerade im Zug sitzen, könntest du irritierte Blicke auf dich ziehen. Aber auch das ist in Ordnung!) Hole tief Luft und sprich mir nach:

Ich bin eine Heldin – eine wahre Protagonistin in dem Film *Mein wundervolles Leben.*

Ich weiß, was ich im Kern wirklich bin – Ausstrahlung, Freude, Liebe –, und meine Aufgabe ist es, diese Eigenschaften Tag für Tag zu verkörpern.

Ich übernehme die Verantwortung und stehe voll und ganz zu meinen Entscheidungen und Handlungen. Bewusst verwende ich nur Worte, die mich stark machen. Sätze wie »Ich muss« oder »Ich kann nicht« existieren in meinem Vokabular nicht.

Ich weiß, dass es kein egoistischer Luxus ist, mich um mich selbst zu kümmern, sondern oberste Priorität. Ich bin unablässig auf der Suche nach neuem Wissen, ich will fragen und verstehen, wie alle Faktoren meiner Umwelt sich auf meine Gesundheit, meine Energie und meine Aura auswirken.

Ich scheue nicht davor zurück, laut zu sprechen oder Raum einzunehmen. Meine Gegenwart fordert Aufmerksamkeit; aus meiner Mitte strahle ich Wärme aus. Am glücklichsten macht es mich, wenn ich andere Frauen an meiner Seite unterstützen kann.

Als Biohackerin bin ich pausenlos auf der Suche nach körperlichem und mentalem Wohlbefinden. Ich weiß, dass die besten Biohacks aus Hightech und Natur stammen – Dinge wie Sonnenbaden, Meditieren, das Erleben von Gemeinschaft und bewusstes Atmen.

Was ich zu geben habe, beruht auf Liebe, Heilkunst und dem Durchbrechen von Teufelskreisen. Symptome definieren mich nicht; sie sind nur ein Feedback meines Körpers. Also probiere ich weiterhin neue Techniken aus und experimentiere mit Biohacking, um für meine Gesundheit und mein Wohlbefinden das Beste zu erreichen.

Nicht verarbeitete Emotionen und Erfahrungen werden als Traumata in den Körper eingelagert, aber von Angst oder Selbstzweifeln lasse ich mich nicht hemmen. Nein, ich verkörpere Power und Selbstvertrauen, wie sie einer Königin gebühren. Als Biohackerin brauche ich niemandes Zustimmung oder Erlaubnis. Ich erhebe Anspruch auf jeden Aspekt meines Seins, ohne zu zögern oder mich dafür zu entschuldigen. Nichts kann diese Frau zähmen; sie steht aufrecht wie ein Lichtstrahl und erhellt noch die dunkelsten Ecken der Welt um uns.

Konzentrier dich auf das, was du schon bist

Ich habe einmal gelesen: »Du kannst nicht auf Erfolge aufbauen, die du nicht anerkannt hast.« Bevor wir also weitergehen und bevor ich dich mit allen Biohacking-Geheimnissen bombardiere, wollen wir dich und alles, was du bist und schon tust, anerkennen.

Ich fange an: Du bist neugierig. Und du bist clever. (Schließlich hast du gerade begonnen, ein Buch über Naturwissenschaft und Biologie zu lesen. Das will doch etwas heißen!) Du stehst in engem Kontakt zu deiner Intuition. Tief in deiner Seele spürst du, dass ewiges Kämpfen nicht dein Ding ist, und die herkömmlichen Fitnesstipps sprechen dich nicht an und geben dir nicht das Gefühl, langfristig das Beste aus dir herauszuholen.

Jetzt schreiben wir alles auf, was du bereits tust (wahrscheinlich biohackst du längst und weißt es nur noch nicht). Vielleicht gehst du jeden Tag spazieren oder hast neulich statt Pizza einen Salat gewählt. Oder du hast doch Pizza gegessen und dich gut gefühlt, weil du in jenem Moment ein Trostessen brauchtest. Gut gemacht! Du hörst auf deinen Körper!

Es ist so leicht, sich auf die Mängel zu konzentrieren, auf das Negative oder darauf, für unseren Körper und unseren Lifestyle das Unerreichbare zu wollen. Da schlägt unser »perfektes Selbst« durch. Das werde ich später etwas genauer erklären; im Moment sagen wir einfach, das perfekte Selbst ist die gemeine Stiefschwester in deinem Kopf, die dauernd mault: »Puh, schau mal, die Zellulitis«, oder: »Ich sehe so dick aus«, wenn sie sich auf einem Foto sieht. Sie kann auch auf dir herumhacken, weil du eine Diät nicht richtig befolgst. Oder sie denkt, sie müsse ALLE BIOHACKS STÄNDIG umsetzen.

Das perfekte Selbst redet uns ein: Wenn wir perfekt aussehen (also unrealistisch viel abnehmen, eine Haarpracht wie in einer Shampoowerbung haben und unsere Haut reinigen, wie es nur ein Fotofilter kann), wird auch unser Leben besser. Korrekt ist jedoch: Das wird es nicht. Auch dünne Menschen hassen sich, und auch Mitmenschen mit makelloser Haut und perfektem Haar führen ein miserables Leben.

Ich will nicht, dass du aus Verzweiflung und Ehrgeiz zur Biohackerin wirst, sondern aus Neugier. Natürlich hast du Ziele. Das ist klar und absolut in Ordnung. Allerdings erledigt dein Körper Millionen Miniaufgaben pro Sekunde, und 99 Prozent davon laufen so reibungslos ab, dass du nichts davon mitbekommst. Du solltest dich vor allem darauf konzentrieren, deinen Körper zu fördern und zu erkennen, wie viel besser es ihm gehen könnte, wenn du ihm liebevoll zur Seite stehst, während er tagein, tagaus seinen Job erledigt.

Da du neugierig bist, wie du deinen Körper am besten unterstützen kannst, musst du dir ein paar Fragen stellen: Warum bin ich hier und lese das? Was hat mich zu diesem Buch greifen lassen? Bin ich hier, weil ich nicht so und so aussehen möchte? Bin ich hier, weil ich mich ärgere, dass mein Körper mir nicht zuhört? Bin ich hier, weil ich wissen will, warum mein Körper nicht aussieht wie der eines Supermodels?

Je nachdem, welche Energie und Dynamik hinter deinen Entscheidungen steht, haben sie andere Folgen. Ich will dir nichts vormachen; als ich mit Biohacking anfing, suchte ich insbesondere eine Antwort auf die eine Frage, die in meinem Kopf rumorte: »Was stimmt nicht mit mir und meinem blöden Körper, und wie kann ich das reparieren?« Achtung, Spoiler: Ich musste mein Mindset reparieren, nicht meinen Körper.

Heute weiß ich, dass nicht mein Körper mir nicht zuhörte, sondern ich ihm nicht zuhörte. Er wollte lediglich, dass ich aufhöre, mich gemäß den neuesten Diäten mit Zucker, Zwischenmahlzeiten und so vielen Smoothies abzufüllen, dass ich fast vergaß, wie Kauen geht. Er wollte, dass ich aufhörte, ständig darüber nachzudenken, was ich essen sollte, und stattdessen anfing zu leben.

Es ist in Ordnung, wenn du auch deswegen hier bist. Aber ich fände es toll, wenn du noch ein paar weitere Gründe hinzunimmst. Du weißt schon, *just for fun.*

Statt:

- Ich will weniger Bauchfett.
- Ich will nicht mehr ständig krank sein.
- Ich will etwas abnehmen.
- Ich will herausfinden, was mit meiner Haut, meinen Hormonen und mir nicht stimmt.
- Ich bin hier, um alle Regeln zu befolgen, als wäre ich wieder ein braves Schulmädchen mit Vorzeigenoten.

Versuchen wir es doch mit:

- Ich möchte mich öfter in meinem Körper wohlfühlen.
- Ich bin hier, damit mein Körper sich selbst heilt.
- Ich bin hier, um die Beziehung zu meinem Körper neu zu gestalten.
- Ich möchte lernen, auf meinen Körper zu hören.
- Ich bin hier, um wissenschaftliche Erkenntnisse zu verstehen und zu tun, was sich für mich und meinen Körper richtig und optimal anfühlt.
- Ich bin hier, um mich mehr zu lieben als je zuvor.
- Ich bin hier, um mich in meinem Körper leicht, stark und zu Hause zu fühlen.
- Ich höre auf damit, brav zu sein und alles perfekt machen zu wollen. Ich gebe mein Bestes, aber mein Ziel ist persönliche Entwicklung, nicht Perfektion.

Wenn du dir also permanent Gedanken um deine Blähungen machst und deine mentale Energie vor allem um die Frage kreist: »Was soll ich nur mit meinen Blähungen machen? Ich will mich nicht so fühlen. Ich will die Speckrollen und die Zellulitis loswerden«, dann versuche es einmal damit: »Ich liebe meine Hände; sie sind schön. Ich liebe es, wie ich sie täglich benutze: wenn ich mein Gesicht wasche, auf dem Handy oder dem Laptop tippe, Menschen begrüße oder Essen koche. Sie beschweren sich nie, sind niemals müde, machen nie Ferien. Sie helfen mir jedes Mal, meine Ziele zu erreichen, mögen diese klein sein, wie morgens eine Zitrone auszupressen, oder so groß, wie Tag für Tag meinen Job zu erledigen. Es tut mir leid, dass ich euch noch nie gelobt habe, jeden Finger einzeln oder alle gemeinsam. Ich liebe euch. Ich vergöttere euch. Ihr habt all meine Wertschätzung.«

Fühlte es sich gut an, deinem Körper kurz Liebe entgegenzubringen statt Kritik? Dann lass uns so weitermachen!

»Ich liebe meine Knie. Sind sie nicht unglaublich zuverlässig? Ich hocke, ich gehe, ich sitze, und sie sind immer für mich da. Ich würde nirgends hinkommen, meine Freundinnen treffen oder durch die Welt reisen, wenn es euch nicht gäbe. Ihr seht irgendwie witzig aus, ein wenig wie die Schnauze eines Shar-Pei-Welpen, aber wer bitte schön mag keine Welpen? Ihr seid toll.«

»Meine Zähne. Ich habe euch nie einzeln gelobt, vor allem die ganz hinten, die sich ständig mit dem Kauen abmühen. Danke, dass ihr mich leckeres Essen genießen lasst. Ich liebe euch.«

»Apropos Essen, meine Zunge und meine lieben Geschmacksknospen, auch auf euch stehe ich total. Und zwar auf euch alle: die für das Saure, das Süße, das Bittere, das Salzige, das Umami. Ihr seid die Grundpfeiler meines Lebens (obwohl ich vielleicht manchmal zu sehr die süßen beanspruche und die bitteren vernachlässige), und doch nehme ich mir nie die Zeit, euch Danke zu sagen. Ich mag euch. Und ein besonderes Dankeschön an diesen unglaublichen Muskel, meine Zunge. Ich weiß es zu schätzen, dass ich sprechen und mein Inneres kommunizieren kann, und ich mag meine Stimme.«

Diese Übung könnte ewig so weitergehen. Du kannst dein Herz dafür lieben, dass es sich nie einen Tag freinimmt; deine Augen dafür wertschätzen, dass sie dich lustige Bücher lesen lassen; deine Ohren, dass sie sich deine Lieblingsmusik anhören; deine Lunge, dass sie ein- und ausatmet, und deine Leber, dass sie dich nach einer Klubnacht entgiftet …

Dein höheres Selbst weiß, dass es da ist, um alles wertzuschätzen und zu lieben, was dein Körper bereits tut. Und um zu lernen, wie es ihn mit der richtigen Ernährung unterstützen kann, damit die überarbeiteten und gestressten Teile von dir leichter ein optimales Leistungslevel erreichen. Sei dir im Klaren darüber, wie klasse das ist – wie unglaublich du bist.

Doch du bist nicht hier, um kleine Brötchen zu backen, um dich irgendwie durchzuwursteln oder um bloß zu überleben, sondern um dich zu entfalten.

Du bist hier, um deine Superkräfte freizusetzen, deine Energie als Protagonistin aus dir herauszuholen und zur Königin deines Lebens zu werden.

Vielleicht hat dein niederes Selbst bislang nur Theater gespielt, aber von jetzt an kannst du dein Leben deinem höheren Selbst anvertrauen. Am Ende soll dieses Buch dir dabei helfen, dauerhaften Zugang zu deinem höheren Selbst zu finden.

Mit einem offenen Herzchakra und noch benommen von der Dankbarkeit und der Wertschätzung für unseren tollen Körper wollen wir jetzt loslegen.

Liebe dein Fett

Meinen ersten Biohacking-Kurs besuchten mehr als 1500 Frauen, die noch nie etwas von Biohacking gehört hatten, aber sehr geübt darin waren, Diäten zu befolgen, Kalorien zu zählen und sich selbst und ihren Körper hart heranzunehmen. Eines der ersten Videos, das ich online stellte, hieß »Love Your Fat«; ich wusste, dass dieser Perspektivwechsel notwendig war, damit alles andere überhaupt Sinn ergab.

In diesem Video sage ich: »Dass du hier bist, bedeutet wahrscheinlich, dass du schon lange versuchst, abzunehmen. Wenn du in den Spiegel schaust oder dich auf einem Foto siehst, verdrehst du vermutlich die Augen und denkst: *Ich sehe so dick aus* oder *Ich hasse meinen Speck.* Bestimmt hast du mindestens einmal in deinem Leben nach Begriffen wie ›Bauchfett loswerden‹ oder ›Gewicht verlieren‹ gegoogelt.«

Aber man muss gar nicht googeln oder nach Informationen zu Diäten suchen, denn unerbetene Ratschläge gibt es überall. Wir leben in einer Kultur der Diäten. Du und ich werden bombardiert mit Ratschlägen wie: »Was hast du denn? Iss einfach weniger, krieg öfter den Hintern hoch, dann wird das schon.«

Schaffen wir es nicht, zu unserem Workout ins Gym zu gehen, gelten wir als faul, gelingt es uns nicht abzunehmen, als Loser, essen wir etwas Ungesundes, als unmotiviert. Wir ernten Kopfschütteln, weil wir im Meer der (Fehl-)Information ertrinken.

In den sozialen Medien dauert es nur circa fünf Sekunden, bis man den Eindruck bekommt, irgendetwas stimme nicht mit einem, weil man nicht längst tut, was irgendwer für den einzig richtigen Weg im Leben hält. Was, du machst kein Pilates? Was, du trinkst nach dem Aufwachen nicht diesen Drink? Oh Gott, du machst nicht X, Y und Z? Kein Wunder, dass du solchen Stress hast. *Daran bist du verdammt noch mal selbst schuld.*

Unsere Diätkultur wiederholt und verstärkt das, was du dir sowieso schon sagst: *Ich bin nicht gut genug, dünn genug, motiviert/clever/sexy genug.*

Als »Love Your Fat« online ging, war ich gerade in Bali bei einer Morgenmeditation, und genau da kam mir die Idee zu diesem Buch. Wir hatten eben erst mitbekommen, wie diese einfache Idee, dass man sein Fett wertschätzen kann, die Leute von den Socken haute, und ich wusste, dass diese Message mehr als 1500 Personen erreichen musste. Dieses Buch entstand also an einem Ort, wo Heiterkeit und Schönheit herrschen, und das passt hervorragend, denn es soll dich aus deinem Frust und deiner Überforderung herausholen und dir Frieden und Ausgeglichenheit bringen. Wüsstest du, was dein Fett für dich tut, würdest du nie wieder in den Spiegel schauen und es hassen! Lass uns also kurz dein Verhältnis zu deinen Fettzellen klären.

Hast du einmal innegehalten und darüber nachgedacht, wie du dich in deiner Körperform fühlst? Ich meine nicht nur das konkrete Gefühl von Berührung, sondern ein emotionales und psychologisches Gespür für deinen Körper – oder dessen Fehlen.

Für manche Menschen dient der Körper als Ort des Rückzugs und der Geborgenheit. Für andere dagegen (vielleicht auch für dich) fühlt er sich an wie unbekanntes oder sogar feindliches Terrain.

Was *fühlst* du, wenn du in den Spiegel schaust? Wirst du überwältigt von Entfremdung und Unwohlsein? Es ist faszinierend, welch lange Schatten unsere innere Wahrnehmung des eigenen Äußeren auf unsere Interaktionen, unseren Selbstwert und sogar auf unser mentales Wohlbefinden werfen kann. Sich unsicher oder nicht gut aufgehoben zu fühlen, ist mitunter eine schwere Bürde, die nicht nur unsere Beziehung zu uns selbst, sondern auch die zur Außenwelt belasten kann. Solche Gefühle können ein Weckruf für ein besseres Verständnis und eine Reise zur Versöhnung mit dir selbst sein.

Versöhnen wir uns also mit den Fettzellen. Hast du dich einmal gefragt, was diese Zellen tun? Nein, sie lassen dich nicht nur »fett aussehen«.

Ich stelle mir mein Fett gern als meinen »Schutzanzug« vor. Es gibt drei Hauptgründe, weshalb wir Fett speichern. Erstens soll es unsere Organe schützen wie Wärmeisolierung und Luftpolsterfolie gleichzeitig. Zweitens setzt Fett Hormone wie Leptin frei, das den Appetit und die Energie reguliert und fettlösliche Hormone wie Vitamin D speichert. Drittens hat unser Körper wie ein guter Hausmann einen geheimen Nahrungsvorrat für schlechte Tage in petto. Fett ist ein Energiespeicher, den man bei Kalorienmangel anzapfen kann, zum Beispiel beim Fasten oder bei intensiver körperlicher Betätigung.

Weist dein Körper etwas zu viel Fett auf, ist er wahrscheinlich mit all den Prozessen, die er bereits erledigt, überfordert. Entweder werden ihm zu viele Toxine zugeführt, die seine Hormone durcheinanderbringen, oder zu viel Zucker, den er nicht schnell genug verstoffwechseln kann. Damit du nicht das Zeitliche segnest, speichert er diesen Zucker zunächst in deinen Fettzellen, für den Fall, dass er später gebraucht wird. Das heißt, Fett schützt vor einem anstrengenden Lifestyle und einer problematischen Ernährung.

Es ist nämlich so: Ist dein Körper verunsichert und dein Sympathikus (also der Teil deines Nervensystems, der die Kampf-oder-Flucht-Reaktion steuert) arbeitet auf Hochtouren, geht eine Message durch alle Organe, Gewebe und Zellen deines Körpers und lässt die Alarmglocken schrillen: »Was da draußen abgeht, ist sehr unvorhersehbar.« Die automatisierten Komponenten deiner Geist-Körper-Verbindung können nicht erkennen, ob dein Stress von einer Deadline in deinem Job herrührt oder daher, dass du dich womöglich eine Woche lang mit wenig Nahrung im Wald vor einem Tiger verstecken musst. Klar ist nur, dass ihre Aufgabe darin besteht, dich am Leben zu halten, deshalb lassen sie zusätzliche Fettvorräte anlegen, damit gewährleistet ist, dass du genug zum Überleben hast.

Du wirst in diesem Buch immer wieder darauf stoßen: Fasten ohne Schlemmen ist Verhungern, und den Körper ohne ausreichende Ruhepausen immer weiter anzutreiben, ist Folter. Gängige Hungerkuren versetzen unseren Körper in einen anhaltenden Stresszustand: Intensive Workouts in Kombination mit einer strengen, fettarmen Diät führen zu Kalorienmangel. Der Körper weiß nicht, dass es sich hierbei um absichtlich herbeigeführten Stress handelt; er weiß nur, dass er jetzt in den Sicherheitsmodus schalten muss.

Als meine Oma starb, nahm meine Mutter in drei Monaten 20 Kilo zu, und zwar nicht nur, weil sie aus Kummer aß. Meine Großmutter hatte meine Mama im Polen des Kalten Kriegs allein großgezogen. Für meine Mutter verkörperte sie Sicherheit, und als sie starb, kam es meiner Mutter vor, als stürze ihre gesamte Welt in sich zusammen; daher legte sie sich einen 20 Kilo schweren »Sicherheitsanzug« an.

Vieles von dem, was ich mit meinen Kursteilnehmerinnen praktiziere und mit meinem spirituellen Coach selbst übe, dreht sich darum, das Sicherheitsgefühl in unserem Körper wiederherzustellen.

Am jetzigen Punkt meines Lebens bedeutet Sicherheit für mich, auf das, was mir begegnet, gefasst zu sein. Doch das war nicht immer so. Früher setzte ich alles daran, Unbehagen, insbesondere Angst, zu vermeiden. Als ich jedoch mit dem Fallschirmspringen begann, beschloss ich, die Dinge anders anzugehen. Ich konnte mich nicht mehr vor meiner Angst verstecken, obwohl sie Schwindelanfälle und Bauchweh in mir verursachte. Meine Angst ist stets eine Kombination aus:

1. dem, was vor mir liegt, und
2. all den Ängsten, denen ich mich seit Jahren nicht gestellt habe: der Angst vor dem Altern, der Angst vor dem Versagen, der Angst vor dem Verlassenwerden.

Ich weiß, dass es okay ist, sich seine Angst einzugestehen, verängstigt und überfordert zu sein. Siehst du das für dich auch so? Das hoffe ich.

Sprechen wir offen über unsere Körper. Nenne mir zunächst drei Dinge an deiner äußeren Hülle, für die du heute dankbar bist. Fertig? Super. Jetzt stell dir den Moment vor, in dem du dich in deiner Haut richtig wohlfühlst. Vielleicht wenn du auf dem Sofa chillst oder mit Freundinnen Spaß hast. Und jetzt die Momente, in denen du dich wie der Boss fühlst – zum Beispiel beim Tanzen, beim Wandern, bei einem Hobby, das dich aufleben lässt, oder einfach nur beim Erledigen von Alltagsjobs. Und jetzt wird es ernst: Wie fühlt es sich an, wenn du dich in deinem Körper wirklich sicher fühlst? Erinnerst du dich, wann dein Körper dich mit seiner Kraft oder seiner Widerstandsfähigkeit einmal schwer beeindruckt hat?

Reden wir über die einfachen Dinge, zum Beispiel über das wunderbare Gefühl von warmer Sonne auf deiner Haut oder von der Gemütlichkeit einer kuscheligen Decke. Ist dir schon einmal aufgefallen, wie toll es sich anfühlt, tief und heilsam Luft zu holen? Wie ist das, wenn du plötzlich ein starkes Bauchgefühl hast oder vor Energie strotzt, als wollte dein Körper dir etwas mitteilen? Denk mal darüber nach. Überleg, was dein Körper alles kann und was er bereits geleistet hat. Wie kannst du seine permanenten Bemühungen, dich zu schützen, anerkennen? Wie kannst du ihm vertrauen, und das noch in deiner Angst? Wie kannst du anerkennen, dass seine Reflexe (die du vielleicht nicht immer toll findest) ein Zeichen für die harte Arbeit sind, dich am Leben zu erhalten? Wie kannst du hundertprozentig in deinem Körper präsent sein – mit Fettzellen und allem –, wenn auch nur ein- oder zweimal am Tag?

Schließ Freundschaft mit deinem Fett

Hier sind ein paar Anregungen für dein Tagebuch, die dir helfen, dein Körperfett zu akzeptieren und zu lieben:

1. Liste drei Situationen auf, in denen dir dein Körperfett von Nutzen war; wenn es dich zum Beispiel mit Energie versorgt, dich gewärmt oder deine Organe geschützt hat.
2. Schreibe einen Brief an dein Körperfett und danke ihm, dass es deine Gesundheit und dein Wohlbefinden fördert. Und einen weiteren

Brief, in dem du dich bei deinen Fettzellen dafür entschuldigst, wie oft du sie gehasst hast.

3. Schreibe einen »Liebesbrief« an dein künftiges Selbst und bedanke dich für all die Umsicht und den Schutz, den es dir in den nächsten Wochen, Monaten und Jahren bieten wird.
4. Was hältst du von deinem Körper, wenn du alles an ihm akzeptierst, auch dein Fett? Wie fühlt es sich an zu wissen, dass du so, wie du bist, perfekt bist und dass du nichts weiter tun musst, um gesünder, hübscher oder besser zu werden? Bringe diese Gefühle zu Papier.
5. Körperfett ist eine Superpower, weil es uns überleben und gedeihen lässt. Gibt es dir nicht ein gutes Gefühl, so über dein Fett zu denken?
6. Denk daran, wie viel Wärme dir Körperfett geben kann, wenn es kalt ist. Ist dein Fett dann nicht etwas Gutes?

Vergiss nicht: Jeder Teil deines Körpers, auch dein Fett, trägt zu dem einmaligen, schönen Individuum bei, das du bist. Es ist mehr als okay, alle Aspekte deines Körpers wertzuschätzen und zu lieben.

Hier ist mein Brief an meine Fettzellen:

Liebe Fettzellen,

ich möchte mich bei euch entschuldigen. Mir ist klar geworden, dass ich euch viel zu lange mit zu viel Kritik, Ärger und sogar Hass begegnet bin. Ich habe euch nicht als das gesehen, was ihr eigentlich seid – ein entscheidender Teil von mir, der wesentlich zu meinem Überleben, Wohlbefinden und meiner Kraft beiträgt.

Entschuldigt all die Male, die ich vor dem Spiegel stand und euch verflucht habe habe, statt anzuerkennen, welch bedeutende Rolle ihr für meinen Körper spielt. Ich habe eure Funktion und Aufgabe missverstanden, konnte nicht akzeptieren, dass ihr ein Teil meines innersten und komplexen Körpersystems seid, das mich schützt und nährt.

Ich habe euch zu Unrecht als unschön, unerwünscht und als Anzeichen mangelnder Perfektion betrachtet. Jetzt ist mir klar, dass ihr ein integraler Teil meines Ichs seid und ununterbrochen arbeitet, um euch um mein Wohlbefinden zu kümmern und es zu stärken.

Ihr seid meine Energiespeicher und helft mir, lange Arbeitstage, intensive Workouts und Krankheitsphasen zu überstehen. Ihr spendet mir Wärme, schützt meine Organe und helft fleißig mit, meine Hormone zu produzieren, die wichtige Körperfunktionen regulieren.

In meiner Unwissenheit habe ich euch beschimpft, um gesellschaftlichen Standards gerecht zu werden, die häufig unrealistisch und ungesund sind; ich habe nicht verstanden, dass man an euch nicht ablesen kann, wie viel ich wert bin. Ich ließ mir von Stimmen und Einflüssen, die von außen auf mich einwirkten, diktieren, was ich über euch denke. Dabei vergaß ich, dass euer Zweck über die reine Ästhetik weit hinausgeht.

Es tut mir leid, dass ich dem gesellschaftlichen Druck und unrealistischen Schönheitsstandards erlegen bin, die verlangen, dass ihr anders zu sein habt, als ihr tatsächlich seid. Ich habe euch mit anderen verglichen und gedacht, ihr würdet meinen Wert bestimmen; dabei hat euer Dasein in Wirklichkeit rein gar nichts mit meinem persönlichen Wert zu tun.

Ihr wart durch dick und dünn (buchstäblich!) für mich da und habt mir, wenn ich es brauchte, Wärme, Polsterung und Energievorräte geboten. Ihr wart ein treuer Wächter, habt mich vor Schaden bewahrt und verschiedene Prozesse in meinem Körper reguliert. Dank eurer Existenz konnte ich überleben und gedeihen. Dafür bin ich euch zutiefst dankbar.

Es tut mir leid, wie oft ich euch extreme Diäten, ungesunde Gewohnheiten und utopische Ziele aufgezwungen habe. Ich habe euch unter Druck gesetzt und erwartet, ihr würdet euch in eine unrealistische Form pressen lassen, die eurem natürlichen Zweck völlig widerspricht. Jetzt weiß ich, dass das nicht nur ungerecht war, sondern obendrein schädlich für unsere Beziehung zueinander.

Ich verspreche euch, von jetzt an mit Liebe und Mitgefühl zu euch zu stehen.

Statt mich darauf zu fixieren, wie ihr mich aussehen lasst, werde ich wertschätzen, wie ihr zu meiner Gesundheit und meinem Überleben beitragt.

Ich werde daran arbeiten, euch zu lieben, denn das ist ein Teil meiner Liebe zu mir selbst.

Es tut mir leid, wie oft ich euch nicht in eurem wahren Wert erkannt habe.

Danke, dass ihr euch weiterhin für meinen Körper einsetzt, obwohl ich das bisher nicht honoriert habe. Ich bin froh, dass ihr da seid. Ich liebe euch. Ich liebe mein Leben mit euch.

In großer Liebe und Dankbarkeit

Aggie

Warum du so kämpfen musst

In dem Film *Good Will Hunting* hatte Will (Matt Damon) eine schwere Kindheit und ständig Probleme. Als sein Therapeut (Robin Williams) zu ihm sagt: »Es ist nicht deine Schuld«, winkt Will zunächst ab: »Ja, okay, ich weiß. Es ist nicht meine Schuld.«

Das geht ein paarmal so hin und her, und fast eine ganze Minute lang sagt der Therapeut: »Es ist nicht deine Schuld. Es ist nicht deine Schuld. Es ist nicht deine Schuld.« Als die Botschaft ihn schließlich erreicht hat, bricht Will in Tränen aus. Und genau das ist auch meine Message an dich: Es ist nicht deine Schuld. Bitte lass das bei dir ankommen.

Symptome wie PMS, hormonal bedingte Akne, unerwartetes Zu- oder Abnehmen, Heißhunger, Stimmungsschwankungen und Reizbarkeit, splissiges oder ausdünnendes Haar, verfrühte Faltenbildung, Energieverlust, Blähungen, Wassereinlagerungen, eine schmerzhafte oder unregelmäßige Regel, starke Regelblutungen, Angstzustände, Überlastung, Depressionen, totale Erschöpfung bis hin zur Unfähigkeit, das Haus zu verlassen, treten häufig auf, aber normal ist das alles nicht.

All dies sind Anzeichen für einen gestörten Hormonhaushalt – und nicht deine Schuld.

Als ich mich mit schlimmer Akne herumschlug, ging ich zum Hautarzt und nahm die stärksten Medikamente, die damals verfügbar waren. Dieses

Zeug ist äußerst schädlich; man muss eine Erklärung unterschreiben, dass man, wenn man sexuell aktiv ist, zwei Arten der Empfängnisverhütung verwendet. Und ich ließ mir dieses Medikament nicht nur einmal, sondern zweimal verschreiben. Hätte ich damals gewusst, was ich heute weiß, wäre mir klar gewesen, dass dieses Rezept meine Leber ruinieren, eine Depression auslösen und mich daran hindern kann, meine Ernährung umzustellen und meiner Akne tatsächlich auf den Grund zu gehen.

Als Frau ist man circa 168 unterschiedlichen Chemikalien pro Tag ausgesetzt (das sind ungefähr doppelt so viele wie bei einem Mann). Pro Tag! Niemand kennt die Langzeitwirkungen all dieser Stoffe, doch wir wissen sehr wohl, dass hohe Toxinwerte und nährstoffarme Ernährung zu Unfruchtbarkeit und Hormonstörungen führen.

Stellst du fest, dass dein körperliches Gleichgewicht gestört ist, gibt es einen Grund dafür.

Wenn du alles versuchst, aber nichts zu funktionieren scheint, besteht das Problem nicht darin, dass du dich nicht bemühst.

Solltest du bereits versucht haben, abzunehmen, jedoch damit gescheitert sein, liegt das nicht daran, dass du faul bist oder dass du nicht weniger isst und mehr läufst.

Befindet sich deine Libido im Keller, bist du damit nicht allein.

Sind deine Stimmungsschwankungen so stark, dass sie deine Beziehung oder deinen Job gefährden, hat das seine Gründe.

Wenn du das Gefühl hast, deine Hormone haben die Kontrolle über dich übernommen, liegst du richtig. Und wenn die Lösung dieser Probleme einfach nur darin bestünde, deine Hormone zu regulieren? Wäre das ein paar Veränderungen wert?

Wenn du bereit bist, nachhaltige Veränderungen an deinem Lifestyle vorzunehmen, um deine Hormone auf natürliche Weise ins Gleichgewicht zu bringen, du aber nicht weißt, wo du anfangen sollst, dann bist du hier richtig.

Diese Quickstart-Anleitung dient dir als Anhaltspunkt inmitten der Flut an widersprüchlichen Informationen über Hormongesundheit (vieles davon ist entweder auf Männer ausgerichtet oder wird von der Pharmaindustrie aus eigennützigen Gründen gepusht) und hilft dir, dich wieder voller Energie und Zuversicht sowie fit und gesund zu fühlen.

Du hast es verdient, ohne dunkle Ringe unter den Augen aufzuwachen.

Du hast es verdient, so vor Energie zu sprühen, dass du erholt und erfrischt aus dem Bett springst und keinen Kaffee brauchst, um in den Tag zu kommen.

Du hast es verdient, eine glatte, schöne Haut zu haben.

Du hast es verdient, einen Körper zu haben, in dem du dich großartig fühlst.

Du hast es verdient, dich energiegeladen zu fühlen.

Heute ist Tag 1 deiner Reise.

Mein Freund Jim Kwik sagt: »Beim ersten Mal ist es ein Fehler; beim zweiten Mal ist es eine bewusste Entscheidung.« Aber jetzt hast du dieses Buch in der Hand; sieh zu, dass du dich nicht wieder fürs Kämpfen entscheidest.

Bye-bye, Hungerkuren

Als Kind wurde ich in meiner Familie »Knödelchen« genannt. Mit der Zeit wurde es zu meinem Ich, pummelig zu sein. Ich verhielt mich wie ein Pummelchen, mein Körper agierte wie ein Pummelchen.

Mit etwa 25 Jahren beschloss ich, zum Trainieren ins Fitnessstudio zu gehen und dieses Ich, sozusagen meine Identität, endlich abzulegen. Dort fühlte ich mich schwach, fehl am Platz, verloren, als starrten mich alle an. Keine Ahnung, was ich da tat. Pummelig und im Gym fehl am Platz zu sein war meine neue Identität.

Ich wollte immer noch wie eine Frau aussehen, die weibliche Energie ausstrahlt, aber mein Ziel war es, eine beweglichere, kräftigere Version meiner selbst zu werden.

Irgendwann merkte ich, dass all die Identitäten, die ich annahm – Pummelchen, Newcomerin im Gym –, mir nicht weiterhalfen, also beschloss ich, die Identität einer Sportlerin anzunehmen. Warum auch nicht?

Und ich begann, so zu leben.

Ich absolvierte nicht mehr nur Workouts, ich trainierte (das tun Sportlerinnen schließlich). Ich trieb mich an, bis mir der Schweiß von der Stirn tropfte so wie bei Athletinnen in Filmen. Ich veränderte nicht meine Ziele, sondern nur meine Einstellung.

Das war eine meiner ersten Tuchfühlungen mit Biohacking, obwohl ich damals keinen blassen Schimmer davon hatte. Es geht darum, unser Mindset zu verändern und unseren Raum anders einzunehmen – dazu gehören bewusstes Atmen, Disziplin, Dankbarkeit, Fitness/Training und ein Gefühl dafür zu entwickeln, wie unser Umfeld funktioniert, sodass wir darin auf die Erfolgsspur gehen können.

Wir besitzen von Natur aus eine gewisse Intuition, die unser Körper über Hunderttausende Jahre der menschlichen Evolution genutzt hat, um uns mitzuteilen, was für uns richtig und falsch, gut und schlecht, bedrohlich oder förderlich ist.

Dann aber begannen wir, unsere Verantwortung an »Experten« abzugeben, statt unserer eigenen Intuition zu folgen. Über Biohacking können wir uns diese Power zurückholen, wenn wir auf die Wissenschaft hören und uns selbst fragen: »Welche wissenschaftsbasierten Methoden und Verfahren funktionieren *bei mir,* wo stehe ich gerade und wie kann ich sie anwenden? Es gibt keinen direkten Weg und keine Abkürzung zum Erfolg oder zur Fitness. Auf deinen Körper zu hören und dich anzupassen, erfordert eine lebenslange Bereitschaft – so, wie die Natur es vorgesehen hat.

Die ersten Anpassungen betreffen deine Einstellung rund ums Essen.

Du machst Biohacking, keine Diät

Auf einer Wanderung kamen ein älterer Mönch und ein jüngerer Mönch an einen Fluss mit starker Strömung. Als sie ihn überqueren wollten, sahen sie eine junge Frau, die ebenfalls hinüberwollte, der es aber nicht gelang. Die Frau bat die beiden Mönche um Hilfe, doch die hatten ein Gelübde abgelegt, keine Frau zu berühren, und wechselten einen Blick. Ohne ein Wort hob der ältere Mönch sie dann hoch, trug sie über den Fluss und setzte sie am anderen Ufer ab, bevor sie weiterwanderten.

Der jüngere Mönch konnte nicht glauben, was er gesehen hatte. Er ging an der Seite seines Gefährten weiter, sagte aber eine Stunde lang kein Wort.

Weitere zwei Stunden vergingen ohne ein Wort, dann drei. Schließlich konnte der jüngere Mönch sich nicht mehr zurückhalten. »Als Mönche dürfen wir keine Frau anfassen. Warum hast du es gewagt, die Frau auf den Schultern zu tragen?«

Der ältere Mönch sah ihn an und erwiderte freundlich: »Bruder, ich habe sie am anderen Flussufer abgesetzt. Warum trägst du sie immer noch mit dir herum?«

Das Diät-Mindset ähnelt ein wenig diesem jüngeren Mönch. Du trägst ständig in Gedanken mit dir herum, was du alles »Richtiges« essen sollst, und denkst pausenlos an die Liste der Dos and Don'ts. Du kannst sie nicht ablegen, und irgendwann ist sie das Einzige, was du im Kopf hast.

Auf Geburtstagsfeiern schlich ich früher stets um die Küche herum und knabberte an allem, was in meiner Reichweite war, und zwar lange bevor alle anderen sich für das Essen interessierten.

Ich sah mir all die fitten Personen im Raum an, die sich unterhielten und lachten und nicht von dem Gedanken besessen (ja, das Wort stimmt) waren, wann es endlich Essen geben würde. Sie stopften sich nicht voll wie ich und schlemmten die Kohlenhydrate und Nachtische ohne Schuldgefühle. Sie aßen, wenn es so weit war, und genossen die Party. Ich dagegen knabberte bereits vorher, hielt mich jedoch beim Essen zurück und fühlte mich hinterher schuldig, weil ich nicht wie die anderen ohne Scham einen Keks oder eine einzige Kugel Eis verspeisen konnte, ohne daraus ein Riesending zu machen.

Ein wesentlicher Aspekt meines Wechsels von kalorienarmer Ernährung zu Biohacking ist, dass ich nicht mehr ständig versuche, Kalorien einzusparen, sondern sogar mehr Kalorien konsumiere, als die üblichen Tagesempfehlungen angeben.

Die Idee, auf Kalorienrestriktion zu setzen, um abzunehmen, beruht auf der irrigen Annahme, der Grundumsatz (fachsprachlich: basale Stoffwechselrate, BMR) bliebe immer konstant: Wer also weniger konsumiert, verliere Gewicht. Für kurze Zeit trifft das auch zu, gleichwohl passt sich der Grundumsatz rasch an und stellt sich auf noch weniger Kalorien ein, soll heißen: Man muss das Essen noch mehr einschränken, um weiterhin abzunehmen.

Liegt mein Grundumsatz beispielsweise bei 1500 Kalorien pro Tag, nehme ich aber nur 1400 zu mir, verliere ich Gewicht. Schon bald aber senkt mein Körper meinen Grundumsatz auf 1300 Kalorien, weil er mitdenkt und zur Sicherheit nach wie vor Fett einlagert. Nehme ich weiterhin 1400 Kalorien zu mir, wird mein Gewicht stagnieren und schließlich durch den Jo-Jo-Effekt wieder ansteigen und am Ende sogar noch höher sein als am Anfang.

Stoffwechselbedingte Kompensation

Deinem Körper ist es völlig egal, ob du in eine neue Jeans passt. Sein Job besteht darin, dein Überleben zu sichern. Eine Methode dafür ist die stoffwechselbedingte Kompensation – eine recht ausgeklügelte Strategie, sich gegen Veränderungen zu sträuben, wenn du abnehmen möchtest.

Nehmen wir an, du willst Gewicht loswerden, indem du deine Kalorienzufuhr senkst oder körperlich aktiver wirst (wie bei den meisten Diäten). Anfangs bist du begeistert und denkst: »Endlich mal etwas, was funktioniert!«

Dann aber drückt dein Körper auf den Alarmknopf. Er mag keine Veränderungen, und seine Fettreserven schützt er besonders gut (ein Trick der Evolution, um Hungersnöte zu überstehen, du erinnerst dich). Längere Nahrungsknappheit bombardiert das Gehirn mit einer einzigen Botschaft: *Mädel, da draußen verändert sich etwas! Es gibt immer weniger zu essen!*

Bedenke, dein Körper soll dafür sorgen, dass du genug Energie zum Überleben hast. Es ist ihm egal, wie du am Strand im Bikini aussiehst. Wenn du deinem Körper andauernd zu wenige Kalorien bietest, passt er sich an, indem er Prozesse verlangsamt und den Treibstoff, den du ihm zur Verfügung stellst, effizienter nutzt.

Anders gesagt, dein Körper passt deinen Stoffwechsel an, indem er supereffizient mit weniger Kalorien dieselben Aufgaben erfüllt. Es ist, als stiege dein Körper von einem alten Diesel-Pick-up auf einen megaeffizienten Tesla um. Zudem verstärkt dein Körper die Hungersignale, du bekommst also mehr Appetit.

Schuld daran ist die stoffwechselbedingte Kompensation, denn sie macht den Gewichtsverlust zu einem Ziel, das sich nur schlecht verwirklichen lässt, und trägt oft zu dem berüchtigten Jo-Jo-Effekt von Diäten bei, das heißt, man verliert Gewicht, nimmt aber nach der Diät umso schneller wieder zu.

Das alles ist nicht unausweichlich. Wenn du weißt, was mit stoffwechselbedingter Kompensation gemeint ist, fällt es dir leichter, deinen Lifestyle nachhaltig zu verändern, statt dich auf schnelle Notlösungen zu verlegen. Kleine, schrittweise Veränderungen deiner Essgewohnheiten und regelmäßige körperliche Aktivität einschließlich Krafttraining tragen dazu bei, den Widerstand des Körpers gegen den Gewichtsverlust zu überwinden.

Die stoffwechselbedingte Kompensation mag wie ein unnötiges Ärgernis erscheinen, aber damit versucht dein Körper, für dich da zu sein. Und mit den richtigen Strategien kannst du ihn dazu bringen, dein neues, gesünderes Ich anzunehmen.

Biohacking-Levels

Wir wenden uns gleich dem Biohacking Eating Lifestyle™ zu, aber falls Biohacking Neuland für dich ist, rate ich dir dringend, mindestens einen Monat lang auf Level 1 zu bleiben. Wo immer du dich auf deiner Reise befindest, nimm am Anfang keine drastischen Veränderungen in deinem Essverhalten vor. Warum nicht? Zunächst einmal möchte ich, dass du Erfolg hast. Und das wirst du, keine Frage.

Solltest du dich derzeit aber ganz schlecht ernähren, wird es dich runterziehen, wenn du strikt jedes Körnchen Zucker weglässt, obwohl dein ganzer Körper schreit: »Gib mir den Donut!« Dann wirfst du irgendwann mit Dartpfeilen auf ein Bild von mir und findest, Biohacking ist Folter, eine grausame Strafe oder die schlechteste Idee aller Zeiten.

Wir sind nicht hier, um zu leiden und zu kämpfen. Wir sind hier, um deine Biologie zu hacken, damit gesunde Ernährung Spaß macht. Das soll sie nämlich, sonst ist es kein Biohacking. Wir sind nicht fanatisch, wir betreiben keine Selbstkasteiung, und auf keinen Fall erlauben wir uns nur Mini-Portionen. Biohacking ist eine Möglichkeit, sich in der heutigen Nahrungswelt zurechtzufinden.

Wir alle haben unsere Vorlieben, aber am Ende des Tages sollst du dich frei fühlen und die Ergebnisse erzielen, von denen du träumst – zum Beispiel weniger Fett haben, mehr Energie oder eine bessere Libido.

Wir machen dich zu keinem anderen Menschen. Wir helfen dir, dein Ich zu entfalten und die energiegeladenste Version deiner selbst zu werden. Darauf hast du Anspruch: dich in deinem eigenen Körper fantastisch zu fühlen und dich mit nichts weniger zufriedenzugeben.

4 Levels, um eine Biohackerin zu werden

Zu einer Biohackerin zu werden ist wie der Aufstieg durch das klassische Universum von *Super Mario* auf der Playstation. Ich habe das früher mit meiner Schwester gespielt, und auch wenn es hier nicht darum geht, deine Feinde mit Schildkrötenpanzern zu bewerfen, wirst du trotzdem das Gefühl haben, mit Turbo-Düse und außerordentlicher Power voranzukommen. (Mach dich darauf gefasst, dass es hier noch öfter um Mario gehen wird.)

Level 1: Wann du essen sollst – das Timing

Auf Level 1 deiner Biohacking-Reise treibst du dich im Pilz-Königreich herum (Hallo? Bist du noch da?). Deine Ernährung ist nicht an deine genetische Konstitution angepasst, und du probierst weder Photobiomodulation noch rektale Ozon-Verabreichung aus – du versuchst nicht einmal, das auszusprechen. Irgendwann wirst du das vielleicht ausprobieren, aber im Moment solltest du dich nicht darauf konzentrieren. Bei diesem Level geht es um die Grundlagen.

Im Moment tust du nur eines: Du veränderst strategisch das Timing und die Abfolge deiner aktuellen Ernährung, um eine Harmonie mit deinen natürlichen Körperrhythmen herzustellen. Nur ein paar subtile Umstellungen, keine drastischen Veränderungen; keine Ausgaben für teure Gadgets, exotische Lebensmittel oder merkwürdige Tests. Auf diesem Level wirst du nicht einen Euro mehr ausgeben müssen (wahrscheinlich sparst du sogar Geld).

Und so funktioniert es: Du isst in der richtigen Reihenfolge, teilst alles, was du isst, in drei Mahlzeiten am Tag ein und begrenzt dein Essfenster.

Das war's.

Wie bitte? Aggie, das kann nicht sein! Da ist bestimmt irgendwo ein Haken.

Nein. Auf Level 1 brauchst du auf nichts weiter zu achten. Diese Veränderungen scheinen minimal zu sein, aber die Anpassungen bezüglich des Timings deiner Essgewohnheiten werden deine Hormonwerte verbessern. Du wirst weniger launisch und aggressiv sein, wenn der Hunger kommt, weniger Heißhungerattacken erleiden und möglicherweise ein paar Kilos abnehmen.

Level 2: Was du essen sollst und was nicht

Jetzt hast du die ersten Blöcke getroffen und die erste Feuerblume bekommen: Du bist bereit für das nächste Level. Nachdem du einige Wochen lang deine Biologie angepasst hast, wirst du Appetit auf mehr haben. Dein Blutzucker ist reguliert, und deine Hungerhormone sind in sehr guter Form. Du fühlst dich leichter, besser, weniger aufgebläht, und du hast Lust auf hochwertigeres Essen. Dann, und erst dann, kannst du anfangen, die folgenden Vorschläge umzusetzen. Wenn du an irgendeiner Stelle auf deiner Biohacking-Reise feststellst, dass du überfordert bist, geh zurück auf Level 1 und bleib da so lange wie nötig. Die Welt braucht nicht noch eine Hardcore-Biohackerin; sie braucht dich als glückliche Person, die nicht überfordert ist.

Die Details des 2. Levels werden wir weiter unten besprechen, zum Beispiel, wie du im Supermarkt nährstoffreiche Produkte findest statt solcher, die dich krank machen. Wir werden auch darüber reden, was die meisten Biohackerinnen meiden, um ihr Energielevel aufrechtzuerhalten oder zu steigern, sodass sie fit und gesund bleiben.

Level 3: Richte dich nach deinem Zyklus

Bist du mit Level 1 und 2 durch, wirst du vor Energie nur so strotzen wie Mario mit einem Superstern. Auf Level 3 wirst du zum Profi darin, dein Leben deinem Menstruationszyklus anzupassen; du erfährst, wann und wie du am besten trainierst, wann Ausruhen angesagt ist und wann du dich noch weiter pushen solltest. Wusstest du, dass du mit zu viel Training zum falschen Zeitpunkt in deinem Zyklus womöglich zu- statt abnimmst? *Wie bitte??? Warum hat man uns das nicht schon in der 5. Klasse gesagt?*

Level 4: Leben wie eine Biohackerin

Du bist jetzt schon eine fortgeschrittene Biohackerin, und so, wie Mario sich ein Superblatt für die Waschbär-Verwandlung holen und damit fliegen kann, wirst du in ungeahnte Höhen aufsteigen. Du wirst richtig gut im Bett werden (ich rede natürlich vom Schlaf, was dachtest du denn?), Stress abbauen und dir ein Umfeld schaffen, in dem du deine Energie entfalten kannst. Erneut achte ich darauf, dass alles, was ich im Buch empfehle, keine Unsummen kostet – auch keinen Waschbärschwanz.

Wie bei *Super Mario* baut beim Biohacking jedes Level auf dem vorherigen auf und bietet neue Challenges und Gelegenheiten, weiter zu wachsen. Du fängst damit an, die Basics zu beherrschen, und steigerst dich bis zu dem Punkt, an dem du nicht mehr nur das Spiel spielst, sondern neue Punkterekorde für deine persönliche Gesundheit und dein Wohlbefinden aufstellst.

20 Prozent Bioslackerin

Hier kommt noch ein Disclaimer: Während du in dein neues Ich als Biohackerin hineinwächst, musst du noch eine zweite Identität annehmen: die der Bioslackerin, und das für 20 Prozent der Zeit. Auf Englisch heißt *to slack* nachlässig sein, es nicht so genau nehmen. Ja, richtig gehört. In 80 Prozent der Zeit wirst du eine Biohackerin, in den übrigen 20 Prozent schlampst du mit den Regeln, machst alles falsch und nicht so, wie du es gelernt hast.

Warum? Weil ich nicht will, dass du den gleichen Fehler machst wie ich, als ich Veganerin wurde, und dann noch einmal, als ich mich entschieden hatte, Biohackerin zu werden. Ich war so verwirrt und besessen von dem Gedanken, was ich essen durfte und was nicht, dass ich in jedem Restaurant 20 Minuten lang über der Karte saß und jeden einzelnen Inhaltsstoff checkte. Ich war angespannt, gestresst und stets beunruhigt bei jeder

Mahlzeit, dafür gibt es mittlerweile sogar ein Wort: Orthorexie, eine zwanghafte Beschäftigung mit dem Versuch, sich »richtig« zu ernähren.

ICH WERDE ES IMMER WIEDER SAGEN: Zu viel des Guten ist schlecht. Meine Followerinnen bei »Fit as F*ck« schrieben mir andauernd: »Aggie, was soll ich machen? Ohne Tomaten/Haferdrink/Kaffee/Donuts/Schokolade und dergleichen kann ich nicht leben.«

Ich antwortete: »Dann tu's auch nicht. Halte dich an alles andere. Mach die andere Sache gut und zähle die Donuts zu den 20 Prozent.«

Dieser Ansatz ist nicht nur machbarer, menschlicher und genussreicher, sondern auch realistischer für eine Frau, die im 21. Jahrhundert lebt.

Mich fragen die Leute: »Wie kannst du dir nur die Nägel lackieren, Make-up aus der Drogerie verwenden oder dir die Haare färben? Ich dachte, du bist Biohackerin?!« Ich weiß, dass Hardcore-Biohackerinnen so ticken, aber mein Ziel ist es längst nicht mehr, alles »richtig« zu machen. Ich habe auch nicht vor, 180 Jahre alt zu werden. Was ich will? Aus meinen verbleibenden Jahren das Beste herausholen. Das willst du auch. Jede Wette.

»Aggie!!! Nach deinem ›Fit as F*ck‹-Kurs habe ich ein wenig meine Ernährung umgestellt, hauptsächlich Hacks auf Level 1. Ich weiß nicht, wie viel ich abgenommen habe, weil ich keine Waage besitze – aber nach weniger als einem Monat sehe ich besser aus als mit 18, und ich habe endlich genug Energie, um meinen zwei kleinen Kids hinterherzulaufen! Und das Beste daran? Seit 20 Jahren habe ich zum ersten Mal das Gefühl, ich mache keine Diät. Das ist so befreiend! Tausend Dank, danke!!!«

Martha, 39

Take-Home-Messages

- Mach Biohacking zu deinem Lifestyle und konzentriere dich darauf, deinem Körper zuzuhören und passende, auf dich zugeschnittene Entscheidungen für deine Gesundheit zu treffen, statt dich an strenge Diäten nach einem Einheitsrezept zu halten.
- Sei dir im Klaren darüber, dass Gewichtsprobleme, Stimmungsschwankungen und andere gesundheitliche Probleme oft auf Hormonschwankungen und externe Faktoren zurückzuführen sind und nicht auf persönliches Versagen.
- Erkenne, wie bedeutsam Selbstliebe und Wertschätzung für deinen Körper sind, das gilt auch für das Körperfett, denn es erfüllt wesentliche Aufgaben für deine Gesundheit und dein Wohlbefinden.
- Ändere deine Einstellung: Du bist keine Frau mehr, die permanent auf Diät ist, sondern eine Biohackerin. Intuitives Essen und ein veränderter Lifestyle sind für dich wichtiger als das Zählen von Kalorien.
- Passe schrittweise und nachhaltig deine Ernährung und deine Lebensweise an den natürlichen Rhythmus und die Bedürfnisse deines Körpers an und lass Raum für Flexibilität und Nachsicht mit dir selbst.

LEVEL 1: WANN DU ESSEN SOLLST – DAS TIMING

KAPITEL 2

DIE RICHTIGE REIHENFOLGE BEIM ESSEN

Wenn du auf deine Biohacking-Reise gehst, änderst du an deiner Ernährung – nichts. *Nada. Nothing.* Iss einfach weiter wie bisher, mach dir keinen Stress und frag dich nicht bei allem, ob es im Sinne des Biohackings ist oder nicht. Der einzige Unterschied? Du isst die Speisen in der richtigen Reihenfolge und zur richtigen Tageszeit.

Warum? Weil die Wissenschaft bewiesen hat, dass du und ich uns möglicherweise genau gleich ernähren und die gleiche Kalorienmenge zu uns nehmen, ich aber abnehme und du Gewicht zulegst oder umgekehrt. Also denkst du, mit dir stimmt etwas nicht. Falsch. Du hast kein Biohacking gemacht.

Der Trick ist: Du kannst dich genau gleich ernähren, das Gleiche essen, aber du änderst die Reihenfolge und den Zeitpunkt, wann du was isst. Gut möglich, dass dein Hormonhaushalt besser ins Gleichgewicht kommt, dass du mehr Energie hast und dein Hautbild sich verbessert.

Wenn du derzeit fünf Mahlzeiten am Tag zu dir nimmst, mit einem süßen Frühstück oder einem Milchkaffee anfängst und zu jeder Mahlzeit ein Brötchen isst, dann lies bitte weiter. Die nächsten Seiten werden ein echter Gamechanger für dich werden!

Hier die ersten drei Schritte:

- **Iss in der richtigen Reihenfolge:** Achte mehr auf die Reihenfolge, in der du deine Mahlzeiten zu dir nimmst. Startet man den Tag mit ballaststoffreichem Gemüse und Eiweiß, steigt der Blutzuckerspiegel langsam an, während einfache Kohlenhydrate in abrupt ansteigen lassen.
- **Beschränke dich auf drei Mahlzeiten am Tag:** Statt den ganzen Tag Nüsse, Milchkaffee oder Hummus mit Karotten zu futtern, erholt sich unser Verdauungstrakt bei dieser Art des Mikrofastens, ähnlich wie bei Mario, der sich zum Ausruhen in ein sicheres Schloss zurückzieht, bevor er sich wieder ins Getümmel stürzt.
- **Begrenze dein Essfenster:** Lege einen Zeitraum für deine Mahlzeiten zwischen Frühstück und Abendessen fest – ungefähr 12 Stunden –, und halte dich daran. Zum Beispiel um sieben Uhr morgens frühstücken und das Abendessen bis 19 Uhr beenden, idealerweise das natürliche Tageslicht dabei berücksichtigen, denn es unterstützt den Stoffwechsel. Schon bist du beim Intervallfasten gelandet! Mit der Zeit arbeitest du dich von 12 Stunden bis zu 14, 15 oder sogar 16 Stunden Fasten hoch (im richtigen Moment deines Zyklus). Aber bitte klein anfangen, das ist von entscheidender Bedeutung.

Und das wäre schon alles.

Nun wollen wir uns diese Schritte genauer ansehen, denn du sollst verstehen, was in deinem Körper vorgeht und wie diese Veränderungen dazu beitragen, dass du gesund bist und dein bestes Leben führst.

Blutzucker: den Kuchen essen und ihn trotzdem behalten

Stell dir vor, du könntest die leckersten Speisen essen, ohne von Schuldgefühlen und Bauchschmerzen geplagt zu werden. Die amerikanische Redewendung »Man kann den Kuchen nicht gleichzeitig essen und behalten« bedeutet, dass wir unsere Wünsche priorisieren und uns entsprechend entscheiden müssen.

Aber warum sollten wir nach einem Kuchen verlangen, ihn dann aber nicht essen? Nur weil er so schön aussieht? Wo bleibt da der Spaß?

Nun ist es durchaus möglich, eine süße Leckerei oder eine Pizza zu essen, also mal kurz zu schlemmen, ohne dafür gleich mit seinen Gesundheits- und Fitnesszielen bezahlen zu müssen. Ich meine, dass man zum Beispiel einen Kuchen buchstäblich behalten und gleichzeitig essen kann! Zu schön, um wahr zu sein? Ganz und gar nicht! Es kommt darauf an, den biologischen Zusammenhang hinter dem Blutzucker zu verstehen und zu unserem Vorteil und Genuss zu nutzen, denn das Leben ist zu kurz, um auf ein leckeres Croissant zu verzichten!

Wie weiter oben erwähnt, begann ich bereits mit zwölf Jahren mit Diäten. »Pummelchen« war für ein Mädchen im Teenageralter nicht gerade ein Kompliment, und folglich hatte ich Angst davor, eine ganze Mahlzeit zu essen. Ich ersetzte daher das deftige Frühstück meiner Mutter, das aus Eiern und Würstchen bestand, durch eine leichtere Variante, weil ich dachte, dass ich vom Fleischessen noch dicker werden würde. (Ich hatte nicht ganz unrecht, denn industriell erzeugtes und verarbeitetes Fleisch ist wirklich grässlich – aber dazu später.) Ich wechselte daher zu Frühstückscerealien – das waren in der Regel Produkte, auf deren Verpackung »Fitness« geschrieben stand. In vielen Fällen bedeutete es jedoch, dass sie mit »Joghurt« umhüllt waren (was im Grunde nur eine Kombination aus Maissirup mit hohem Fruchtzuckergehalt und Kondensmilch war).

Zum Mittagessen trank ich einen Milchkaffee und einen Saft, da mir ein »richtiges Essen« suspekt war. Schon wieder Zucker. Mein Tag begann also mit viel reinem Zucker und ging genauso weiter; das bedeutete, dass ich jedes Mal hohe Blutzuckerspitzen erzeugte, obwohl ich damals keine Ahnung hatte, was das war und wie sehr meine Hormone dadurch aus dem Gleichgewicht gerieten.

Als ich später nach Los Angeles zog, begann meine vegane Phase. Für mich war »dünn« gleichbedeutend mit »gesund« (falsch!), und ich war schockiert, wie schwer mir die neue Ernährungsweise fiel. Nach spätestens zwei

Stunden war ich wieder hungrig und fühlte mich schwach. Ständig musste ich ans Essen denken.

Der Blutzuckerspiegel ist nicht nur im Hinblick auf das Diabetesrisiko relevant. Zucker lässt uns auch schneller altern, beeinträchtigt unsere Hormone und Fruchtbarkeit, führt zu Akne und Haarausfall, schwächt unser Energielevel und trübt unsere Stimmung.

Seit 2019 trage ich ein Blutzuckermessgerät (CGM), das den Blutzucker über den Tag hinweg misst, damit ich in Echtzeit verfolgen kann, welche Lebensmittel sich in welcher Art auf meinen Blutzuckerspiegel auswirken. Und das habe ich dabei gelernt:

Frühmorgens ein Haferdrink-Kaffee: plus 50.

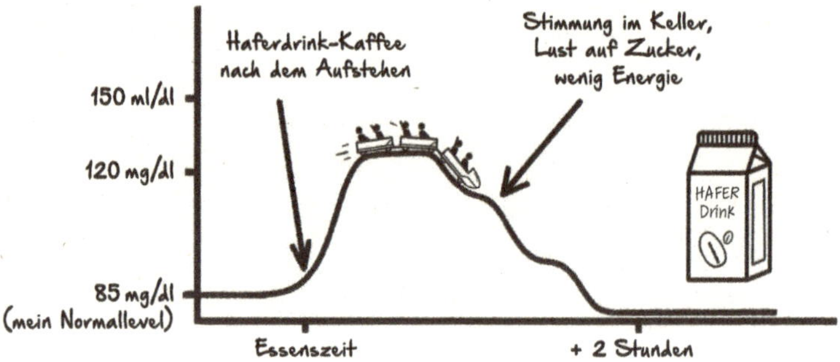

Frühmorgens ein Haferdrink-Kaffee in einem To-go-Becher mit anschließendem Spaziergang: plus 25.

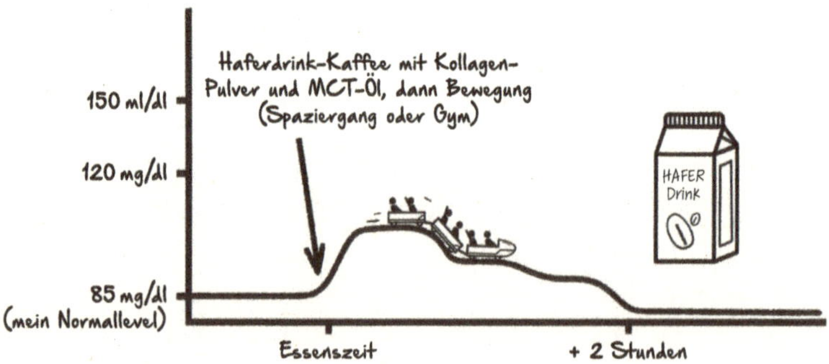

Ein Morgen-Smoothie nach dem Rezept eines berühmten Gesundheits-Gurus: plus 50.

Schokokuchen: plus 70.

Der Zucker hat mich jedoch noch weniger überrascht als der Verzehr anderer Kohlenhydrate. Ich hatte immer geglaubt, der Blutzuckerspiegel hänge nur vom Zucker ab, aber verarbeitete Kohlenhydrate (die in der veganen Ernährung sehr oft vorkommen) haben meinen Blutzuckerspiegel sogar noch stärker beeinflusst.

Mein Lieblings-Sauerteigtoast mit Basilikum-Zucchini-Pesto: plus 80. *#untröstlich*

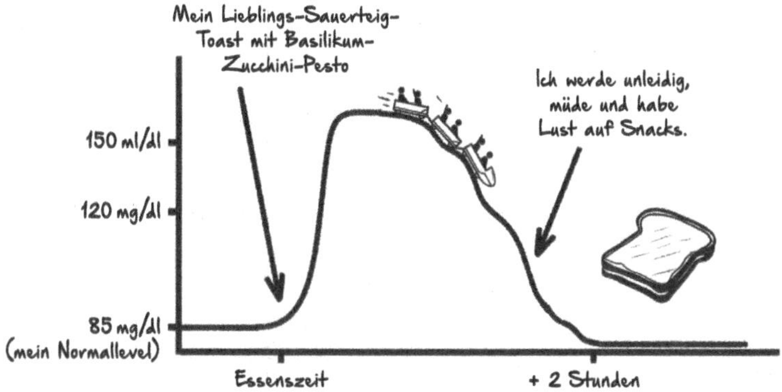

Der gleiche Toast mit einem Ei und Avocado: plus 54.

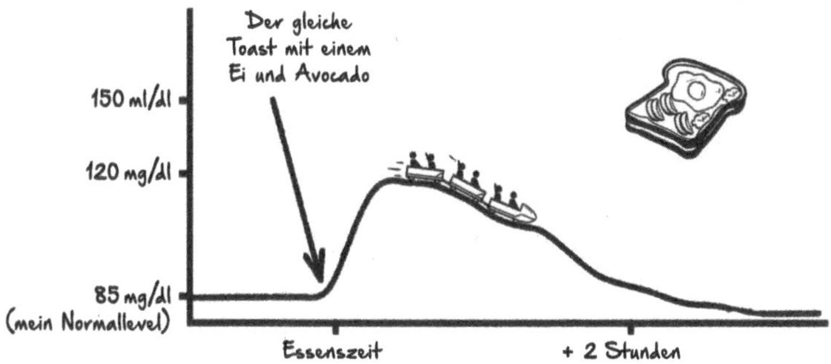

Haferflocken: plus 70.

Nudeln: plus 80.

Nudeln mit Bolognese: plus 40.

Ich trug das CGM-Gerät schon circa zwei Jahre, als mich meine Freundin Billy darauf ansprach. »Du musst meine Freundin Jessie Inchauspé kennenlernen. Sie hat auch so eins.« Ich machte sie ausfindig, fühlte mich sofort verstanden und war begeistert von ihrer Mission. Heute ist sie als »Glukosegöttin« weltweit bekannt und hat über 2,5 Millionen Follower – Tendenz steigend, genau wie ein Blutzuckerschub nach einer Portion Skittles!

Sie hat ihre Kenntnisse freundlicherweise meiner »Fit as F*ck«-Challenge zur Verfügung gestellt, um darüber aufzuklären, was Glukose im Körper anrichtet. Damals war sie noch ein ganz normaler Mensch, der sich mit denselben Fragen beschäftigte wie ich. Sie teilte ihre Erkenntnisse, damit andere aus ihren Erfahrungen lernen konnten. Und dafür bin ich ihr sehr dankbar, denn sie öffnete mir die Augen und ich erkannte, dass ich mich jahrelang darin geirrt hatte, was gesunde Ernährung ist.

Hier erfährst du alles über die Rolle, die der Blutzucker auf deiner Biohacking-Reise spielt. Wir besprechen, was Blutzucker eigentlich ist, welche Funktion er hat und warum Blutzuckerspitzen schädlich sind. Außerdem lernen wir einige praktische Tricks, wie man damit umgeht.

Was sind Blutzuckerspitzen und warum muss ich sie beachten?

Immer wenn wir etwas Zucker- oder Stärkehaltiges (Kohlenhydrate) essen, schießt der Blutzuckerspiegel stark in die Höhe, dann sprechen wir von einer »Blutzuckerspitze«. Das ist etwas ganz Normales und nicht zwangsläufig schädlich; sie liefert sogar sofortige Energie.

In der Folge schüttet der Körper viel Insulin aus, um den ganzen Zucker abzubauen. In Medizin und Wissenschaft herrschte lange Zeit die Meinung vor, dass sich nur Diabetiker um ihren Blutzuckerspiegel kümmern müssen. Neueren Studien zufolge weist die große Mehrheit (fast 90 Prozent) der Bevölkerung täglich ungesunde Blutzuckerspitzen auf. Warum? Weil sich unsere Gesellschaft sehr kohlenhydrat- und zuckerhaltig ernährt, einen Großteil der Kalorien in Form von Säften, Milchkaffees und Limonaden zu sich nimmt und Tätigkeiten meist sitzend erledigt.

Geraten diese Blutzuckerschwankungen außer Kontrolle, führen sie zu Energieabstürzen, lassen die Haut altern und man nimmt zu – vor allem in der Bauch- und Hüftgegend. Außerdem beeinträchtigt ein hoher Insulinspiegel die Fettverbrennung. Selbst wenn wir unsere Fettzellen zu schätzen wissen, wird unsere natürliche Fähigkeit, Gewicht abzuspecken, gehemmt, wenn der Insulinspiegel zu hoch ist.

Für Frauen kommt ein weiteres Problem hinzu, da Schwankungen des Blutzuckerspiegels zu unregelmäßigen Monatsblutungen und damit auch zu Fruchtbarkeitsproblemen führen können. Das Wissen über Blutzuckerspitzen und der richtige Umgang damit sind nicht nur deshalb wichtig, weil wir den unmittelbar danach erfolgenden Energieabsturz vermeiden wollen, sondern auch, um das hormonelle Gleichgewicht aufrechtzuerhalten und uns vor chronischen Krankheiten wie PCOS oder Insulinresistenz zu schützen.

Wie erkennt man eine Blutzuckerspitze?

Woher wissen wir, dass unser Blutzuckerspiegel zu hoch ist? Eine sichere Methode ist die Verwendung eines CGM-Geräts. Aber man muss nicht unbedingt solch ein Messgerät tragen – achte einfach darauf, wie du dich fühlst. Wenn du plötzlich müde, durstig, kurzatmig, unruhig oder hungrig bist, wenn dir übel ist oder du einen trockenen Mund hast oder häufiger als sonst auf die Toilette musst, könnte das ein Zeichen dafür sein, dass dein Blutzuckerspiegel in die Höhe geschnellt ist. Hier einige Symptome, die auftreten können, wenn dein Blutzucker auf einer Achterbahnfahrt ist:

- Du fühlst dich den ganzen Tag über müde.
- Starker Heißhunger auf Süßigkeiten oder anderes Junkfood. Je mehr Blutzuckerspitzen du hast, desto öfter erlebst du einen Energieabsturz. Folglich gierst du nach noch mehr Süßigkeiten, weil dein Körper schnell Energie aufnehmen will. Es ist ein Teufelskreis. Das Nachmittagstief ist ein sicheres Zeichen dafür.
- Hormonelle Probleme, die sich in Symptomen äußern wie PCOS, Unfruchtbarkeit, Akne, Menstruationsstörungen, Schlafstörungen und Haarausfall.

Während einer Blutzuckerspitze geraten im Körper zunächst die Mitochondrien, die Kraftwerke der Zellen, in Stress und stoßen freie Radikale aus. Mit anderen Worten, den Zellen wird Energie entzogen.

Das zweite Problem bei den Blutzuckerspitzen ist, dass sie den natürlichen Alterungsprozess, die sogenannte Glykation (die Verzuckerung der Gewebefasern der Haut), beschleunigen.

Glykation

Jessie Inchauspé erklärt in ihrem Buch *Der Glukose-Trick*, dass unser Körper bei der Glykation gewissermaßen von innen bräunt wie eine Scheibe Brot im Toaster. Stell dir vor, du wärst eine Scheibe Weißbrot. Schiebst du die Scheibe in einen Toaster, wird sie immer stärker geröstet, bis sie am Ende verbrennt.

Das Gleiche gilt für den Körper. Zu viel Glukose (Blutzucker) im Körper hat eine übermäßige Glykation zur Folge, was zu Falten, freien Radikalen und oxidativem Stress führt. Das ist wie beim Toast: Wenn wir innerlich »gebräunt« wurden, können wir uns nicht mehr zu einer weißen Brotscheibe zurückentwickeln.

Je mehr Blutzucker sich in unserem Körper befindet, desto stärker ist die Glykation und damit auch die Hautalterung. Dies können wir vermeiden, wenn unser Körper den überschüssigen Blutzucker zu entsorgen vermag. Unsere Bauchspeicheldrüse setzt Insulin frei, das den Blutzucker in Form von Glykogen speichert, zuerst in unseren Zellen, dann in der Leber und schließlich in den Muskeln. Befindet sich dann immer noch zu viel Blutzucker im Körper, wird er in unseren Fettzellen gespeichert. Wenn wir zunehmen, bewahrt uns unser Körper also davor, innerlich zu verbrennen!

Der glykämische Index

Mithilfe des glykämischen Index (GI) vergleichen wir die Auswirkungen verschiedener Lebensmittel auf den Blutzuckerspiegel, um die glykämische Last eines Lebensmittels zu bestimmen. Der GI misst, wie stark ein kohlenhydrathaltiges Nahrungsmittel den Blutzuckerspiegel ansteigen lässt.

Lebensmittel mit hohem GI werden rascher vom Körper aufgenommen und sorgen für einen schnelleren Anstieg des Blutzuckerspiegels, wohingegen Lebensmittel mit einem niedrigen GI langsamer abgebaut werden, was den Blutzuckerspiegel langsamer und nachhaltiger nach oben klettern lässt.

Zu den Lebensmitteln mit hohem GI gehören Weißbrot beziehungsweise alles, was aus Weiß- oder Maismehl hergestellt wird, Backwaren, Süßigkeiten, Cracker, stärkehaltiges Gemüse wie Kartoffeln, Säfte, Energydrinks und getrocknetes oder konserviertes Obst sowie Datteln und Rosinen.

Die Blutzucker-Hacks

Du musst nicht vollständig auf Kohlenhydrate und Zucker verzichten. Im Folgenden verrate ich dir ein paar meiner Lieblings-Blutzucker-Hacks sowie einige, die Jessie in ihrem Buch *Der Glukose-Trick* vorgestellt hat. Das Beste daran ist: Je öfter du sie anwendest, desto weniger Blutzuckerspitzen wirst du erleben, und das bedeutet, dass du weniger nach Zucker und anderen Kohlenhydraten lechzt!

Du wirst vielleicht immer noch Verlangen danach haben, aber es hat keine Priorität mehr. Du denkst: »Heute habe ich Lust auf ein Croissant«, sagst aber nicht: »Ich brauche ein Croissant, denn ich habe das Gefühl, dass ich sonst sterbe, und jeden, der mich auf dem Weg in die Küche aufhält, bringe ich um.«

Die richtige Reihenfolge beim Essen beachten

Wir verringern unsere Blutzuckerspitzen nicht, indem wir unsere Kohlenhydratzufuhr einschränken wie bei einer Diät. Wir müssen die Reihenfolge ändern, in der wir bestimmte Nahrungsmittel zu uns nehmen. *Beginne mit Ballaststoffen (Gemüse), anschließend folgen Eiweiß und Fette, dann Kohlenhydrate (Stärke) und zum Schluss Zucker.*

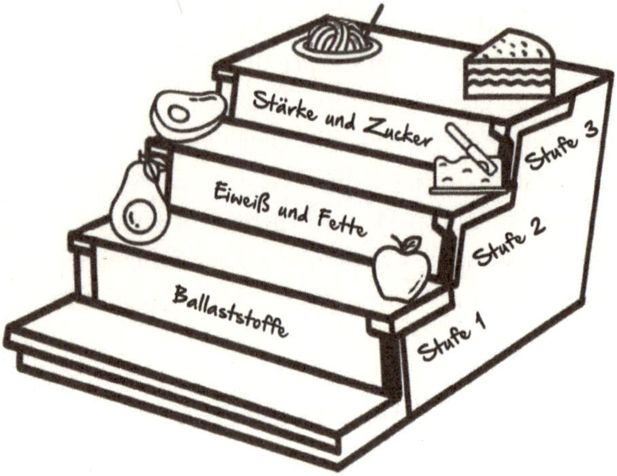
Stärke und Zucker
Eiweiß und Fette
Ballaststoffe
Stufe 3
Stufe 2
Stufe 1

Das ist alles. Du musst weder 30 Minuten Pause machen noch alle Speisen getrennt zu dir nehmen. Ich erkläre dir gleich, warum.

Ein typisches Frühstück könnte für mich so aussehen: Avocado, ein paar Stangen Spargel, einige Scheiben Räucherlachs oder Eier und eine Scheibe Toastbrot. Dieses Frühstück sieht bei mir also so aus:

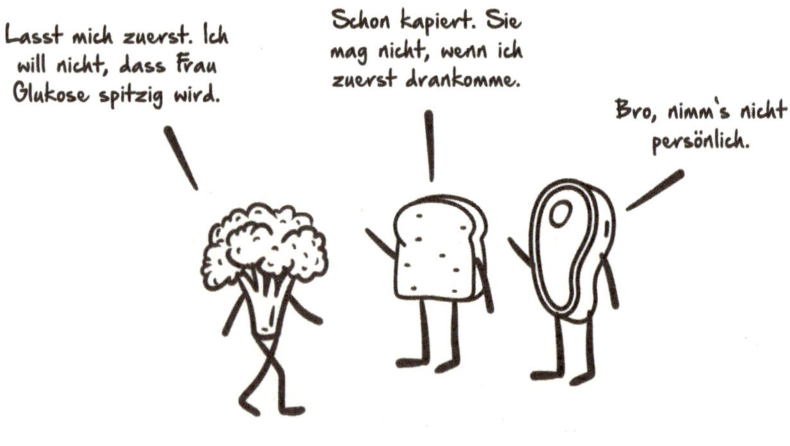
Lasst mich zuerst. Ich will nicht, dass Frau Glukose spitzig wird.
Schon kapiert. Sie mag nicht, wenn ich zuerst drankomme.
Bro, nimm's nicht persönlich.

Zuerst die Ballaststoffe: Ich würde mit Gemüse anfangen, zum Beispiel mit Avocado, Spargel oder anderem Blattgemüse.

Dann Eiweiß: Eier, Speck oder Lachs.

Zum Schluss die Stärke: Zuletzt würde ich den Toast essen, wenn ich Lust darauf hätte, oder auch Obst. Achte darauf, dass du die Kohlenhydrate – Stärke und Zucker (auch wenn sie viele Ballaststoffe enthalten wie etwa Äpfel) – immer zuletzt aufnimmst!

Du kannst dennoch dein Essen mischen. Meistens nehme ich zuerst etwas Gemüse zu mir, als eine Art Vorspeise. Dann folgen die Eier und der Lachs. Nachdem ich fast alles aufgegessen habe, knabbere ich an meinem Toast.

Gemüse zuerst

Als Kind wollte ich oft das Abendessen nicht aufessen, und meine Mutter sagte: »Iss zuerst etwas Gemüse und Fleisch, dann kannst du den Rest essen.« Mom wusste, dass ich nur den Rest essen wollte (Kartoffeln). Und heute wissen wir, dass meine Mutter (wie immer) recht hatte. Zuerst Ballaststoffe zu essen (in Form von Gemüse) ist der Gesundheit sehr zuträglich.

Gemüse enthält viele Ballaststoffe, die der Körper nicht aufnehmen oder zerlegen kann.

Wir können uns Ballaststoffe wie einen Schwamm vorstellen. Essen wir zuerst das Gemüse, verzögern sie die Blutzuckeraufnahme in unserem Verdauungstrakt, weil sie viel davon absorbieren.

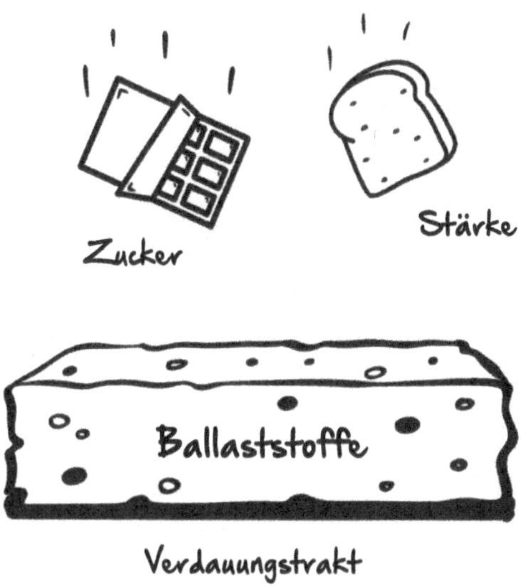

Ballaststoffe wirken wie eine Art Scheuerbürste, die Bakterien und andere Ablagerungen beseitigt und somit die Darmgesundheit verbessert und das Risiko einer bakteriellen Dünndarmfehlbesiedlung (DDFB) oder von Krebs verringert.

Beim Kochen knabbere ich gerne Karotten und Sellerie, um meinem Körper Ballaststoffe zuzuführen, bevor ich mich zum Essen hinsetze. Hier noch weitere Ideen für ballaststoffreiche Vorspeisen:

- Grob zerkleinertes rohes Gemüse: Gurken, Zucchini (und natürlich Möhren und Staudensellerie)
- Oliven
- Gegrillte oder gebratene Artischocken mit Zitronen-Olivenöl-Dip
- Kohlgemüse wie Blumenkohl, Brokkoli und Rosenkohl
- Kimchi oder sauer eingelegtes Gemüse

Fette und Eiweiß danach essen

Nach dem Gemüse essen wir als Nächstes Fette und Eiweiß. Eiweiß ist in Fleisch, Fisch, Eiern und Milchprodukten enthalten, wohingegen Fett etwa in Kokos- oder Olivenöl, Butter und Avocados vorkommt. Eiweiß und Fette haben einen niedrigen GI (sie enthalten wenig Zucker) und können deshalb verdaut werden, ohne eine hohe Insulinreaktion, also einen Insulinschub, auszulösen. So wie Ballaststoffe verlangsamen sie die Verdauung, sorgen für ein längeres Sättigungsgefühl und senken den Blutzuckerspiegel.

Kohlenhydrate und Zucker zum Schluss essen

Kohlenhydrate (Stärke und Zucker) sollten stets zuletzt aufgenommen werden. Wir sind wahrscheinlich schon fast satt, wenn wir uns über sie hermachen, fühlen uns also wohl, auch wenn wir uns keine großen Mengen an kohlenhydratreicher Nahrung einverleiben. Nimmt man Kohlenhydrate zum Schluss auf, wird der Blutzuckerspiegel um 75 Prozent gesenkt, was den Alterungsprozess und die Gewichtszunahme deutlich verlangsamt!

Dieser einfache Gemüse-Eiweiß-Kohlenhydrate-Trick kann für unseren Blutzuckerspiegel ein Gamechanger sein, der Heißhungerattacken in Schach hält und ein lang anhaltendes Sättigungsgefühl erzeugt. Und unsere Verdauung wird einen Freudentanz aufführen.

Das Beste ist: Du musst auf keine Speisen verzichten und keine Kalorien zählen. Sage Adieu zu den Tagen, an denen du auf deine Lieblingsleckereien verzichten musstest oder dich in Schuldgefühlen gesuhlt hast. Hier haben wir es mit stressfreiem Biohacking zu tun.

Schau dir diesen Biohack an. Du weißt vielleicht, dass gekochter Reis (oder andere stärkehaltige Lebensmittel) durch Abkühlen und späteres Wiederaufwärmen von einem »einfachen Kohlenhydrat« zu einem »komplexen Kohlenhydrat« werden. Das ist zwar nicht ganz richtig, aber das Abkühlen von Reis, Nudeln oder Kartoffeln erhöht deren resistente Stärke, und diese kann nicht so schnell verdaut und aufgespalten werden. Erinnere dich: Dies ist mit Blick auf das Biohacking eine gute Sache. Resistente Stärke hat im Körper eine ähnliche Wirkung wie pflanzliche Ballaststoffe, denn sie gelangt unverdaut vom Dünndarm in den Dickdarm, wo sie den Darmbakterien als Nahrung dient. Obwohl sich also die grundlegende Struktur der Reisstärke nicht verändert, verbessern das Abkühlen und anschließende Aufwärmen die Wirkung auf den Blutzuckerspiegel.

Grüne Kalorien vor den Mahlzeiten sind ein Muss

Kalorienzählen war gestern, und es ist wissenschaftlich erwiesen, dass Kalorie nicht gleich Kalorie ist. Der Kaloriengehalt eines Lebensmittels sagt uns nicht, woraus das Lebensmittel besteht und was es in unserem Körper bewirkt, ob es beispielsweise eine Blutzuckerspitze verursacht oder nicht. 100 Kalorien aus Brokkoli und 100 Kalorien aus Schokolade haben eine ganz andere Wirkung. Man kann eine größere Kalorienmenge zu sich nehmen und trotzdem mehr Gewicht verlieren als jemand anderes, vorausgesetzt, man achtet darauf, dass der Blutzuckerspiegel nicht in die Höhe schießt. Wer vor jeder Mahlzeit eine Extraportion Gemüse isst, fühlt sich länger satt, hat weniger Heißhunger und senkt seinen Blutzuckerspiegel.

Nehmen wir mal an, du isst mit deiner besten Freundin ein Nudelgericht, hast vorher aber einen Salat mit 200 Kalorien gegessen. Rein rechnerisch hast du mehr Kalorien zu dir genommen als sie, trotzdem wirst du deine Fitnessziele wahrscheinlich schneller erreichen, denn die zusätzlichen Ballaststoffe vor dem Essen verändern die Art und Weise, wie dein Körper die Nudeln verdaut und zersetzt.

Nachdem ich das geschrieben habe, möchte ich mich mit meiner Freundin zum Lunch treffen. Wir wollen Pizza essen, daher werde ich einen kleinen, bewährten Hack anwenden, der mir stets hilft, wenn ich mir Kohlenhydrate gönnen will.

Beim Verzehr von Kohlenhydraten, vor allem solchen aus einer Pizza, steigt der Blutzuckerspiegel normalerweise drastisch an. Deshalb esse ich, bevor ich das Haus verlasse (oder im Restaurant, wenn das möglich ist) einen Salat, um mir eine Grundlage mit Ballaststoffen zu schaffen. Ich füge in der Regel einige Karottenstifte oder Oliven hinzu, um den Ballaststoffanteil zu erhöhen. Den Salat richte ich meistens mit einem Dressing aus Apfelessig und Olivenöl an, oder ich trinke einen Schluck Wasser dazu, dann geht er leichter hinunter. Selbst wenn man sich vorher nur eine geringe Menge an Ballaststoffen zugeführt hat, kann man jede Form von Stärke zu sich nehmen, ohne dass der Blutzucker extrem in die Höhe schießt. Zu beachten ist nur, dass man nach der Ballaststoffaufnahme ein begrenztes Zeitfenster von maximal zwei Stunden hat, um sich über die Kohlenhydrate oder den Zucker herzumachen.

Apfelessig – der Zaubertrank

Und was passiert, wenn man keine Lust auf Gemüse hat und nachmittags um 16 Uhr unbedingt einen Schokoriegel essen will? Nun, dann ist ein Glas Wasser mit einem Esslöffel Apfelessig angesagt. Diesen Blutzucker-Hack wende ich jeden Tag an. Ein oder zwei Esslöffel Apfelessig (am besten aus biologischem Anbau und gefiltert) in ein großes Glas Wasser geben, umrühren und genießen.

Apfelessig senkt die Blutzuckerspitzen um bis zu 30 Prozent. Er fördert das Sättigungsgefühl, drosselt den Appetit, unterstützt den Fettabbau und hilft uns daher beim Abnehmen.

Außerdem enthält Apfelessig die verdauungsfördernde Essigsäure. Es mag unlogisch klingen, aber wenn man unter saurem Reflux, Verdauungsstörungen, Sodbrennen oder einem anderen Verdauungsproblem leidet, ist der pH-Wert des Körpers oft zu basisch. Trinke einmal Apfelessig vor deiner Mahlzeit und schau, wie du dich fühlst. Je saurer der Verdauungstrakt ist, desto besser werden Mineralien, Nährstoffe und (besonders wichtig für Frauen) Kalzium absorbiert.

Apfelessig unterstützt zudem die Speicherung von Kalium, einem Mineralstoff in unserem Körper. Des Weiteren hat Apfelessig antibakterielle Eigenschaften und verhindert das Wachstum von schädlichen Bakterien wie Kolibakterien.

Apfelessig ist wie Beyoncé, Taylor Swift, Selena Gomez und Eleanor Roosevelt in einer Person. Er kann fast alles, was sich eine moderne Frau für ihren Körper wünscht (und er hilft gegen Akne und verleiht dem Haar Glanz!), aber das ist nichts Neues, seine wohltuende Wirkung ist schon seit Jahrzehnten bekannt.

Es hat den Anschein, als sei Apfelessig ein wunderbares Allheilmittel. Soll man ihn dann zu jeder Mahlzeit trinken? Würdest du Eleanor Roosevelt wirklich bei jeder Mahlzeit gegenübersitzen wollen? Sie war eine bewundernswerte Frau, aber irgendwann willst du womöglich über etwas anderes reden als über den Kampf für Menschenrechte in den 1930er- und 1940er-Jahren. Ist das ein zentrales Thema? Auf jeden Fall. Aber verabreicht in strategisch durchdachten Dosen ist es wahrscheinlich am effektivsten.

Nicht vergessen: Zu viel des Guten ist nicht gesund. Apfelessig ist sehr säurehaltig und kann, wenn unverdünnt oder in großen Mengen verzehrt, im Lauf der Zeit den Zahnschmelz angreifen. (Das lässt sich verhindern, indem man Apfelessig mit Wasser verdünnt und durch einen Strohhalm trinkt, den Mund anschließend mit Wasser ausspült oder den Essig in Kapselform einnimmt.) Trinkt man zu viel Apfelessig, kann die Speiseröhre gereizt oder geschädigt werden, oder es treten Probleme wie Magenverstimmungen, Blähungen oder Durchfall auf, besonders wenn man große Mengen davon trinkt.

Einige meiner Kursteilnehmerinnen vertragen keinen Apfelessig, da er einen Würgereiz bei ihnen auslöst. Selbst ich bekomme ihn nur schwer herunter, wenn er nicht aus biologischem Anbau stammt und eine »Essigmutter« enthält (eine Mischung aus Hefe und den guten Bakterien aus dem Gärungsprozess). Wenn du ihn nicht herunterbekommst, lass es bleiben. Dein Körper ist nicht dumm, und wenn er sagt: »Ich will nicht«, dann zwinge ihn nicht. Er weiß am besten, was ihm bekommt.

Die richtige Reihenfolge während des Tages

Das Frühstück beinhaltet vielerorts die am stärksten kulturell geprägten Speisen. Auf Bali essen die Einheimischen Reis zum Frühstück. Meine Eltern in Polen beginnen ihren Tag mit einem Schinken-Käse-Brot. In Los Angeles scheinen alle einen Smoothie zum Frühstück zu trinken! Und während ich an diesem Kapitel schreibe, sitze ich in einem Pariser Café und bin von der Bedienung gerade gefragt worden: »Möchten Sie ein französisches Croissant oder ein amerikanisches Frühstück mit Eiern und Würstchen?«

Ich weiß, wie schwierig es ist, eine neue Frühstücksroutine zu entwickeln. Essgewohnheiten zu ändern ist ohnehin nicht einfach, aber beim Frühstück ist es aus irgendeinem Grund besonders schwierig. Vielleicht verabscheust du Eier oder stehst auf Smoothies, in diesem Fall wird dir nicht schmecken, was ich dir jetzt sage: Dein Frühstück sollte herzhaft (und nicht süß) sein.

Ich habe dir versprochen, dass du nicht auf deine Lieblingsspeisen verzichten musst, und ich habe nicht gelogen. Haferflocken, Backwaren, Pfannkuchen und Donuts darfst du immer noch essen – nur nicht zum Frühstück, das ist ein No-Go. Vielleicht als Nachtisch später am Tag? Nur zu.

Beginne den Tag stets mit einem herzhaften Frühstück

Darf ich vorstellen: zwei Schwestern, nennen wir sie Annabelle und Kate. Beide Schwestern essen den ganzen Tag über genau das Gleiche: Joghurt mit Müsli, Avocado-Toast, Eier, Steak, Gemüse und etwas Brot. Einziger Unterschied: Sie nehmen die Speisen in einer anderen Reihenfolge zu sich.

Kate beginnt ihren Tag mit einem Haferdrink-Kaffee, gefolgt von einem Joghurt mit Müsli und Obst. Zum Mittagessen isst sie einen Avocado-Toast mit Eiern und Salat, zum Abendessen ein Steak mit Gemüse. Auf ein süßes Frühstück folgen bei ihr also ein leichtes Mittagessen und ein proteinreiches Abendessen.

Annabelle indes beginnt ihren Tag mit Eiern, Avocados und einem Salat (nachdem sie ihrem Zyklus entsprechend gefastet hat, was du auch noch lernen wirst). Danach trinkt sie einen Haferdrink-Kaffee. Zum Mittagessen isst sie ein Steak mit Gemüse, zum Nachtisch Joghurt mit Müsli und Obst. Zum Abendessen geht Annabelle mit ihren Freundinnen aus und bestellt ein Nudelgericht mit Huhn. Genau genommen hat Annabelle an diesem Tag sogar eine Mahlzeit mehr zu sich genommen.

Wer von ihnen hat mehr Energie und nimmt schneller ab? Nun, das ist der Clou: Obwohl Annabelle mehr Kalorien zu sich genommen hat als Kate, nimmt sie schneller ab, hat den ganzen Tag über mehr Energie und fühlt sich rundum besser als Kate.

Warum? Hauptsächlich, weil sie ihr Essen in der richtigen Reihenfolge zu sich genommen hat und insbesondere morgens mit einem sehr eiweißhaltigen Frühstück begonnen hat.

Das Frühstück ist der Zeitpunkt, an dem wir unser Fasten brechen (deshalb heißt es auf Englisch auch *breakfast*). Beim Fastenbrechen steigt der Blutzuckerspiegel natürlich an. Wir müssen sicherstellen, dass der Anstieg gleichmäßig und kontrolliert erfolgt und es nicht zu einer Blutzuckerspitze (mit anschließendem Absturz) kommt.

Wenn wir lange nichts gegessen haben (nachts), kauert unser Körper in den Startlöchern und wartet darauf, dass wir mit dem Essen loslegen. Er reagiert in dieser Situation empfindlicher auf Insulin. Geht es uns nicht allen so, dass wir den Morgen lieber mit sanften Mantraklängen im Hintergrund als mit harter Rockmusik oder einer Schreitherapie beginnen? So ähnlich ist das mit unserem Verdauungstrakt und dem Zucker.

Wenn wir unseren Tag mit einfachen, verarbeiteten Kohlenhydraten (z. B. Haferdrink) beginnen, schießt unser Blutzuckerspiegel wie der Burj Khalifa in Dubai in die Höhe. Ich erwähnte bereits, dass man jede Mahlzeit mit Ballaststoffen beginnen sollte, und das gilt vor allem für das Frühstück. Ballaststoffe sind wie ein Schwamm oder ein Netz, das den Blutzucker abfängt und ihn daran hindert, in den Darm zu gelangen.

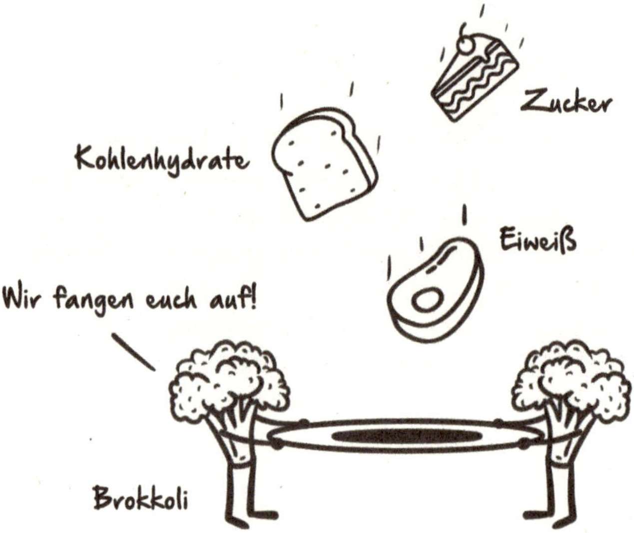

Daher sind Eiweiß und Fett plus jede Menge Ballaststoffe zum Frühstück eine fantastische Methode, um das Fasten zu brechen. Sie unterstützt die Blutzuckerkontrolle, verbessert die Darmgesundheit, ermöglicht einen rascheren Wechsel zur Fettverbrennung und fördert das hormonelle Gleichgewicht. Ein Sieg auf mehreren Ebenen! Aber Achtung: Nimm eine Vielzahl von pflanzlichen Ballaststoffen zu dir, die unterschiedliche nützliche Bakterien in deinem Darm füttern.

Mit einem süßen Frühstück sorgst du für Blutzuckerspitzen, die eine höhere Insulinproduktion auslösen und es deinem Körper erschweren, die Fettverbrennung anzuheizen.

Mit einem herzhaften Frühstück (z. B. Eier, Eiweiß, Nüsse, Avocados oder andere gute Fette), das wenig Zucker enthält, vermeidet man solche Blutzuckerspitzen! Steigt der Blutzuckerspiegel beim Frühstück stark an, wird der ganze Tag zu einer Blutzucker-Achterbahnfahrt und du gierst alle paar Stunden nach Zucker, um das Hoch aufrechtzuerhalten und den unvermeidlichen Absturz noch etwas hinauszuzögern. Ein konstanter Blutzuckerspiegel dagegen beugt Heißhungerattacken vor, man gewinnt mehr Energie, der Hormonhaushalt reguliert sich und die Gesundheit wird langfristig verbessert, was Krankheiten wie Diabetes vorbeugt.

Womöglich ist ein Milchkaffee oder ein Eiskaffee das Einzige, was dich mit deinem morgendlichen Weg zur Arbeit versöhnt. Ich verstehe dich und würde bestimmt nicht von dir verlangen, dass du diese Gewohnheit aufgibst, wenn ich nicht wüsste, dass ein solches Getränk auf leeren Magen eine massive Blutzuckerspitze und einen darauffolgenden Absturz garantiert. Wenn du auf den Kaffee nicht verzichten kannst, probiere mal einen gesunden Zuckerersatz wie Erythrit aus, der den Blutzuckerspiegel nicht erhöht.

Wie wäre es mit einem Kompromiss? Du bist einverstanden, einige der besprochenen Hacks auszuprobieren, und ich sage nicht: »Habe ich doch gesagt«, wenn du den restlichen Tag über viel mehr Energie hast.

PS: Du kannst dich morgens immer noch nicht von deinem Haferdrink-Kaffee trennen? Dann füge geschmacksneutrale Kollagenpeptide (Protein) und einen Tropfen MCT-Öl (gutes Fett) hinzu, das verringert den Blutzuckeranstieg.

Was man niemals zum Frühstück essen sollte

Überall werden wir mit süßen Frühstücksprodukten bombardiert, die uns dazu verleiten, während des Tages immer mehr Süßkram zu naschen. Im Folgenden liste ich einige Frühstücksprodukte auf, die es eigentlich nicht geben sollte.

- **Zuckerhaltige Cerealien und Müsli:** Viele Frühstücksprodukte enthalten viel Zucker, aber kaum Ballaststoffe und Proteine.
- **Backwaren:** Donuts, Croissants und Muffins enthalten oft viel Zucker, verarbeitetes Mehl und ungesunde Fette wie Transfette, die besonders schädlich für das Herz sind.
- **Abgepackte Frühstückssandwiches oder Burritos:** Diese enthalten viel Natrium, viele ungesunde Fette und oft auch verarbeitetes Fleisch.
- **Alle möglichen Zucker-Mehl-Kombinationen:** Kekse, Frühstückssandwiches, Pfannkuchen, French Toast, Crêpes, Waffeln – was auch immer. Solche Produkte sind unbedingt zu vermeiden, vor allem wenn sie mit verarbeitetem Zucker umhüllt sind.

- **Zuckerhaltige Getränke:** Abgepackte Getränke und aromatisierte Kaffeegetränke enthalten oft viel Zucker. Sorry, Salted Caramel Latte – du schmeckst köstlich, aber du musst nicht das Erste sein, das mir morgens in den Mund kommt.
- **Fettfreie, aromatisierte Joghurts:** Diese stecken entweder voller Zucker oder enthalten künstliche Süßstoffe und Emulgatoren, um den für fettfreie Lebensmittel typischen Mangel an Geschmack auszugleichen.
- **Smoothies und Fruchtsäfte:** Smoothies haben zwar einen recht hohen Nährwert, aber Fruchtmischungen, die mit Milch angereichert und womöglich mit Zucker oder Honig gesüßt werden, lassen den Blutzucker massiv ansteigen. Ich stehe auf Smoothies, aber nur als Nachspeise.

Eine bessere Alternative zu solchen Frühstücks-Bomben ist ein herzhaftes Frühstück mit viel Eiweiß, ergänzt mit etwas Gemüse als Ballaststofflieferant. Hier ein paar Beispiele:

- Eine aufgeschnittene Avocado, belegt mit knusprig gebratenen Speckwürfeln aus Weidehaltung und einer Prise Meersalz
- Weich gekochte Eier mit Wildlachs
- Eiweißomelett mit Pilzen
- Hausgemachte Eiermuffins
- Zucchininudeln mit Pesto und weich gekochten Eiern
- Eine köstliche Smoothiebowl, zum Beispiel meine geliebte Avocado-Schoko-Bowl

Ein Dessert ist ein Nachtisch

Eine weitere Blutzuckerregel ist, dass ein Dessert Nachtisch bleiben und nicht als Snack vor dem Schlafengehen gegessen werden soll. Früher hätte ich nach dem Abendessen oder Mittagessen einige Stunden gewartet und erst dann meinen geliebten Limetten- oder Apfelkuchen als separate Mahlzeit gegessen. Für meinen Blutzucker war das absolut schrecklich. Heute weiß ich, dass man die süße Leckerei besser direkt am Ende einer Mahlzeit isst, statt zwei oder drei Stunden zu warten, bevor man etwas Süßes zu sich nimmt. Rate mal, was passiert, wenn du deine Nascherei pur isst? Genau. Du kannst es inzwischen sogar nachsprechen: Es wird einen Blutzuckerschub auslösen, und Blutzuckerspitzen führen zu noch mehr Heißhunger!

Und noch etwas: Dieser Zeitpunkt am Ende einer Mahlzeit ist auch ideal, um Obst zu essen, wenn man möchte. Auch wenn Obst einige nützliche Nährstoffe enthält, erhöht die darin enthaltene Fruktose den Blutzuckerspiegel. Ganze, unverarbeitete Früchte enthalten Ballaststoffe, durch die der Blutzucker langsamer verarbeitet wird als bei Fruchtsäften. Gleichwohl sollten sie als Dessert betrachtet und zum Ende der Mahlzeit genossen werden.

Interessanterweise lagert der Körper die beim Umbau der Fruktose in der Leber entstehenden Triglyzeride in den Fettzellen ab, was den Mythos entkräftet, dass es die Nahrungsfette sind, die dick machen. Nicht der Verzehr von Fett macht dick, sondern die Unfähigkeit des Körpers, Fruktose an einem anderen Ort als in den Fettzellen (und zu einem Teil auch in der Leber, was zu Fettleber führen kann) einzulagern. Fruktose ist in vielen verarbeiteten Lebensmitteln enthalten, zum Beispiel in Fruchtsäften, Soßen, Limonaden, Maissirup (enthält sehr viel Fruktose), Salatdressings und Trockenfrüchten.

Wenn wir Sport treiben, greift unser Körper zuerst auf die Energiereserven in der Leber und den Muskeln zu. Erst wenn diese aufgebraucht sind, bedient er sich an den Fettzellen. Das funktioniert allerdings nur dann, wenn der Insulinspiegel nicht zu hoch ist, denn sonst sind die Zellen blockiert und können das Fett nicht freigeben. Um abzunehmen, müssen wir unseren Blutzuckerspiegel niedrig und stabil halten, nur dann können sich die Fettzellen öffnen und wir können Fett verbrennen. Ansonsten hilft das ganze Training nichts, wir werden nicht abnehmen. Klar, das ist nicht das, was du hören wolltest, aber gib nicht mir die Schuld. Ich bin auf deiner Seite, okay?

Zucker braucht Helfer an seiner Seite

Zucker ist ein Troublemaker, der sich im Darm nicht zu benehmen weiß, also schicke ihn nie unbeaufsichtigt los. Was ich damit meine? Wenn ich meinen Apfelkuchen ohne irgendetwas dazu esse, schießt mein Blutzuckerspiegel wie verrückt in die Höhe; das Gleiche gilt für Toast. Gönne ich mir jedoch mein Toastbrot mit Avocado (gesundes Fett) oder Butter (einfach, aber köstlich), steigt der Blutzuckerspiegel nicht so stark an, weil der Zucker nicht allein in meinem Darm unterwegs ist. Das bedeutet, der Zucker wird besser verarbeitet, wenn man zu den Haferflocken ein paar Nüsse, zum Kuchen etwas griechischen Joghurt oder zum Brot etwas Butter gibt. (Habe ich dich gerade ermutigt, mehr Butter auf dein Brot zu schmieren? Gern geschehen.)

Take-Home-Messages

- Ständige Schwankungen des Blutzuckerspiegels können die Hormone beeinflussen und zu Problemen wie PCOS und Insulinresistenz führen.
- Blutzuckerspitzen erkennt man an Symptomen wie Müdigkeit, Heißhunger auf Süßes und hormonellen Störungen.
- Blutzuckerspitzen belasten die Zellen und beschleunigen den Alterungsprozess durch Glykation.
- Der glykämische Index gibt an, wie schnell kohlenhydrathaltige Lebensmittel den Blutzuckerspiegel erhöhen.
- Fruktose wird hauptsächlich in den Fettzellen gespeichert, deshalb ist die Kontrolle des Blutzuckerspiegels ein wesentlicher Faktor für die Gewichtsabnahme.
- Die richtige Reihenfolge beim Essen einhalten: erst Ballaststoffe (Gemüse), dann Eiweiß und Fette und zum Schluss Kohlenhydrate und Zucker.
- Vor sämtlichen Mahlzeiten grüne Kalorien zu sich nehmen: Isst man vor den Mahlzeiten Gemüse, wird der Heißhunger reduziert und der Blutzuckerspiegel gesenkt.
- Apfelessig senkt Blutzuckerspitzen um bis zu 30 Prozent, fördert die Verdauung, sollte aber in Maßen konsumiert werden.
- Die richtige Reihenfolge während des Tages: mit einem herzhaften, eiweißreichen Frühstück starten, um den Blutzuckerspiegel zu kontrollieren und das hormonelle Gleichgewicht zu gewährleisten. Das Dessert bleibt ein echter Nachtisch: Süßes ist Teil einer Mahlzeit und kein Solo-Snack.
- Zucker braucht Helfer an seiner Seite: Wenn man Zucker mit gesunden Fetten oder Eiweiß verbindet, kann der Körper den Zucker besser verarbeiten.

KAPITEL 3

FASTEN WIE EINE KÖNIGIN

Tipps und Tricks zum Fasten

Ich sollte das wohl nicht sagen, aber du kannst dir weiterhin herkömmliche Ernährung erlauben und trotzdem deine Gesundheit allein durch Fasten massiv verbessern! *(Doch, das kannst du mir glauben.)*

Nimmt man die gleiche Kalorienmenge in einem kürzeren Zeitraum zu sich, speckt man problemlos überflüssige Pfunde ab. Fasten erhöht deine Stoffwechselrate um 3,6 bis 14 Prozent, das heißt, wir verbrennen über den Tag mehr Kalorien, ohne dass unser Körper in Stress gerät. Fast so, als verpasste man dem Kalorienverbrenner im Körper ein kleines Tuning.

In meiner veganen Phase hatte ich mein erstes Frühstück um sechs Uhr morgens nach dem Aufwachen (Toast mit Mandelbutter und einer Banane), dann einen weiteren Toast und einen Smoothie um acht Uhr nach dem Workout und um elf Uhr dann Haferflocken. Ich habe vor dem Mittag also dreimal gefrühstückt. Das sind so viele Frühstücke wie bei den Hobbits. Das klingt vielleicht toll, aber diese Dreifach-Frühstück-Methode macht dich regelrecht fresssüchtig und du wirst schwach und miesepetrig! Wie wäre es, wenn wir etwas Besseres versuchten?

Mikrofasten: nicht naschen!

Fangen wir klein an. Fasten bedeutet wörtlich »verzichten«. Du kannst auf Essen, soziale Medien, negative Gedanken und sogar auf deinen toxischen Ex verzichten. In einer Gesellschaft, in der wir ständig konsumieren (soziale Medien, noch einen Kaffee, Netflix), ist die Erfahrung des Verzichts eine schöne Übung für Geist und Seele.

So wie eine Jeans passt das Fasten nicht jeder Frau. Wer schon einmal unter Essstörungen gelitten hat, schwanger ist oder gerade eine besonders stressige Zeit durchmacht, sollte es vielleicht bleiben lassen. Beim Biohacking geht es darum, die Gesundheit in den Vordergrund zu stellen, und genau das ist jetzt angesagt.

Aber als deine Biohacking-Bestie fände ich es toll, wenn du das »Mikrofasten« wenigstens einmal ausprobieren würdest. Das ist für jede Frau geeignet. Beim Mikrofasten gönnt man dem Körper mindestens drei Stunden Ruhe, bevor man erneut etwas zu sich nimmt (abgesehen von ungesüßtem Tee und Wasser).

Aggie, ich habe zwischen meinen Morgenmeetings kaum Zeit zum Pinkeln, geschweige denn dazu, eine Mahlzeit zuzubereiten. Siehst du, es ist ganz einfach. Gut möglich, dass du bereits ein oder zwei Mikrofastenphasen in deinen Tag integriert hast. Weiter so!

Viele Fitnessmethoden empfehlen bis zu sieben Snacks pro Tag – eine kleine Handvoll mit gesunder Nahrung, wann immer du etwas Zeit hast, damit dein Körper nie hungrig wird. Ein leichtes Hungergefühl ist aber sogar gut. Im Verlauf dieses Kapitels mache ich dich mit Leptin und Ghrelin bekannt, den beiden Hormonen, die dafür sorgen, dass wir uns »hungrig« und »satt« fühlen. Im Moment aber würde ich mich freuen, wenn du dir das Naschen abtrainieren könntest, falls das zu deinen Gewohnheiten gehört.

Hier eine interessante Info. Das Naschen zwischendurch ist eine Erfindung der Lebensmittelkonzerne der 1980er-Jahre, die ihre Märkte durch eine Veränderung des Essverhaltens vergrößern wollten und den Menschen einredeten, dass man Schokoriegel, Chips, Smoothies und Milchkaffees immer griffbereit haben müsse, um durchs Leben zu kommen.

Und wir konsumieren ständig weiter. Vom Morgenkaffee bis zum Instagram-Reel bombardieren wir unseren Körper mit Informationen, Lebensmitteln und Getränken. Leider führt der ständige Verzehr von Snacks nicht nur dazu, dass wir mehr Kalorien zu uns nehmen, sondern auch, dass unser Darm nie eine Ruhepause bekommt. Jede volle Mahlzeit benötigt um die zwei Stunden, um unseren Magen zu passieren, und wenn wir in dieser Zeit wieder Kalorien zu uns nehmen (auch Flüssigkeit), wird dieser Prozess gestört.

Stell dir einen Güterwaggon vor, der die Nahrung von deinem Magen in den unteren Teil des Darms transportiert. Dies dauert circa 90 bis 120 Minuten. Jedes Mal, wenn du in dieser Zeitspanne isst, muss der Waggon wieder den Darm hochfahren, was den Körper überfordern und ein Auslöser für Blähungen sein kann.

Mindestens zwei Phasen mit Mikrofasten pro Tag über jeweils drei Stunden können das Essverhalten und die Art und Weise, wie unser Körper darauf reagiert, drastisch verändern.

Das »F-A-S-T«-Gerüst

Meine Freundin Jessica stürzte sich wild entschlossen ins Fasten, war aber frustriert über den mangelnden Fortschritt. Wie die meisten Menschen in Los Angeles trank sie morgens einen Haferdrink-Kaffee. »Dann esse ich bis 14 Uhr nichts mehr«, sagte sie. »Aber ich sehe keine Ergebnisse. Fasten bringt doch nichts.«

Wie konnte ich Jessica klarmachen, dass sie ihr Fasten bereits mit ihrem Haferdrink-Kaffee gebrochen hatte und dass es besser gewesen wäre, ein großes, herzhaftes Frühstück zu essen? Wir alle kennen die Redensart, man solle »morgens wie ein Kaiser, mittags wie ein König und abends wie ein Bettler« essen. Es kommt auf das Frühstück an.

Heute, vier Monate später, hat Jessica 10 Kilogramm abgenommen und mir vor Kurzem eine Nachricht geschickt: »Ich hätte nie gedacht, dass ich das hartnäckige Fett loswerden würde. Ich dachte immer, ich müsste mich damit abfinden, etwas dicker zu sein. Ich habe mit den besten Personal Trainern gearbeitet, aber das brachte mich lange nicht so weit wie das richtige Fasten. Ich hatte schon immer von einem großen Frühstück mit Eiern und

Speck geträumt, kritisierte mich aber dafür, weil ich andere Frauen sah, die Smoothies tranken und toll aussahen. Aber nach Smoothies habe ich mich stets aufgebläht gefühlt. Durch das Fasten bin ich wie neugeboren.«

Wir Biohackerinnen lieben das Fasten, denn es reguliert den Hormonhaushalt, verbessert die Insulinsensitivität, erhöht die Ausschüttung des Wachstumshormons (das uns jung aussehen lässt wie Jennifer Lopez), beseitigt Giftstoffe durch Autophagie und hemmt Entzündungen.

Hier kommt mein F-A-S-T-Code für die Biohacking-Queen:

F: Feiern

Es klingt vielleicht unlogisch, aber Fasten ohne Schlemmen ist Hungern. Das gilt besonders für uns Frauen, denn wir vergessen oft, dass zu viel des Guten nicht immer besser ist! Die meisten Frauen richten sich nach Fastenprogrammen, die für Männer entwickelt wurden. Möglicherweise bleibt ihre Periode aus, sie bemerken, dass ihr Haar dünner wird, und bezeichnen (verständlicherweise) das Fasten als Betrug. Das stimmt zwar nicht, aber man muss wissen, wie man als Frau fasten soll, und für Frauen ist weniger oft mehr, wenn es um das Fasten geht. In Kapitel 6 werden wir lernen, dem eigenen Zyklus entsprechend zu fasten.

A: Anpassen und abstimmen

Fasten ist zwar etwas Positives, aber auch ein Stressfaktor für den Körper. Wenn wir zu wenig Schlaf bekommen, beruflich sehr eingespannt sind oder uns mit leerem Magen ins Fitnessstudio schleppen, fühlen wir uns nicht wohl. Das hat zur Folge, dass der Spiegel unseres Stresshormons Cortisol ansteigt, was wiederum dazu führt, dass wir Gewicht zulegen und uns angespannt sowie überlastet fühlen. Wir müssen sicherstellen, dass das Fasten an die täglichen Lebensumstände angepasst ist. Und manchmal ist die beste Methode zu fasten, gar nicht zu fasten.

S: Slow

Als ich den Kilimandscharo, den höchsten Berg Afrikas, bestieg, sagte mein Bergführer ständig *polepole*. Das ist Suaheli und bedeutet »langsam«. Ich habe schon oft erlebt, dass meine Kursteilnehmerinnen, kaum hatten sie etwas über die Vorteile des Fastens gelernt, es am nächsten Tag gleich 17 bis 20 Stunden lang durchziehen wollten – obwohl sie vorher noch nie gefastet hatten. *Bitte nicht.* Ich meine es ernst. Wenn das Fasten noch Neuland für dich ist, versuche zunächst, dein Frühstück morgens um 20 Minuten nach hinten zu verschieben. Das ist alles. Mach das jeden zweiten Tag und höre sieben Tage vor deiner Periode auf (oder wenn du einen unregelmäßigen Zyklus hast, so nah an diesem Zeitpunkt wie möglich). Dann verlegst du das Abendessen nach vorn. Nicht um fünf Stunden, nur 20 Minuten früher. Du wirst in kürzester Zeit viel länger fasten können, ohne unnötig leiden zu müssen. Wenn du von Anfang an zu extremen Mitteln greifst (und dich dabei schlecht fühlst), wirst du von dem Projekt sehr schnell die Nase voll haben. *Polepole,* Mama.

T: Timing

Auf das richtige Timing kommt es an. Als Frau kann man nicht zu jeder Zeit auf Essen verzichten. Das Fasten sollte in Übereinstimmung mit unserem Zyklus geschehen, damit unser Hormonhaushalt nicht durcheinanderkommt. Außerdem ist ein früheres Abendessen besser als ein extrem spätes Frühstück. Eine gute Faustregel ist für mich, dass ich nach Sonnenuntergang oder mindestens drei Stunden vor dem Schlafengehen nichts mehr esse. Der Verdauungsprozess beeinträchtigt die Schlafqualität, und Schlaf ist unsere Superwaffe für das Anti-Aging.

Magst du Möhrchen?

Wie weiß man, ob man hungrig ist? Die Frage mag albern klingen, aber die meisten von uns halten Heißhunger oder Flüssigkeitsmangel für Hunger und rennen zum Kühlschrank, als müssten sie gleich sterben. Wenn du das nächste Mal etwas essen willst, versuche es mit dem Möhrentest! Gäbe dir jemand eine schöne Möhre, würdest du sie essen? Lautet die Antwort Ja, hast du Hunger. Sagt dir die Karotte nicht zu und möchtest du stattdessen lieber eine Kugel Eis haben, dann ist es Heißhunger.

Beim Heißhunger meint man, keine Kontrolle über das Essen zu haben. Heißhunger ist in der Regel eine Kopfsache und wird von Gedanken, Gefühlen oder Stimmungen angetrieben. Man geht zum Bäcker und muss unbedingt etwas Süßes essen. Meistens hat man Verlangen nach einem bestimmten Lebensmittel oder nach etwas Süßem oder Salzigem, Schokolade oder Chips. Viele Frauen setzen zucker- oder stärkehaltige Lebensmittel mit Trostnahrung gleich, wenn sie unruhig, gestresst oder gelangweilt sind. Heißhunger kann auch auf eine Pilzinfektion im Darm, einen Blutzuckerabfall oder eine unausgewogene Ernährung hinweisen.

Wenn wir wirklich hungrig sind, setzt unser Körper das Hungerhormon Ghrelin frei. Es ist das »Ich will essen«-Hormon, dann knurrt unser Magen und wir fühlen uns schwindelig oder schlapp. Wenn unser Körper Ghrelin ausschüttet, setzt er eine Kettenreaktion in Gang, die es uns ermöglicht, die Fettzellen anzugreifen und Fett freizusetzen, das dort zur Energiegewinnung gespeichert ist. Wenn wir Hunger gar nicht erst aufkommen lassen, erlauben wir unserem Körper nicht, die Fettspeicher anzuzapfen. (Ich erkläre das gleich noch im Einzelnen.)

Viele Biohackerinnen und Experten empfehlen, nach den ersten Anzeichen von Hunger 20 Minuten lang zu trainieren, um die Fettverbrennung anzukurbeln. Dem kann ich nur zustimmen. Ein gewisses Maß an Hunger ist gut für unseren Körper, aber es darf nicht bis zum Äußersten gehen.

Hier also ist der Biohack: Wenn du Hunger verspürst, geh wenn möglich 20 Minuten lang zügig spazieren, das maximiert die Fettverbrennung deines Körpers. Verspürst du das nächste Mal eine Heißhungerattacke, trinke Wasser oder iss gesundes Fett! Ich habe festgestellt, dass ich, wenn ich mich nach Zucker sehne, mehr gutes Fett wie Butter, Olivenöl oder sogar Kakao brauche. Versuche es mal mit Avocado und beobachte, ob sich dein Körper beruhigt und du weniger Heißhunger hast.

Fasten soll sich nicht wie Sterben anfühlen

Ich war in der Küche beim Abwaschen und hörte einen Podcast von Dave Asprey. Er sagte doch tatsächlich: »Fasten sollte sich nicht anfühlen, als ob man stirbt.« »Quatsch«, sagte ich laut und nicht gerade zimperlich. In meinem Kopf begann ich sofort, ihn zu beschimpfen: *Ich habe gerade 24 Stunden Fasten hinter mir, und nach fünf Stunden hatte ich sehr starke Bauchschmerzen, war total benebelt und bin einen ganzen Tag im Bett geblieben und fühlte mich hundsmiserabel. Ich kann nicht glauben, dass Menschen jeden Tag so fasten. Was für ein schreckliches, erbärmliches Leben wäre das.*

Dave fuhr fort: »Wenn Sie nicht länger als drei bis vier Stunden ohne Essen auskommen, heißt das, dass Sie keine metabolische Flexibilität aufweisen, und das ist ein wunderbares Feedback, denn Ihr Körper meldet Ihnen auf diese Weise zurück, dass Sie sich nicht richtig ernähren.«

Moment – das klingt vernünftig. Ich nehme das zurück, Dave. Außerdem habe ich was nicht? Metabolische Flexibilität? Was soll das sein? Soll ich etwa meinen Stoffwechsel davor bewahren, sich die Hüfte zu verrenken? Das klingt irre, aber erzähle mir mehr.

Die metabolische Flexibilität hat damit zu tun, wie unser Körper Energie verbrennt.

Zwei Stoffwechselarten sind besser als eine

Wusstest du, dass wir nicht nur einen, sondern zwei Arten des Stoffwechsels haben? Dass wir zwischen beiden hin- und herwechseln können, was uns mit ziemlicher Sicherheit beim Abnehmen hilft? Wir werden jetzt etwas wissenschaftlich, denn es gibt ein paar Begriffe, mit denen du dich als Biohackerin anfreunden solltest.

Stell dir mal vor, wir würden im Hinterhof unseres Hauses abhängen und das Haus wäre unser Körper. Wenn ich davon spreche, dass wir Kalorien »verbrennen«, dann meine ich das auch: Gerade so, als hätten wir dort im Hinterhof einen Ofen oder eine Feuerstelle. Was werfen wir in das Feuer? Zum Anzünden etwas Papier, außerdem Holzscheite und Zweige.

Wenn ich von zwei verschiedenen Arten des Stoffwechsels spreche, meine ich, dass wir mit zwei unterschiedlichen Brennstoffen arbeiten, und zwar mit Kohlenhydraten und Fetten. Kohlenhydrate sind wie schnell brennende Zweige, während Fette eher langsam brennenden Holzscheiten ähneln. Sehr kohlenhydratreiche Nahrung dient dem Körper als primäre Brennstoffquelle, gerade so, als würfen wir ein Bündel Zweige ins Feuer. Sie verbrennen schnell und geben uns einen Energieschub, der leider nicht lange anhält. Wir müssen stets neue Zweige nachlegen, damit das Feuer nicht ausgeht. So leben auch die meisten Menschen: Sie verwenden Zweige für die Energiegewinnung. Zweige sind praktisch, und der Körper liebt sie.

Ketose

Fastet man jedoch länger als 17 Stunden, gehen dem Körper die Zweige aus. Das Gleiche gilt, wenn wir unsere Kohlenhydratzufuhr deutlich reduzieren wie bei einer Low-Carb- oder Keto-Diät.

An diesem Punkt beginnt der Körper, eine alternative Brennstoffquelle zu suchen, und sagt: »Da sind diese schönen großen Holzscheite, die ich als Energiequelle nutzen könnte, doch sie sind in Fettzellen eingelagert, und es ist eine Tortur, an sie heranzukommen.« Also besorgt er sich erst etwas Süßes, bevor er sich den Fettzellen zuwendet (etwa 16 Stunden nach der letzten Mahlzeit). In dem Moment jedoch, in dem unser Körper anfängt, Holzscheite (Ketone) anstelle von Zweigen zu verwenden, befinden wir uns in der Ketose.

Fettadaption

Ketose ist der Prozess, der unseren Körper dazu bringt, Ketone zu produzieren und als Brennstoff zu verwenden; als lernte er, Holzscheite anstelle von Zweigen zu verbrennen, um das Feuer nicht erlöschen zu lassen. Fettadaption hingegen ist, als würde man ein Profi im Verbrennen von Holzscheiten werden. Mit der Zeit wird der Körper zunehmend effizienter, wenn er Fette als Brennstoff nutzt, er wird fettadaptiert, das heißt, er braucht keine lange Vorlaufzeit mehr, um in diesen Modus zu gelangen. Es ist, als hätte man einen gut gefüllten Holzstapel, der lange brennt, ohne dass man ständig nachlegen muss.

Metabolische Flexibilität

Die metabolische Flexibilität bezeichnet die Fähigkeit des Körpers, vom Verbrennen von Zweigen (Kohlenhydrate) auf das Verbrennen von Holzscheiten (Fett) umzustellen. Heute sagt die Wissenschaft, das so hartnäckig erscheinende Fett werde umso leichter verbrannt, je öfter zwischen den beiden Stoffwechselarten hin- und hergewechselt wird, was uns auch energiegeladener und insulinempfindlicher macht (alles Dinge, die wir uns wünschen).

Autophagie, die Marie Kondo unseres Körpers

Darf ich vorstellen: Autophagie, die Marie Kondo unseres Körpers (die Putzqueen Marie Kondo schrieb den Weltbestseller *Magic Cleaning*). Autophagie ist ein Selbstreinigungsprozess unserer Zellen, bei dem diese ihren Müll selbst verdauen. Wenn der Körper nach 17 Stunden Fasten auf die Holzscheite zugreifen möchte, geht die Autophagie hinab in den Keller (bei Fastenanfängerinnen ist dies das erste Mal seit langer Zeit, dass sie überhaupt etwas zu tun hat). Auf dem Weg dorthin trifft sie auf ein totales Durcheinander, weil seit Jahren niemand mehr dort unten war!

Stell dir deine Zellen wie die Zimmer eines Hauses vor. Mit der Zeit häufen sich immer mehr Dinge an – verschlissene Eiweiße, funktionsuntüchtige Teile und ein Haufen von »schrottreifen« Schwermetallen. Hier kommt die Autophagie ins Spiel und stellt wie der Reality-TV-Star und Aufräum-Guru Marie Kondo die Frage: »Macht es mich glücklich, wenn ich diesen Gegenstand in die Hand nehme?«

Autophagie putzt das Haus, räumt alles auf, entsorgt den Müll und denkt: »Dieser Plunder entzieht mir Energie; ich will ihn nicht hierbehalten.« Manchmal möchte sie bestimmten Zellen wie einer alten Jeans ein neues Leben verschaffen und sucht nach einer Möglichkeit, sie wiederzuverwenden und zu recyceln.

Das ist ein unglaubliches Hilfsmittel, das du in all den Jahren mit dir herumgetragen hast, aber wenn du nie gefastet hast, hast du es auch nie kennengelernt. Autophagie trägt vermutlich sogar zu einem längeren Leben bei, denn sie ist ein natürlicher Schutz gegen Erkrankungen wie Krebs, Infektionen und Entzündungen, weil sie im Körper eine gründliche Reinigung, Entschlackung und Neuordnung durchführt. Außerdem stärkt sie die Muskeln, fördert die Gewichtsabnahme und hebt die Stimmung. Mit anderen Worten: Autophagie sollte deine neue beste Freundin werden *(mich natürlich ausgenommen).*

Womit das Fasten gebrochen wird

Wenn das Fasten also so wichtig ist, sollten wir uns einen Moment Zeit nehmen, um darüber nachzudenken, wie das Fasten gebrochen wird. Ganz einfach: mit jeder Art von fester Nahrung sowie kalorienhaltigen Getränken, also mit jeder Art von Milch (ja, sogar Hafer-, Kokosnuss- und Mandeldrinks), auch mit Kokosnusswasser, Säften, Alkohol und den meisten Kaffee- und Teesorten. Angeblich kalorienfreie Diätgetränke, die mit künstlichen Süßstoffen angereichert sind, schaden dem Fasten, weil sie dem Körper vortäuschen, er würde Zucker konsumieren. Unser Körper reagiert auf den künstlichen Zucker wie auf normalen Zucker und setzt die gleichen Stoffe frei. Das heißt, diese »kalorienfreien« Getränke gehören während des Fastens nicht auf deinen Speiseplan.

Womit das Fasten nicht gebrochen wird

Reines Wasser enthält keine Kalorien, ist aber wichtig für den Flüssigkeitshaushalt, gerade bei einer längeren Fastenzeit.

Schwarzer Kaffee (ohne Zusatz von Milch, Zucker oder Sahne) ist in Ordnung, es sei denn, du fastest aus Gründen der Darmgesundheit. Eine Ausnahme ist der Bulletproof-Coffee (schwarzer Kaffee mit Butter und MCT-Öl). Auch wenn er Kalorien enthält und daher eigentlich ein Fastenbrecher ist, bringt er den Körper in die Ketose und verringert das Hungergefühl. Er ist ein hervorragender Biohack, mit dem sich alle Vorteile des Fastens nutzen lassen, ohne hungrig zu sein!

Apfelessig mit einem Tropfen Zitrone nach dem Aufstehen ist ein fantastischer Start in den Tag, egal ob man fastet oder nicht.

Die meisten Nahrungsergänzungsmittel wie Vitamine und Mineralien enthalten keine Kalorien und sind daher keine Fastenbrecher.

Der Puffer-Hack

Für meine 65-jährige Mutter klingt eine drastische Ernährungsumstellung nicht sehr verlockend. Sie möchte ihren Tag nicht anders beginnen als bisher, nämlich morgens mit einer Tasse Kaffee mit Haferdrink und einem Sandwich. Sie möchte auch auf nichts davon verzichten.

Das muss sie nicht! Nicht vergessen – es geht nicht um alles oder nichts.

Ich schlage dir lediglich ein paar »Puffer«-Biohacks vor. Probiere sie einfach einige Wochen aus und schau, wie du dich fühlst.

1. Trinke vor deinem Morgenkaffee ein Glas Wasser mit ein bis zwei Esslöffeln Apfelessig und einem kleinen Spritzer Zitrone.
2. Trinke deinen Kaffee zehn Minuten später als sonst. Nicht mehr. Dann gib einige geschmacksneutrale Kollagenpeptide aus Weidehaltung hinzu und einen Tropfen MCT-Öl. Ich verspreche dir, dass du kaum einen Unterschied bemerken wirst. Der Kaffee bleibt geschmacklich unverändert und wird nur etwas cremiger. Aber mit dem Eiweiß und dem gesunden Fett startest du viel besser in den Tag, vor allem wenn du normalerweise Haferdrink zum Kaffee nimmst.
3. Ergänze dein Sandwich mit »grünen Kalorien« (zum Beispiel mit etwas mehr Gemüse). Das kann Avocado sein oder Gurke oder selbst gezogene Sprossen. Mehr grüne Kalorien helfen deinen Hormonen.

Das ist alles. Du musst also keine drastischen Veränderungen vornehmen, sondern fügst nur ein paar Biohacks hinzu, die die Auswirkungen von Lebensmitteln, auf die du derzeit keinesfalls verzichten möchtest, minimieren.

PS: Meine Mutter hat in den vergangenen sechs Monaten durch diese »Puffer«-Hacks 30 Pfund abgenommen, Tendenz steigend. Das gibt es also auch!

Take-Home-Messages

- Fasten kann auch ohne Ernährungsumstellung die Gesundheit deutlich verbessern, denn die Stoffwechselrate wird erhöht und die Gewichtsabnahme durch kurzfristige Kalorienreduzierung gefördert. Allerdings ist es nicht für jede Frau geeignet.
- Das Mikrofasten, bei dem einige Stunden lang nichts gegessen wird, ist für die meisten Menschen eine gute Möglichkeit, die Verdauung zu fördern und die Kalorienaufnahme zu verringern.

- Das »F-A-S-T«-Gerüst erinnert uns daran, wie wichtig das **F**eiern ist (gut essen in der Phase des Nichtfastens), das **A**npassen des Fastens an die täglichen Lebensumstände, das **S**lowing-down, also der langsame Beginn, und das richtige **T**iming im Hinblick auf unseren Menstruationszyklus.
- Beim Fasten gilt es, zwischen Hunger und Heißhunger zu unterscheiden. Echter Hunger signalisiert das Bedürfnis nach Nahrung, während Heißhunger oft emotionsabhängig ist und durch gesündere Alternativen wie Wasser oder gute Fette gelindert werden kann.
- Fasten sollte weder wehtun noch anstrengend sein. Es kommt auf die metabolische Flexibilität an und darauf, eine Balance zu finden, die dem individuellen Lebensstil und Gesundheitszustand entspricht, dazu gehören auch Biohacks, die als Puffer für eine allmähliche Anpassung dienen.
- Autophagie kann man mit der Aufräummethode von Marie Kondo vergleichen. Sie beginnt nach etwa 17 Stunden Fasten und ist eine Art Tiefenreinigung der Körperzellen – alte Eiweißreste werden entfernt, funktionsuntüchtige Bestandteile und Schwermetalle entsorgt. Dieser Prozess wirkt sich positiv auf die Lebenserwartung aus, beugt Krankheiten vor, verbessert die Muskelkraft, begünstigt die Gewichtsabnahme und hebt die Stimmung.
- Biohack-Puffer ermöglichen einen leichteren Einstieg in das Fasten: Probiere einfache Biohacks aus, zum Beispiel vor dem Morgenkaffee ein Glas Wasser mit Zugabe von Apfelessig und Zitrone trinken, den ersten Kaffee hinauszögern und dem Kaffee Kollagenpeptide und MCT-Öl hinzufügen. Diese kleinen Änderungen minimieren die Auswirkungen von nicht idealen, aber unverzichtbaren Lebensmitteln und führen zu einer allmählichen Gewichtsabnahme.

LEVEL 2:
WAS DU ESSEN SOLLST UND WAS NICHT

KAPITEL 4

ESSEN IN DER REALEN WELT

Du hast vom »Wann« erfahren. Jetzt wollen wir auf die nächste Ebene vorrücken und uns das »Was« ansehen.

Erst wenn du auf Level 1 richtig sattelfest bist, kannst du zu Level 2 übergehen. Stell dir vor, du lernst in der Schule Italienisch und fühlst dich mit den wenigen im Unterricht verwendeten Sätzen recht sicher. Dann fährst du nach Rom und der Kellner fragt dich, was du bestellen möchtest. Und du flippst aus!

Wir gehen hier etwas mehr in die Tiefe und sprechen über Makros, Toxine und noch mehr. Wenn du dich an irgendeinem Punkt überfordert fühlst, geh zurück auf Level 1 und lass dir dort noch etwas Zeit, bis du dich sicherer fühlst. Es ist auch keine Schande, wenn man für immer dortbleibt. Wirklich.

Der Biohacking Eating Lifestyle™ soll einfach zu befolgen und umzusetzen sein. Denn wir wissen, dass die meisten Diäten zu drastischen Veränderungen führen und sich nicht ohne Weiteres in unser Umfeld, unsere Kultur und/oder unser Familienleben integrieren lassen! Ganz ehrlich: Befolgt ein Mitglied der Familie eine Diät, sind plötzlich alle anderen Familienmitglieder ebenfalls mehr oder weniger auf Hungerkur, ob sie wollen oder nicht. Und wenn alle um uns herum offen gegen den gerade erprobten neuen Diättrend rebellieren, wird es umso schwieriger, ihn so in unser Leben zu integrieren, dass man sich nicht mehr, sondern weniger Gedanken ums Essen machen muss.

Als Kind habe ich erlebt, wie meine Mutter zu allen möglichen Ernährungsberaterinnen ging, sich ein paar Wochen lang an einen strengen Diätplan hielt, getrennt von mir und meiner Schwester aß, schließlich aber zu ihren Lieblingsspeisen zurückkehrte, die in unserer Kultur und unserer Familie heimisch waren.

Meine Mom wollte keine nächste Cindy Crawford werden (für mich war sie das sowieso schon!), sie wollte sich nur etwas besser und leichter fühlen. Alle paar Wochen eine neue Diät zu beginnen, war jedoch mit Einschränkungen, dem Stress der Essenszubereitung und familiärer Ausgrenzung verbunden. Dadurch schoss ihr Cortisol, das Stresshormon, in die Höhe, was den mit all diesen Veränderungen angestrebten Gewichtsverlust verhinderte.

Einführung in Level 2

Stell dir deine absolute Lieblingsspeise vor – vielleicht ein Gericht aus Kindertagen, das du immer noch liebst und von dem du immer noch träumst. Schließe deine Augen und erinnere dich daran, wie es riecht, sich anfühlt und schmeckt, wie die Temperatur ist, wenn du es auf deiner Zunge spürst. Ist es warm und fluffig? Oder so scharf, dass es dir die Tränen in die Augen treibt? Mein Lieblingsgericht waren kalte Nudeln mit Erdbeeren, saurer Sahne und Zucker. Bis heute esse ich jeden Tag Erdbeeren und Kokoscreme. Auf Erdbeeren und Sahne möchte ich keinesfalls verzichten. Niemals! Dies ist eine der großen Freuden in meinem Leben.

Dennoch enthielt, wenig überraschend, keines meiner je ausprobierten Diätprogramme meine Lieblingsspeise. Wie oft begann ich mit einer strengen Diät, nur um sie bald aus reiner Verzweiflung wieder aufzugeben. Denn was ist ein Leben ohne unsere Lieblingsspeisen?

Aber zurück zu dir. Was ist dein Lieblingsgericht? Tiramisu? Apfelkuchen? Nudeln? Und wenn ich dir jetzt sagen würde, dass du deine Lieblingsspeisen – deine Komfort- und Standardgerichte – fast jeden Tag essen kannst und trotzdem abnimmst, sofern du meine folgenden Empfehlungen befolgst? Das ist kein Wunschdenken, sondern wissenschaftlich bewiesen.

Biohacking Eating Lifestyle™

Der Biohacking Eating Lifestyle™ basiert auf einem einfachen Prinzip: Du verdienst das Beste im Leben. Basta. Wir Frauen sind von der Gesellschaft darauf programmiert, uns zu arrangieren, nachzugeben und Kompromisse zu schließen. Das ist vorbei.

Wenn du so ähnlich tickst wie ich, ist es dir absolut zuwider, dir von anderen sagen zu lassen, was du tun sollst. Das einzig wirklich Wichtige, das ich dir mitgeben kann, ist dies: Hör auf dich selbst.

Nimm dir Zeit, um dich mit deinem höheren Selbst zu verbinden. Denk daran, wer du bist, und handle (und iss) entsprechend. Klingt großartig? Dieser Lebensstil lässt sich leicht beibehalten, wenn man unterwegs ist oder reist (dies sagt jemand, der mehr als 300 Tage im Jahr von zu Hause weg ist). Der Biohacking Eating Lifestyle™ steht für eine neue Sichtweise auf unser Essen und ist nicht nur eine trendy Diät, die im nächsten Monat wieder in Vergessenheit geraten ist. Du und ich haben unsere jeweils eigene Geschichte, unterscheiden uns darin, wo wir gelebt haben, wohin wir gereist sind, welches Wasser wir getrunken haben, wen wir geküsst haben und mit welchen Tieren oder Haustieren wir in Kontakt waren. Dies und unsere einzigartige DNA (die bestimmt, wie gut wir gesättigte Fette oder Kaffee verstoffwechseln oder wie wir bestimmte Vitamine aufnehmen) beeinflussen, wie es unserem Darm mit seiner einzigartigen Biosphäre geht (wie schon erwähnt stimmen nur 10 Prozent unserer Darm-DNA mit der von anderen Menschen überein) und welche Ernährung für unser Wohlergehen notwendig ist. Ich erzähle dir hier, was die Wissenschaft sagt, aber vergiss nicht: Du weißt, was für dich das Beste ist.

Warum spreche ich von Empfehlungen und nicht von Prinzipien?

Du und ich, wir brauchen keine weiteren Vorschriften.

Vorschriften sind stressig, unflexibel, passen nicht zu jedem, und wenn man sie nicht beachtet, meint man womöglich, mit einem stimme etwas nicht. Falsch! Du lebst in den 20er-Jahren des 21. Jahrhunderts, und richtig essen ist verdammt schwer, okay? Ich will den Begriff »etwas falsch machen« aus der Welt schaffen. Zur Erinnerung: Ich wünsche mir, dass du sowohl eine Biohackerin als auch eine Bioslackerin bist. Ganz ehrlich, wenn ich etwas esse, das nicht meinen Empfehlungen entspricht, sage ich zu mir selbst: »Die Bioslackerin Aggie ist unterwegs. Viel Glück, liebe Leber«, und lache es weg.

Vergiss nicht: »Empfehlungen« bedeuten, dass du immer die Wahl hast. Binde dich nicht an eine Vorschrift, die von jemand anderem kommt, auch wenn ich es bin.

Habe ich zum Beispiel die Wahl zwischen Weißbrot und einem selbst gebackenen Einkorn-Sauerteigbrot, entscheide ich mich für Letzteres. Manchmal allerdings haben wir keine andere Wahl: entweder das Fertigbrot oder nichts.

Die meisten Männer unter den Biohackern würden jetzt sagen: Lass die Mahlzeit ausfallen und faste lieber. Als Frau weiß ich, dass das möglicherweise einen Dominoeffekt auslöst. Man ist auf die nächste Mahlzeit fixiert, entwickelt eine Orthorexie oder das »Refeeding-Syndrom«, bei dem man bei der nächsten Mahlzeit zu viel isst, um die verpasste Mahlzeit nachzuholen. Ich bevorzuge stets das gesündere Lebensmittel, keine Frage. Ist dieses nicht verfügbar, passe ich mich an. Ich esse in der richtigen Reihenfolge, trinke etwas Apfelessig und lebe mein Leben weiter. Ich existiere nicht für das Essen; das Essen existiert für mich.

Manchmal bin ich im Bioslacker-Modus und kann mich nicht aufraffen, mich anders oder »besser« zu verhalten. Hin und wieder brauche ich eine Auszeit vom Erwachsensein und von dem Anspruch, alles richtig machen zu wollen. Dann sehen die Leute meine Online-Storys und sagen: »Aggie, warum isst du Pizza? Das ist doch kein Biohacking!« Für mich bedeutet Biohacking jedoch, dass ich mir all der Gifte bewusst bin und daher frei und bewusst entscheide, was ich wähle. Wir müssen in der Lage sein, die Herausforderungen tanzend zu umgehen. Man darf nicht aus lauter Angst vor der Wirklichkeit sein Leben nicht leben. Das käme mir wie ein Gefängnis vor.

6 Empfehlungen des Biohacking Eating Lifestyle™

1. Wähle eiweißbetonte Ernährung.
2. Qualität geht über alles.
3. Iss so, dass es deinem Darm guttut.
4. Praktiziere Slow Cooking.
5. Kaue deine Kalorien.
6. Iss, wenn du entspannt bist.

Empfehlung 1: Makros sind wichtig, aber Eiweiß ist entscheidend

Heutzutage essen viele Frauen nicht genug Eiweiß, weil ihnen beigebracht wurde, sich vor einer richtigen Mahlzeit zu fürchten, also knabbern sie irgendetwas (meist kohlenhydratreiche Lebensmittel). Man muss sich nur in ein Café setzen und beobachten, was die Gäste essen. Das mache ich ständig, wenn ich daheim auf Bali bin.

Ich erinnere mich an einen sonnigen Tag nach Neujahr. Im Freien standen Holztische und durch einen wuchs ein Baum mitten hindurch. Man hörte das Rauschen des Ozeans, gelegentlich einen vorüberknatternden Motorroller und immer wieder *terima kasih,* was in der Landessprache Bahasa »Danke« heißt.

Der Kellner brachte einen Teller mit Steak und Eiern und einen weiteren mit Waffeln. Er stellte das Steak und die Eier ganz selbstverständlich vor Jacob, meinen Verlobten, und die Waffeln vor mich hin. Wenn man sich die anderen Gäste um uns herum so anschaute, schien seine Annahme durchaus berechtigt, aber in unserem Fall lag er falsch.

Schräg links von uns saß eine blonde Frau mit ihrer Freundin. Beide tranken Orangensaft und gönnten sich eine Smoothiebowl. Auf der anderen Seite saß ein Paar. Er aß Eier, sie trank einen Smoothie. Hinter mir saßen einige Mädchen vor einem Berg Pfannkuchen, Waffeln, Smoothies und Gebäck. Offensichtlich hatte keine einzige Frau außer mir ein herzhaftes Frühstück bestellt. Ich möchte damit nicht die Frühstücksauswahl anderer schlechtmachen. Aber später fragte ich die Frauen in meiner Community, wieso das ihrer Meinung nach so war.

»Ich fühle mich nicht weiblich genug, wenn ich bei einem Date ein Steak bestelle«, sagte mir eine Teilnehmerin. »Der Typ soll nicht denken, ich würde viel essen.«

»Ich habe das Gefühl, dass ich nicht zunehme, wenn ich etwas Flüssiges frühstücke«, sagte eine andere.

Wir haben bereits gehört, wie elementar ein herzhaftes Frühstück ist. Nun aber möchte ich mit dir darüber sprechen, dass es ebenso wichtig ist, mit jeder Mahlzeit mindestens 30 Gramm Eiweiß zu sich zu nehmen. Doch zuvor sollten wir sicherstellen, dass wir auf dem gleichen Stand sind.

Die Makro-Verteilung

»Makros« ist die Abkürzung für Makronährstoffe, jene Nährstoffe, die unser Körper in großen Mengen zur Energiegewinnung und für einen reibungslosen Ablauf benötigt. Stellen wir uns den Körper als ein Auto vor: Eiweiß ist das Baumaterial für die Herstellung und die Reparatur des Wagens. Kohlenhydrate sind das Benzin, das das Fahren ermöglicht, und Fette sind wie das Öl, das dafür sorgt, dass alles reibungslos funktioniert. Genau wie bei einem Auto braucht man die richtige Mischung, um alles in Schuss zu halten!

Eiweiß ist der Baustein des Körpers. Es hilft bei der Reparatur und dem Aufbau von Gewebe wie Muskeln, Haut und Haaren; es bildet Enzyme, Hormone und andere körpereigene Stoffe.

Kohlenhydrate sind die essenzielle Brennstoffquelle des Körpers. Sie werden in Blutzucker aufgespalten, der uns für alle Körperfunktionen und Tätigkeiten mit Energie versorgt, vom Atmen bis zum Gewichtheben.

Fette sind eine ergiebige Energiequelle und entscheidend für das Zellwachstum, den Schutz unserer Organe und um unseren Körper warm zu halten. Sie unterstützen den Körper bei der Aufnahme bestimmter Nährstoffe und der Produktion lebenswichtiger Hormone.

Unsere Makroverteilung ändert sich entsprechend unserer jeweiligen Zyklusphase. Das werde ich in einem der nächsten Kapitel erläutern, aber zunächst möchte ich die Grundlagen verständlich machen.

Eiweiß

Ich bin ein großer Fan einer eiweißreichen Ernährung, auch wenn einige männliche Biohacker behaupten, dass man unbedingt eine Keto-Diät befolgen muss, um den maximalen Nutzen zu erzielen. Wenn wir das Thema später weiter vertiefen, wirst du sehen, dass wir uns in der ersten Phase unseres Zyklus einer fettreichen Ernährung zuwenden.

Frauen essen im Allgemeinen nicht genug Eiweiß, und vielleicht bist du eine dieser Frauen. Eiweiß hält dich länger satt und fördert dein Muskelwachstum – aber nicht wie bei den Bodybuildern im Gold's Gym. (Nebenbei bemerkt: Als ich dort Mitglied war, sah ich jeden Tag Arnold Schwarzenegger. Ich kam mir wie eine Gewichtheberin vor und hatte gleichzeitig das Gefühl, auf einem Filmset herumzuturnen.)

Muskeldepots sind wichtig, weil Muskeln das Insulin besser speichern. Die Muskelexpertin Dr. Gabrielle Lyon empfiehlt täglich 1,6 Gramm Eiweiß pro Kilo Idealgewicht beziehungsweise dreimal täglich 30 Gramm zu jeder Mahlzeit, insgesamt also 90 Gramm pro Tag.

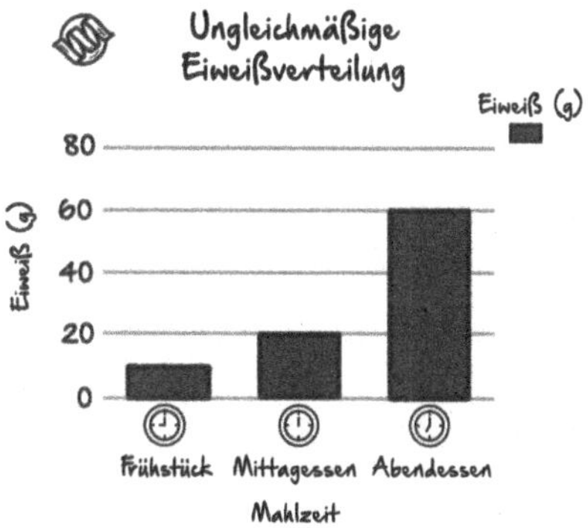

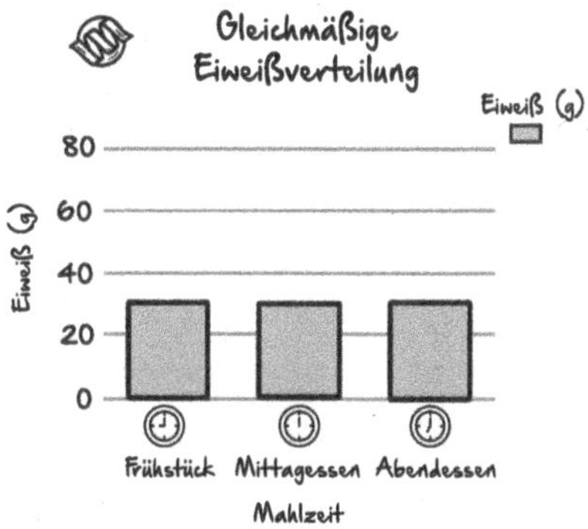

In den USA stehen üblicherweise ein eiweißarmes Frühstück, ein leichtes Mittagessen und ein eiweißreiches Abendessen auf dem Programm. Wir Frauen müssen jedoch stärker darauf achten, bei jeder Mahlzeit bewusst Eiweiß zu uns nehmen, um zu gewährleisten, dass wir bei jeder Mahlzeit auf 30 Gramm kommen, um die Muskelproteinsynthese anzuregen. (Sie hält das Fett im Körper, das dafür sorgt, dass du nicht faltig wirst und nicht älter aussiehst, als du bist).

Außerdem stehen bei einer geringen Eiweißzufuhr die Kohlenhydrate und Fette in einem ungünstigen Verhältnis zueinander, was zur Folge hat, dass der Körper mehr Fett speichert und der Blutzuckerspiegel negativ beeinflusst wird. Je mehr Eiweiß wir essen, umso mehr Muskelmasse bilden wir, und je mehr Muskeln wir aufweisen, desto mehr Insulinrezeptoren haben wir und können umso besser die Blutzuckerspitzen regulieren.

Dadurch verlangen wir weniger nach zuckerhaltigen Lebensmitteln, haben weniger Energieabstürze und unser Hormonhaushalt ist ausgeglichener. Eine echte Win-win-Situation. Nicht vergessen: zuerst Eiweiß, anschließend Kohlenhydrate und Zucker (Fruktose) aufnehmen, also erst nach dem Eiweiß und den Fetten und nur, wenn noch Platz dafür da ist.

Ich bevorzuge als Eiweißlieferanten ein Steak von grasgefüttertem Rind, Geflügel und Eier aus Freilandhaltung, Lamm, Wild, Fisch aus Wildfang und Schweinefleisch. (Einige Biohacker sind gegen Geflügel, aber ich persönlich finde es schwer, ohne Geflügel auszukommen. Aber das ist wie immer deine Entscheidung!)

Fett

Fett wird seit Jahren verkannt und braucht ein besseres Marketing, das den Menschen klarmacht, dass nicht Fett dick macht, sondern Zucker! Verrückt, oder? Fett wird oft als der Nährstoff verteufelt, der zur Gewichtszunahme führt, aber das ist falsch. In Wirklichkeit sind Fette ein Superfood – sie sind unverzichtbar für die Gesundheit des Gehirns, die Aufnahme von Nährstoffen und die Hormonproduktion, insbesondere bei Frauen.

Nahrungsfette werden nicht direkt in Körperfett umgewandelt, sondern sind eine wesentliche Energiequelle und für die Verwertung der Vitamine A, D, E und K verantwortlich. Der weibliche Körper ist für eine gesunde Fortpflanzung auf Fette angewiesen, denn sie sind Bausteine für die Hormonproduktion und -regulierung, einschließlich essenzieller Hormone wie Östrogen und Progesteron.

Außerdem helfen Fette bei der Gewichtskontrolle, denn sie vermitteln nach den Mahlzeiten ein Sättigungsgefühl und verhindern somit ein Überessen, wodurch die Kalorienaufnahme insgesamt eingedämmt wird. Es kommt stets auf die Art und Menge des Fetts an. Samenöle, Transfette und teilweise gehärtete Öle sollten vermieden werden.

Zu meinen bevorzugten Fetten gehören Kokosöl, Weidebutter und Ghee (geklärte Butter), MCT-Öl, Olivenöl, Avocadoöl und Kokosmilch.

Kohlenhydrate

Die oft verteufelten Kohlenhydrate sind viel komplexer und wichtiger für unser Wohlbefinden, als man uns glauben machen will, vor allem für Frauen. Wir sind für die Aufrechterhaltung des hormonellen Gleichgewichts auf Kohlenhydrate angewiesen. Eine konsequent kohlenhydratarme Ernährung, zum Beispiel eine strenge Keto-Diät, kann die Produktion von Hormonen wie Progesteron stören und unregelmäßige Menstruationszyklen zur Folge haben. Deshalb sollten wir unsere Kohlenhydrataufnahme im Monatsverlauf anpassen.

Auch hier ist der Knackpunt, welche Art von Kohlenhydraten wir zu uns nehmen. Die Natur liefert uns nährstoffreiche komplexe Kohlenhydrate, die in Obst, Gemüse und Hülsenfrüchten vorkommen. Solche natürlichen Kohlenhydrate werden von Vitaminen, Mineralien und Ballaststoffen begleitet, die für unsere Darmgesundheit, unser Sättigungsgefühl und eine nachhaltige Energiefreigabe relevant sind.

Andererseits werden wir heutzutage von künstlich hergestellten, einfachen Kohlenhydraten überschwemmt. In der Regel verlieren diese bei der Verarbeitung ihren Nährwert und ihre Ballaststoffe. Zu ihnen zählen Weißbrot, Backwaren, zuckerhaltige Getränke und andere hoch verarbeitete Lebensmittel. Derartige Kohlenhydrate führen zu einem raschen Anstieg des Blutzucker- und Insulinspiegels und verursachen eine Achterbahnfahrt von Energiehochs und -tiefs und, bei übermäßigem Konsum, zahlreiche langfristige Gesundheitsprobleme.

Die wissenschaftlichen Erkenntnisse sind eindeutig: Bei der Aufnahme von Kohlenhydraten kommt es auf Qualität und Kontext an. In der Natur gibt es sowohl stärkehaltige als auch nicht stärkehaltige Nahrungsmittel. Das Gute daran ist, dass man zwischen beiden wählen kann! Du kannst von meiner Empfehlungsliste so viel essen, wie du willst. Bei den nicht stärkehaltigen Kohlenhydraten empfehle ich Zucchini, Gurken, Spargel, Sellerie,

Pilze, Kohl, Brokkoli, Blumenkohl, Rosenkohl, Sprossen, Rucola und Kopfsalat. Bei den stärkehaltigen Kürbis, Möhren, Süßkartoffel und Yams.

Zucker

Zucker ist nicht nur in Desserts enthalten, sondern versteckt sich in vielen alltäglichen Lebensmitteln, wo wir ihn nicht vermuten würden, etwa im Brot, in Würzmitteln (wie Ketchup und BBQ-Soße), Milchalternativen, Energydrinks und sogar in »gesunden« Salatdressings. Solche unvermuteten Zuckerquellen summieren sich schnell, sodass man, ohne es zu merken, unversehens die empfohlene tägliche Zuckermenge überschreitet.

Das ist in den USA ein besonders weitverbreitetes Problem, da der Durchschnittsamerikaner täglich etwa 77 Gramm Zucker konsumiert – das Dreifache des empfohlenen Grenzwerts für Frauen. Es ist völlig in Ordnung, sich ab und zu eine Süßigkeit zu gönnen, das eigentliche Problem jedoch liegt in dem versteckten Zucker, der sich in unser Essen schleicht. So führt etwa die übermäßige Aufnahme von Fruktose mit der Zeit zu einer Reihe gesundheitlicher Probleme.

Beim Biohacking werden maximal 25 Gramm Fruktose pro Tag empfohlen, was ungefähr dreieinhalb Tassen Beeren, zwei mittelgroßen Äpfeln oder zwei großen Bananen entspricht. Dieser Grenzwert wird bereits mit einer halben Dose Limonade überschritten. Ich weiß, dass einige überlegen, stattdessen künstliche Süßstoffe zu verwenden, um diese Werte ein wenig zu drücken.

Mit einem Wort: NEIN. Mit drei Worten: NEIN! NEIN! NEIN! Bitte nicht. Sucralose und Aspartam sind beides synthetische Süßstoffe. Sie mögen im Hinblick auf den Blutzuckerspiegel besser klingen, sind für unsere Gesundheit aber viel schädlicher.

Es gibt zahlreiche Belege für einen Zusammenhang zwischen synthetischen Süßstoffen und einem erhöhten Risiko für Stoffwechselstörungen wie Fettleibigkeit und das metabolische Syndrom oder Insulinresistenz. Ganz zu schweigen von anderen Erkrankungen wie Krebs. Viele dieser Studien besagen, dass der Verzehr dieser extrem süßen, kalorienfreien synthetischen Süßstoffe das Verlangen nach süßen Lebensmitteln und Getränken verstärkt, was zu übermäßigem Essen und Gewichtszunahme führen kann.

Empfehlung 2: Wähle natürliche statt künstlicher Lebensmittel und vor allem Qualität

Ich würde mich freuen, wenn du eine Qualitarierin werden würdest. Das bedeutet, dass du unabhängig von deiner Ernährungsweise vor dem Verzehr stets die Qualität der Lebensmittel beachtest. Der Begriff stammt von Dr. Mark Hyman, der von sich sagte: »Ich bin ein Qualitarier, der sich auf unverarbeitete, frische, vollwertige Lebensmittel konzentriert, die – wenn möglich – biologisch und lokal angebaut oder erzeugt werden.«

Eine qualitätsorientierte Biohackerin stellt beispielsweise folgende Fragen:

- Woher stammt dieses Lebensmittel?
- Sind die Zutaten natürlichen Ursprungs?
- Wurde das Tierwohl beachtet, falls es tierischen Ursprungs ist? Hatte das Tier Zugang zu Sonne und Gras? Ging es ihm gut und konnte es sich relativ frei bewegen?
- Ist das Lebensmittel gesund für mich oder wird es Entzündungen in meinem Körper hervorrufen?

Qualitativ hochwertige Lebensmittel sind sauber, enthalten viele Nährstoffe und tragen zu unserer körperlichen Gesundheit bei. Ich meine damit Obst und Gemüse, das frei von Chemikalien und möglichst regional erzeugt worden ist, denn längere Zeitspannen zwischen Ernte und Verzehr verringern den Nährstoffgehalt.

Iss hauptsächlich Fleisch und Eier von glücklichen Tieren, die frei von Hormonen, Antibiotika und anderen wachstumsstimulierenden Mitteln sind. Kaufe Lebensmittel, die nicht gentechnisch verändert sind (Soja, Mais, Hafer und Weizen möglichst meiden), und verzichte auf Lebensmittel, die Schwermetalle (zum Beispiel in vielen Fischen) oder Antinährstoffe enthalten.

Die Ernährung soll unseren Körper nähren – oder ihn zumindest nicht krank machen.

Bevorzuge möglichst frische Lebensmittel, die nicht pasteurisiert, homogenisiert, verarbeitet, tiefgefroren (oder aufgetaut) sind, die von Tieren aus Weidehaltung, mit Grasfütterung oder aus biologischem Anbau stammen sowie frei von Hormonen, Antibiotika und anderen wachstumsfördernden Mitteln sind, die von einem nährstoffreichen Boden stammen, der nicht durch Herbizide und Overfarming ausgelaugt ist (achte auf regenerative Landwirtschaftsbetriebe und einheimische oder saisonale Sorten).

Solche Lebensmittel können sehr schnell sehr teuer werden – aber in Supermärkten, Bio-Supermärkten und auf Bauernmärkten kannst du inzwischen auch gute Zutaten finden, die dich kein Vermögen kosten.

Weston A. Price

Viele denken, ich hätte auf Drängen meines fleischliebenden Verlobten mit dem Fleischessen angefangen oder weil ich von Dave Aspreys Büchern so begeistert war. Tatsächlich aber habe ich wegen Weston A. Price und seinen Werken damit begonnen.

Weston A. Price war der erste Biohacker – ein kanadischer Zahnarzt in den 1920er-Jahren, der es nicht fassen konnte, dass bereits seine jüngsten Patienten Karies hatten. Er dachte: *Moment mal, eigentlich sollte ich doch überhaupt keinen Job haben. Es dürfte im Grunde gar keine Zahnärzte oder Kieferorthopäden geben. Die Natur hat uns nicht so erschaffen, dass wir einen Zahnarzt benötigen.*

Tatsächlich aber war Karies schon in den Zwanzigern des 19. Jahrhunderts ein so ernsthaftes Problem, dass Selbstmord infolge unerträglicher Zahnschmerzen keine Seltenheit war. Dr. Price kam das seltsam vor. Daher reiste er um die Welt, um zu untersuchen, ob in der Kindheit beginnende Zahnfäule auch anderenorts auftrat. Er vermutete, dass die Ernährung etwas damit zu tun hatte, deshalb wollte er auf seinen Reisen auch die optimale Ernährung ausfindig machen.

Die erste Reise führte ihn in ein abgelegenes Dorf in der Schweiz, das nur über Fußwege erreichbar war. Dort ernährten sich die Menschen hauptsächlich von Käse, Milch und Sauerteigbrot. (*Moment, Aggie, sind das nicht genau die Dinge, von denen du sagst, dass man sie nicht essen soll? Wo waren die Schweizer Mangold-Smoothies? Das wäre doch in Anbetracht der Lage passender.* Abwarten. Darauf komme ich später.)

Was fand er? Bei sämtlichen Kindern null Karies und einwandfrei feste Zähne. Auch die hohen Wangenknochen überraschten ihn. Er schrieb, dass er nie ein weinendes Baby zu Gesicht bekommen habe und dass die Frauen ihre Kinder »mit großer Leichtigkeit oft nachts gebaren, während der Mann neben ihnen fest schlief«. Findest du auch, dass sich das wie ein Science-Fiction-Buch anhört? Mir ergeht es nämlich so. Wie dem auch sei, die Erkenntnisse von Dr. Price lieferten eine faszinierende Hypothese.

Er vermutete, dass schlechte Ernährung zu einer Unterentwicklung der Knochen führt und die Beckenöffnungen vieler Frauen aus diesem Grund schmal und oval statt rund seien – eine sehr problematische Form, um den Kopf des Babys herauszubekommen. Dies, so nahm er an, war der Grund, warum Geburten so schwierig und schmerzhaft und für viele Frauen lebensbedrohlich geworden waren.

In den darauffolgenden zehn Jahren besuchte er viele andere abgeschiedene Orte, vom Polarkreis über die Regenwälder des Amazonas bis hin zu abgelegenen Inseln im Pazifik. Dabei stieß er auf einige der gesündesten Menschen und Zähne, die er je gesehen hatte. Er suchte nach Übereinstimmungen zwischen all diesen indigenen Kulturen und kam zu folgendem Schluss: Es gibt keine perfekte Ernährung.

Die Ernährung in den einzelnen Gruppen war sehr unterschiedlich, aber sie hatten alle eines gemeinsam: Keine von ihnen ernährte sich vollständig vegan und nahm verarbeitete Lebensmittel aus Massenproduktion (die schon in den 1920er-Jahren ein Problem war) zu sich. Die Menschen lebten von der Landwirtschaft, mieden mageres Fleisch und bevorzugten fetthaltiges Fleisch und Innereien sowie fermentierte und eingemachte Lebensmittel. Wir benötigen tierisches Eiweiß, doch je nach Lebensraum muss es nicht sehr viel sein.

Auf Grundlage seiner Forschung dokumentierte Dr. Price vor fast 100 Jahren, was Biohacking und die Wissenschaft erst unlängst »entdeckt« haben: Verarbeitete Lebensmittel, Samenöle und eine Ernährung, die sich zu weit von unserer ursprünglichen Nahrungsweise entfernt hat, sind für viele gesundheitliche Probleme verantwortlich, mit denen wir heute zu kämpfen haben.

Du bist, was du isst, aber du bist auch das, was dein Essen gegessen hat. Fleisch aus Weidehaltung stammt von Tieren, die ihr Leben lang auf natürlichen Weiden grasen durften, im Gegensatz zu Tieren, die in beengten

Mastanlagen aufgezogen und hauptsächlich mit Getreide gefüttert werden. Biologisch angebautes Gemüse und traditionelle Gemüsesorten haben einen höheren Nährwert, weil sie nicht auf ausgelaugten Böden wachsen müssen oder aus genetisch verändertem Saatgut gezogen werden.

Heißt das, dass man als Veganerin keine Biohackerin sein kann? Wenn du aus einem Blumenkohl eine Pizza machen kannst, kann auch aus dir alles werden, was du willst!

Aber als eine Frau, die vegan gelebt hat und viele ehemalige Veganer kennt, die zu Biohackern geworden sind, kann ich nur sagen, dass der gelegentliche Verzehr von ethisch erzeugtem Fleisch viele Gesundheitsprobleme verringern kann.

Noch besser: Versuche es einmal mit der »Ganztierverwertung« und verwende nährstoffreiche Innereien wie Leber, Milz, Magen und sogar das Gehirn und koche aus Knochenmark eine besonders kalziumreiche Rinderknochenbrühe (Rezepte auf meiner Website).

Für Frauen, die schwanger werden wollen, ist diese Ernährung ideal, ganz zu schweigen davon, dass die Verwertung des kompletten Tieres eine nachhaltigere und respektvollere Art des Fleischkonsums ist.

Die vegane Blase platzen lassen – der Kreislauf des Lebens

Ich werde oft gefragt, ob es okay sei, sich als Veganerin dem Biohacking Eating Lifestyle™ zu verschreiben. Ich selbst habe fast acht Jahre lang vegan gelebt und kann diese Frage deshalb sehr gut verstehen. Vegan zu sein war Teil meiner Identität. Ich fühlte mich so gut (und kam mir manchmal besser vor als andere, die ich kritisierte), da mein Lebensstil und meine Ernährung nicht zum Leid von Tieren beitrugen. Im Lauf von sieben Jahren fühlte ich mich jedoch zunehmend abhängiger von Kaffee, kleinen Snacks oder einem Nickerchen – der Tag musste irgendwie »überstanden« werden. Ich empfand nicht, wie ich es heute oft erlebe, dass die Energie unbegrenzt aus mir herausströmte. Doch als Veganerin wollte ich nicht aufgeben und zur »Tiermörderin« werden oder zu den schrecklichen Bedingungen in den Fleischfabriken beitragen. Nein, auf gar keinen Fall. Nur über meine Leiche.

Das war eher ironisch gemeint, denn ich hatte immer mehr mit gesundheitlichen Problemen zu kämpfen. Als ich Dave Asprey in seinem Podcast über die Bedeutung von Fleisch sprechen hörte, das von grasgefüttertem Vieh stammte, wünschte ich mir nichts sehnlicher, als dass er sich irrt. Dann aber erzählte er von einem Besuch in einem buddhistischen Kloster in Laos, wo die Mönche nicht nur Tee mit Yakbutter tranken, sondern auch Fleisch aßen. Als er sich darüber wunderte, sagten sie: »Ein Tod, viele Mahlzeiten.«

Es geht nämlich darum, dass man als Veganerin aufgrund von Kollateralschäden pro Mahlzeit möglicherweise mehr Tiere tötet als jemand, der liebend gern Fleisch isst. Eine Fleischkonsumentin benötigt nur ein geschlachtetes Tier für ihr Abendessen, wohingegen Dutzende von Kaninchen, Füchsen, Mäusen, Insekten, Vögeln, Würmern und mehr bei der Ernte von Soja, Weizen und Mais ihr Leben lassen müssen. Die Todesrate pro Mahlzeit ist bei der Herstellung von Fleischersatzprodukten wesentlich höher, als wenn für den menschlichen Verzehr ein einziges Tier geschlachtet wird.

Sosehr ich mich von jeglicher Tierquälerei distanzieren wollte (und immer noch will), musste ich erkennen, dass kein Mensch völlig schuldfrei ist, wenn es um die Tötung von Tieren geht. Etwas aber haben der Biohacking-Eating-Lifestyle™ und die vegane Ernährung gemeinsam: Wir empfinden große Ehrfurcht vor Tieren und unterstützen keine grausame Massentierhaltung. Die kleine, regenerative Landwirtschaft, in der dem Tierleben große Wertschätzung und Respekt entgegengebracht wird, ist eines der Kernelemente des verantwortungsvollen Konsums bei dieser Form des Biohackings.

Regional essen

Hallo Bestie, bitte nachsprechen: Zelebriere deine Jahreszeiten und den Rhythmus deines Zyklus. In unserer männlich geprägten Welt ist alles immer und überall verfügbar und der natürliche Verlauf des Jahres hat wenig Bedeutung. Wenn du dich jedoch auf deine weibliche Energie einlässt, wirst du dich in die verschiedenen Jahreszeiten verlieben, in die Vergänglichkeit des Frühlings und des Sommers und sie durch saisonales Essen zelebrieren. Obst und Gemüse haben einen höheren Nährstoffgehalt, wenn sie in ihrer natürlichen Saison geerntet werden.

So zeigte eine im *Journal of Agricultural and Food Chemistry* veröffentlichte Studie, dass der Vitamin-C-Gehalt von im Herbst geerntetem Brokkoli doppelt so hoch war wie der von im Frühjahr geerntetem, was dem natürlichen Erntezeitpunkt von Brokkoli entspricht. Saisonale Produkte sind in der Regel auch frischer, da sie nicht so lange gelagert oder transportiert werden müssen; sie sind daher geschmacksintensiver und haben eine bessere Konsistenz.

Saisonal zu essen heißt meistens, regional zu essen. Außerhalb der Saison angebaute Lebensmittel benötigen oft mehr chemische Zusätze wie Pestizide und Herbizide. Saisonale Lebensmittel sind in der Regel in größerer Menge verfügbar und daher günstiger als nichtsaisonale Lebensmittel, die von weit her angeliefert werden müssen.

Der Biohacking Eating Lifestyle™ bevorzugt regionale und saisonale Lebensmittel, die die Bedürfnisse des Körpers das ganze Jahr über befriedigen. (Dies ist auch bei vielen anderen Ernährungsprogrammen der Fall. Ich behaupte nicht, dass ich hier besonders innovativ bin.) Regional angebaute Produkte auf Bauernmärkten legen bei uns in den USA im Schnitt 43 Kilometer bis zum Verbraucher zurück, verglichen mit den rund 2400 Kilometern, die konventionell erzeugte Produkte vom Anbaugebiet bis in den Handel benötigen (laut einer Studie des *Center for Urban Education about Sustainable Agriculture, CUESA*, 2010).

Reifen Obst und Gemüse auf natürliche Art, entwickeln sie wesentlich mehr Vitamine, Mineralien und Antioxidantien, die zu einer optimalen Gesundheit beitragen. Importierte Produkte dagegen werden vorzeitig geerntet, um die Reisezeit wettzumachen, und das bedeutet, dass sie nicht genug Zeit haben, um vollständig auszureifen. Entscheidet man sich für regionale Produkte, verringert das den mit dem Transport von Lebensmitteln verbundenen CO_2-Fußabdruck. Dies trägt zur Erhaltung der regionalen Agrarwirtschaft bei, bewahrt landwirtschaftliche Flächen und schafft Arbeitsplätze in der Region.

Alte Gemüsesorten (Heirloom bzw. Erbstücke) sind ein wohlbehüteter Familienschatz, der über Generationen weitergegeben wird. Hierbei handelt es sich nicht um Schmuck oder antike Möbel, sondern um Samen. Im Gegensatz zu Hybridgemüse, das aus der Kreuzbestäubung zweier unterschiedlicher Sorten entsteht, wird Erbstückgemüse offen bestäubt, das heißt, es wird von Pflanzen derselben Art befruchtet, woraus Samen entstehen, die fast identisch sind mit dem 50 oder 100 Jahre alten oder noch älteren Saatgut. Viele Verbraucher behaupten, Erbstückgemüse schmecke besser und weise gehaltvollere und komplexere Aromen auf.

Wir suchen uns beim Einkaufen das größte, glatteste, makelloseste Gemüse aus und verschmähen das unschöne wie ein hässliches Entlein. Interessanterweise können Schönheitsfehler oder Makel bei Obst und Gemüse durch Umweltstressoren wie Insektenfraß oder Witterungseinflüsse entstehen. Pflanzen, die derart belastet sind, produzieren oftmals sekundäre Pflanzenstoffe, um sich zu schützen.

Unser Darm allerdings liebt die natürlichen sekundären Pflanzenstoffe ganz besonders. Ein Gemüse, das größerem Stress ausgesetzt ist, enthält möglicherweise besonders viel von diesen fantastischen Nährstoffen. Kleinbauern oder Biobetriebe, die »unvollkommenes« Gemüse wachsen lassen, wenden eher Anbaumethoden an, die die Gesundheit des Bodens über das kosmetische Aussehen ihrer Produkte stellen. Ein gesunder Boden enthält eine größere Vielfalt an nützlichen Mikroben und Mineralien, die während des Wachstums vom Gemüse aufgenommen werden. Dadurch weist es eine höhere Nährstoffdichte auf als seine Verwandten aus den landwirtschaftlichen Großbetrieben.

Empfehlung 3: Ernähre den Darm

Wir haben 99,9 Prozent unserer DNA mit anderen Menschen gemeinsam, aber nur 10 Prozent unserer Darm-DNA. Wahrscheinlich haben wir alle schon Menschen kennengelernt, die beliebig viel essen können, aber nicht zunehmen und einen flachen Bauch haben. Beneide nicht sie, sondern ihren Darm!

Verrückt, aber wahr: Es lässt sich allein von den Darmbakterien her beurteilen, ob jemand fettleibig oder dünn ist. Noch verrückter? Setzt man den Stuhl einer dünnen Person ins Rektum einer fettleibigen Person ein, wird diese abnehmen! (Das ist die sogenannte Stuhltransplantation, mittlerweile ein boomendes Geschäft.)

Ich will damit sagen, dass unser Darm eine ernste Angelegenheit ist und die Darmflora der Frauen sogar noch wichtiger ist als die der Männer! Die Darmflora ist ein Erbe mütterlicherseits, und wir geben sie an unsere Kinder weiter. Ist dein Darm nicht gesund, könnte es durchaus sein, dass der deiner Mutter auch nicht ganz in Ordnung war.

Jetzt weißt du, warum ich meinem Darm so viel Aufmerksamkeit schenke! Ein gesunder Darm ist für unser geistiges und körperliches Wohlbefinden unerlässlich. Er beeinflusst die Verdauung und Nährstoffaufnahme, das Immunsystem, Entzündungsprozesse, die Gewichtsregulierung, den Hormonhaushalt und sogar Stimmungen und Hirnfunktionen. Egal ob du krank oder gesund bist: Achte stets auf deinen Darm, um die volle Gesundheit zu erreichen, die du verdienst.

Ich schätze meinen Darm so sehr, dass ich mich mit der Darmgesundheit näher befassen möchte.

Was der Darm eigentlich ist

Stell dir vor, dein Darm wäre eine Stadt wie New York City (NYC).

NYC ist die Heimat von Millionen Menschen aus der ganzen Welt, die alle ihren besonderen Platz einnehmen, so wie deine Darmflora Billionen von Bakterien, Viren, Pilzen und anderen Mikroorganismen beherbergt, die nebeneinander existieren. Es gibt gute und böse Einwohner, aber solange die guten die Mehrheit bilden, hat die Stadt alles unter Kontrolle und gedeiht.

Auf den Straßen von New York City hört man Sprachen aus aller Welt. Auch die Darmflora ist sehr vielfältig, dort leben Tausende Arten nebeneinander, die alle ihre eigenen »Fähigkeiten« und »Talente« in die Gemeinschaft einbringen. Jede und jeder Einzelne in NYC erfüllt eine Aufgabe: der Taxifahrer, der Koch oder die Frauen in der Finanzwelt. So hat auch in der

Darmflora jedes Bakterium eine Aufgabe. Einige spalten Ballaststoffe auf, andere produzieren Vitamine und wieder andere wehren schädliche Eindringlinge ab.

NYC benötigt ein stabiles Gleichgewicht, Gleiches gilt für die Darmflora. Eine Überbesiedelung des Darms mit bestimmten Bakterien gleicht einer übermäßigen Verbreitung von Ratten in der Stadt. Folglich sind Ernährung, Medikamente (wie Antibiotika) und Stress Faktoren, die den Darm beeinflussen und seine Struktur und Vitalität verändern.

Doch trotz aller Belastungen scheint sich NYC immer wieder zu erholen, zu regenerieren und sich anzupassen – genau wie die Darmflora. Mit den richtigen »Ressourcen« (Präbiotika, Probiotika und einer gesunden Ernährung) kann sie sich nach einer Störung erholen und wieder aufblühen.

In einem gesunden Darm befinden sich Billionen verschiedener Bakterien, von denen die meisten gutartig sind. Hat man mit Verdauungsbeschwerden wie Blähungen oder unregelmäßigem Stuhlgang zu kämpfen, ist der Darm womöglich gestresst. Wenn wir plötzlich bestimmte Lebensmittel nicht mehr vertragen, die uns vorher nichts ausgemacht haben, wie Milchprodukte oder Nüsse, deutet das darauf hin, dass unsere Darmgesundheit mehr Aufmerksamkeit benötigt. Auch anhaltende Müdigkeit und Stimmungsschwankungen lassen sich oft auf Darmprobleme zurückführen, denn sie hängen davon ab, wie gut Nährstoffe aufgenommen werden.

Ebenso spiegelt unsere Haut unsere innere Gesundheit wider. Schübe von Akne oder Ekzeme können auf eine gestörte Darmflora hinweisen. Dies zeigte sich bei mir, als sich mein Hautbild nach einer Darmsanierung verbesserte. Unerklärliche Gewichtsveränderungen und häufige Erkältungen sind weitere Anzeichen dafür, dass unser Darm aus dem Gleichgewicht geraten ist, was mit Stoffwechselstörungen und einem geschwächten Immunsystem einhergeht. Und wenn man ständig mit Entzündungen oder unerklärlichen Schmerzen zu kämpfen hat, sollte man überlegen, ob der Darm eine mögliche Ursache dafür sein könnte.

Was unserem Darm schadet

Okay, du weißt jetzt also, warum die Darmgesundheit so wichtig ist. Aber wer sind die größten Schurken, die den Darm ruinieren? Ganz oben auf der Liste steht die ungesunde Ernährung – zu viele verarbeitete Lebensmittel, raffinierter Zucker, schlechte Fette wie Samenöle und zu wenig Ballaststoffe können die Darmbakterien schädigen und Darmentzündungen hervorrufen. Auch wenn man nonstop nascht, hat der Darm keine Erholungspause. Und dann die Antibiotika! Sie lassen sich mit einem Bombenabwurf über einem üppigen Dschungel in Costa Rica vergleichen, denn sie dezimieren nicht nur die schlechten, sondern auch die guten Bakterien in unserem Darm, was das Gesundwerden erschwert. Antibiotika retten Leben, sollten aber nur ein letzter Ausweg sein und nicht die erste Schutzmauer bilden.

Auch chronischer Stress belastet den Darm, verändert die Darmbeweglichkeit und das bakterielle Gleichgewicht. Deshalb hat mir gezielte Stressbewältigung bei der Verbesserung meines Reizdarmproblems geholfen. Und wir sollten nicht die Infektionen und Parasiten vergessen. Diese unerwünschten Gäste können die Darmschleimhaut und die Darmfunktion schädigen. Nimmst du häufig Schmerzmittel ein? Sie reizen möglicherweise den Magen und erhöhen das Risiko für Magengeschwüre und Gastritis. Und ja, auch übermäßiger Alkoholkonsum ist für den Verdauungstrakt ziemlich übel. Also Vorsicht mit den Martinis.

Wenn bestimmte Stoffe wie Gluten oder Laktose Entzündungen auslösen, sollte sich der Darm vor diesen Freunden in Acht nehmen. Auch Autoimmunkrankheiten wie Morbus Crohn oder Zöliakie greifen den Darm an und verursachen Entzündungen. Aber es geht nicht nur um die Dinge, die wir verdauen. Umweltgifte wie Pestizide und Schwermetalle sind ebenfalls Feinde der Darmgesundheit. Schließlich sollten wir nicht die Bedeutung des Schlafs unterschätzen. Ohne ausreichenden Schlaf gerät der Darm leicht aus dem Takt. Alle diese Faktoren können unsere Darmgesundheit beeinträchtigen, wir müssen sie deshalb für unser allgemeines Wohlbefinden unter Kontrolle halten.

Wie wir unseren Darm richtig ernähren

Wir wissen nun, dass ein gesunder Darm viele Vorteile mit sich bringt, zum Beispiel Gewichtsabnahme, weniger Entzündungen, eine stärkere Insulinresistenz, weniger Allergien und Infektionen, eine bessere Verwertung der

Nährstoffe und insgesamt eine optimierte Gesundheit. Jetzt wollen wir uns ansehen, wie wir das erreichen.

Zuallererst: einen Regenbogen essen! Versuche, mindestens 50 verschiedene Pflanzen pro Woche zu verzehren (und täglich 30 Gramm Ballaststoffe).

Manche Bakterien sind recht wählerisch: Sie gedeihen und wachsen durch bestimmte Lebensmittel und sterben, wenn man nicht genug von ihren Lieblingsspeisen isst. Je vielfältiger die Ernährung, desto vielfältiger ist auch die Darmflora. 50 Pflanzen pro Woche sind ungefähr 200 im Monat. Ich weiß, das mag verrückt klingen, da die Durchschnittsfrau in den USA nur einen Bruchteil davon isst – 75 Prozent des weltweiten Nahrungsangebots stammen von zwölf Pflanzen und fünf Tieren –, doch es gibt so viele Möglichkeiten, den Speiseplan abwechslungsreich und lecker zu gestalten. Auch fermentierte Lebensmittel wie Sauerkraut, Kefir und Kimchi enthalten viele nützliche Probiotika und begünstigen die Darmgesundheit.

Weitere Tipps zur Unterstützung des Darms:

- Weniger Zucker kann die schlechten Bakterien im Darm aushungern. Der Verzicht auf Zucker führt also zu einer gesünderen Darmflora.
- Das Essen immer gründlich kauen. Das fördert die Verdauung und ernährt die gutartigen Bakterien.
- Entscheidend ist, genug zu trinken. Flüssigkeit hilft, alles reibungslos in Bewegung zu halten.
- Mit einer sanften Entschlackungskur reduzierst du Entzündungen und gönnst dem Darm eine Pause.
- Apfelessig regt die Verdauung an und hilft daher bei der Verringerung von Magensäure.
- Probiotika aus Nahrungsergänzungsmitteln oder fermentierten Lebensmitteln wie Joghurt, Kimchi oder Sauerkraut sind Verbündete unseres Darms, ebenso polyphenolreiche Lebensmittel wie Beeren, dunkle Schokolade und Leinsamen.
- Verwende möglichst Bio-Produkte, um darmschädigende Pestizide zu vermeiden, und probiere das Intervallfasten aus, damit sich dein Verdauungssystem erholen kann.

- Auch ein Haustier kann überraschende Vorteile mit sich bringen. Man macht sich die Hände schmutzig und tankt draußen ein wenig Vitamin D. Diese Aktivitäten bringen dich nicht nur mit nützlichen Bakterien in Kontakt, sondern helfen auch bei der Stressbewältigung – noch ein Pluspunkt für die Darmgesundheit. Geh also nach draußen, werde aktiv und mach die Natur zur besten Freundin deines Darms.

Empfehlung 4: Praktiziere Slow Cooking

Beim Biohacking geht es nicht nur um die Qualität der Lebensmittel, sondern auch um die Art ihrer Zubereitung. Du kannst dir das beste Steak aus Weidehaltung kaufen, aber wenn du es beim Anbraten verkohlst, ist sein Nährwertnutzen gleich null. Wie meine Großmutter zu sagen pflegte: Gutes Essen braucht Zeit. Sie arbeitete mit einem Schongarer und zauberte aus einer einfachen Hähnchenkeule bei sanfter Hitze ein zartes Genusserlebnis. Aber in der heutigen Hektik des Alltags gleicht das langsame Kochen einem Luxus. Wir sind auf schnelle Rezepte getrimmt und verpassen dabei die gesündesten Kochmethoden.

Schonendes Kochen ist angesagt; das könnte folgendermaßen aussehen: Das Gemüse al dente dämpfen, Fleisch bei niedriger Temperatur im Backofen garen, Eintöpfe und Brühen langsam köcheln, Eier pochieren, Fleisch nur leicht grillen oder Sous-vide-Geräte und Schnellkochtöpfe verwenden.

Andererseits sollte alles vermieden werden, was gebraten oder dunkel gegrillt wird, angebrannt oder schwarz geworden ist, frittiert oder in der Mikrowelle gebraten wird. Fette können durch hohe Hitze oxidieren und dabei schädliche freie Radikale bilden. Beim Erhitzen von Lebensmitteln, die Proteine und Kohlenhydrate enthalten, entstehen fortgeschrittene Glykationsendprodukte (AGEs). Das sind üble Verbindungen, die unseren Alterungsprozess von innen heraus beschleunigen.

Empfehlung 5: Kaue Kalorien statt sie zu trinken

Es ist noch nicht allzu lange her, dass die mainstreamige Aggie, also die Aggie vor ihrem Dasein als Biohackerin, kaum noch etwas zu sich nahm, was gekaut werden musste. Mein Tag begann mit einem Milchkaffee, Selleriesaft und einem Smoothie, gefolgt von Avocado-Toast und eventuell einem weiteren Smoothie und einem Matcha-Tee. Und obwohl Smoothies gesund sind, litt ich unter Blähungen und war verunsichert.

Flüssige Kalorien, seien es Fruchtsäfte, Smoothies oder Alkohol, bewirken nicht den gleichen Sättigungsgrad wie der Verzehr von Vollwertkost. Untersuchungen zeigen, dass Kalorien, die in flüssiger Form aufgenommen werden, nicht so sättigend sind wie feste Nahrung. Das bedeutet, dass man über den Tag verteilt mehr Kalorien zu sich nimmt, da der Körper danach strebt, sich satt zu fühlen (vor allem, wenn man an der Zunge vorbei durch einen Strohhalm trinkt).

Reine Fruchtsäfte und Smoothies liefern zwar einige Vitamine und Mineralien, aber ihnen fehlen die Ballaststoffe der ganzen Frucht. Ballaststoffe verlangsamen die Verdauung, sorgen für ein Sättigungsgefühl und stabilisieren den Blutzuckerspiegel. Bananen, die zu einem Smoothie verarbeitet werden, erreichen durch das Trinken den Verdauungstrakt besonders schnell, was zu einer extremen Blutzuckerspitze führt. Außerdem lassen sich die Portionsgrößen viel schlechter kontrollieren, wenn man Kalorien in flüssiger Form zu sich nimmt. Ein paar Schlucke enthalten möglicherweise die Kalorienmenge einer ganzen Mahlzeit, sättigen aber nicht entsprechend. Untersuchungen haben ergeben, dass die Aufnahme von flüssigen Kalorien Insulinresistenz und Entzündungen begünstigen und sich negativ auf den Stoffwechsel auswirken kann.

Zudem ergab eine Studie im *Journal of the American Dietetic Association*, dass Menschen, die zum Essen ein kalorienhaltiges Getränk tranken, ungefähr genauso viel aßen, als wenn sie ein kalorienfreies Getränk zu sich genommen hätten. Dies führte zu einem Anstieg der Gesamtkalorienaufnahme.

In einem meiner Lieblingsbücher, *Breath: Neues Wissen über die vergessene Kunst des Atmens,* hebt der Autor James Nestor die Bedeutung des Kauens hervor. Ich habe bereits von Weston Price erzählt, der erkannte, dass die Gruppen, die sich am gesündesten ernährten, meistens auch gesunde Vorfahren mit hohen Wangenknochen und geraden Zähnen hatten. Er stellte die Hypothese auf, dass sie kräftiger kauen mussten, weil sie festere, rohe Lebensmittel aßen. Das regelmäßige Kautraining trug zur Ausbildung ihrer Gesichtsknochen und -muskeln bei.

Unsere heutige Ernährung, die aus weichen, verarbeiteten Lebensmitteln wie Smoothies und Nudeln besteht, die kaum gekaut werden müssen, kann schiefe Zähne und sogar verengte Atemwege fördern. In seinem Buch untersucht Nestor den Zusammenhang zwischen Kauen und Atmen. Eine gut entwickelte, kräftige Kaumuskulatur trägt dazu bei, die Atemwege und das Gaumensegel offen zu halten, was wiederum zu einer besseren und gesünderen Atmung führt. (Warum Atmen der ultimative Biohack ist, werden wir in einem späteren Kapitel behandeln.)

Kauen regt die Speichelproduktion an, die nicht nur die Verdauung unterstützt, sondern auch für eine ausgeglichene Mundflora sorgt und das saure Aufstoßen reduziert. Kauen kann sich sogar positiv auf die Konzentration und das Gedächtnis auswirken.

Was mache ich also, wenn ich auf meinen Körper höre und er mich höflich um einen Smoothie bittet?

- Ich mache oder bestelle mir einen sehr dickflüssigen Smoothie, fast wie eine Smoothie-Bowl, und esse ihn mit einem Löffel. Ich behalte den Smoothie eine Weile im Mund, bevor ich ihn schlucke, weil dadurch die Verdauungsenzyme aktiviert werden.
- Ich bevorzuge einen Keto-Smoothie, der keinen Zuckerzusatz (etwa Honig) oder süßes Obst wie Banane, Ananas oder Mango enthält, um einen starken Anstieg des Blutzuckerspiegels zu vermeiden.
- Ich gebe stets Eiweiß hinzu (zum Beispiel ein Kollagenprotein).
- Nach dem Verzehr des Smoothies kaue ich einen gesunden Kaugummi, der meine Magensäure aktiviert.
- Ich nehme nicht jeden Tag einen Smoothie zu mir. (Ich möchte mein Essen gerne kauen! Eine festere Konsistenz der Speisen ist für mich befriedigender, zumal das Kauen auch gesundheitliche Vorteile hat.)

Empfehlung 6: Iss in Ruhe

Früher war ich Weltmeisterin im Schnellessen. Ich praktizierte stets Multitasking, war beim Essen mit einem Auge auf meinem Handy und mit dem anderen verfolgte ich ein Video irgendeines Lifestyle-Gurus, der viel perfekter schien, als ich es wohl je sein würde. Essen war nur ein weiterer Punkt, den ich bei meinen täglichen To-dos abzuhaken hatte. Dieses Essenstempo hatte jedoch Blähungen und Verdauungsstörungen zur Folge. Und es stellte sich heraus, dass die Probleme nicht nur körperlicher Natur waren, auch mein Vagusnerv hatte einen schweren Stand. Der Vagusnerv ist ein faszinierender Teil des menschlichen Körpers. Er ist der größte Nerv des autonomen Nervensystems und erstreckt sich vom Gehirn über den Hals bis in den Bauch. Er funktioniert wie ein Zweiwegekommunikationssystem zwischen dem Gehirn und dem Darm, das in beide Richtungen Signale überträgt. Man kann ihn sich als biologisches Telefonkabel vorstellen, das Informationen zwischen verschiedenen Organen, darunter Herz, Lunge und Verdauungstrakt, steuert und weiterleitet.

Aber warum ist er so bedeutsam, besonders wenn es um die Achtsamkeit beim Essen geht? Der Vagusnerv ist ein zentraler Akteur im parasympathischen Nervensystem, also jenem Teil des Nervensystems, der dem Körper sagt: »Zeit zum Ruhen und Verdauen.« Er reguliert viele Funktionen, die wir nicht bewusst steuern, wie Herzfrequenz und Verdauungsprozesse.

Achtsames Essen trainiert den Vagusnerv. Wenn man langsam isst und jeden Bissen bewusst genießt, wird der Nerv aktiviert. Dies fördert die Verdauung und signalisiert dem Gehirn Sättigung. Außerdem hilft er bei der Entspannung, was zur Stressbewältigung beiträgt und ideal für die Verdauung und das allgemeine Wohlbefinden ist.

Mit anderen Worten: Achtsamkeit in Bezug darauf, was und wie wir essen, stimuliert und stärkt den Vagusnerv. Das führt zu einer besseren Verdauung, innerer Ruhe und einem harmonischeren Dialog zwischen Darm und Gehirn. Auf diese Weise wird dem Körper signalisiert: »Alles gut, alles okay«, was in der heutigen schnelllebigen Welt von unschätzbarem Wert ist.

Ich habe erkannt, welche Kraft das Innehalten hat, wenn man sich in den Modus »Ausruhen und Verdauen« oder, wie ich lieber sage, »Ausruhen und Empfangen« begibt. Diese Erkenntnis ist besonders für uns Frauen von Relevanz, sie bedeutet nämlich, Fülle anzunehmen, ohne sofort etwas erwidern zu müssen – zu akzeptieren, dass wir es wert sind, einfach nur zu empfangen. Es ist eine große Herausforderung, die gegen den Impuls verstößt, sofort zu fragen: »Was kann ich für dich tun?« Oder: »Wie kann ich es dir vergelten?« Das ist wichtig, um unsere weibliche Energie zu spüren und echte Entspannung zu finden.

Tipps für achtsames Essen

Die Aktivierung des Vagusnervs und die Achtsamkeit beim Essen können unsere Verdauung und unser Wohlbefinden verbessern. Kälte stimuliert den Vagusnerv. Man kann zum Beispiel kurz das Gesicht mit kaltem Wasser bespritzen, einen Eiswürfel in die Hand nehmen oder vor dem Essen eine Kleidungsschicht ablegen.

Mit Wasser gurgeln, beim Kochen oder vor dem Essen summen, all das stimuliert den Vagusnerv, der direkt hinter der Rachenhöhle verläuft.

Befinden wir uns in einem Kampf-oder-Flucht-Zustand, ist unser Körper in höchster Alarmbereitschaft. Die Pupillen verengen sich, wir bekommen eine Art Tunnelblick. Die Wissenschaft vermutet, dass wir unseren Körper aus diesem Erregungszustand in einen gemächlicheren »Ruhe- und Verdauungs«-Modus bringen können, wenn wir unsere Augen bewusst nach links, rechts, oben und unten richten. Wenn wir uns entspannen, erweitern sich unsere Pupillen wieder, wir kommen in einen Ruhezustand; unser Blickfeld weitet sich und wir können uns wieder ganz auf unsere Umgebung einlassen.

Letztlich gilt, die Mahlzeit mit mehreren tiefen Atemzügen zu beginnen. Wenn wir tief in den Bauch hineinatmen, wird der Vagusnerv stimuliert und der Körper entspannt sich. Nimm dir vor dem Essen einen Moment Zeit und bringe deine Dankbarkeit zum Ausdruck. Diese Übung hilft, sich ganz bewusst auf dein Essen zu konzentrieren. Kaue jeden Bissen gründlich und lege Messer und Gabel zwischen den Bissen beiseite. Durch diese Entschleunigung nimmt dein Körper die Nährstoffe besser auf, und dein Gehirn erkennt, wann du satt bist. Achte auf den Geruch, den Geschmack, die Konsistenz und die Farbe deines Essens. Solche Details bereichern das Esserlebnis und wir nehmen die Mahlzeiten bewusster wahr.

Take-Home-Messages

- Freue dich, etwas über Makronährstoffe, Toxine und mehr auf deiner Biohacking-Reise auf Level 2 zu erfahren. Es ist, als landete man mit seinem Schulitalienisch in einem Restaurant in Rom – eine Herausforderung, aber auch eine Bereicherung. Vergiss nicht: Es ist keine Schande, die Grundlagen zu wiederholen, wenn es dir zu viel wird.
- Bevorzuge eine eiweißbetonte Ernährung, aber übertreibe es nicht. Werde eine Qualitarierin, die auf hochwertige, nährstoffreiche Lebensmittel setzt. Dieses Konzept beinhaltet die Verwendung unverarbeiteter Bio-Lebensmittel aus der Region und ein Verständnis dafür, wie sich Essen auf den Körper auswirkt.
- Integriere tierisches Eiweiß in deine Ernährung. Und ist der Anteil noch so gering: vor allem Fleisch aus ethisch geführten Betrieben. Beachte die gesundheitlichen Vorteile einer ausgewogenen Ernährung.
- Dein Darm mit seiner vielfältigen Darmflora, die eine entscheidende Rolle für die allgemeine Gesundheit spielt, gleicht dem pulsierenden New York City. Ein gesunder Darm wirkt sich nicht nur positiv auf die Verdauung und die Stimmung aus, sondern auch auf den Hormonhaushalt und die Immunabwehr.
- Iss einen Regenbogen und übe dich in achtsamem Essen. Dazu gehört: Kalorien kauen statt trinken, den Darm mit einer bunten Vielfalt an Lebensmitteln füttern und die Kunst des Slow Cookings praktizieren, um die Nährwerte zu erhalten.
- Iss in entspannter Stimmung. Techniken wie das tiefe Atmen vor den Mahlzeiten und Kälte stimulieren den Vagusnerv. Sich Zeit zu nehmen, um das Essen zu genießen und wertzuschätzen, fördert die Verdauung und das allgemeine Wohlbefinden.

KAPITEL 5

WAS DU NICHT ESSEN SOLLST

»Es ist nichts falsch an dir. Du bist nur eine empfindsame Seele in einer kranken Gesellschaft. Dass du das Gefühl hast, du gehörst nicht in diese Welt, liegt daran, dass du geboren bist, um an einer besseren mitzuwirken.«

Lalah Delia

Meide Toxine und Antinährstoffe

»Die Gesellschaft isst so viel Junkfood, dass man von jemandem, der sich normal ernährt, behauptet, er ›sei auf Diät‹.«

Unbekannt

Im vorigen Kapitel haben wir in den Blick genommen, was du essen solltest; jetzt wollen wir uns auf das konzentrieren, was du *vorzugsweise* meiden solltest.

In unserer heutigen Gesellschaft sind wir ständig in Kontakt mit Nahrung, Chemikalien und Toxinen, die oftmals die eigentliche Ursache unserer Krankheiten sind. Doch die moderne Medizin behandelt Symptome und nicht unbedingt die eigentlichen Ursachen.

Das perfekte Beispiel dafür ist Akne! Die angebotene Lösung ist nicht selten eine lokale Behandlung mit Benzoylperoxid oder Salicylsäure oder in schwereren Fällen mit Arzneimitteln wie Isotretinoin. Diese Medikamente können zwar effektiv die sichtbaren Symptome reduzieren oder beseitigen (Pickel, Mitesser und dergleichen), aber sie richten sich nicht immer gegen die tatsächlichen Ursachen der Akne.

Akne kann durch verschiedene Faktoren ausgelöst werden, viele davon haben mit Prozessen im Körperinneren zu tun. Hormonschwankungen, Verdauungsprobleme, Nahrungsunverträglichkeiten (Laktose, Gluten oder Antinährstoffe) oder auch Stress: Alles das kann Akne auslösen. Mit lokalen Behandlungen kannst du deine Haut vielleicht zeitweise verbessern, aber wenn du nicht das eigentliche Problem dahinter angehst, kehrt die Akne später wahrscheinlich wieder zurück.

Die unterschiedlichsten Nahrungsmittel können in deinem Körper Entzündungen bewirken. Hattest du beim Aufwachen schon einmal verschwollene Augen, waren deine Finger zu dick für die Ringe oder hattest du das Gefühl, du hättest ein Wasserpolster um die Hüften? Das sind Entzündungen. Aber auch Bläschen, Benommenheit oder Konzentrationsmangel können Anzeichen sein. Beim Biohacking versuchen wir, Entzündungen weitestgehend zu lindern, weil sie viele Krankheiten verursachen oder verstärken.

Chronische Entzündungen können durch den Verzehr von Lebensmitteln verursacht werden, die im Körper entzündlich wirken und ihn in einen andauernden »Heilungsmodus« versetzen. Klingt eigentlich gut – schließlich wollen wir alle heil und gesund sein. Wenn der Körper das aber über Jahre hinweg vergeblich versucht, ist er irgendwann erschöpft. Wäre es nicht besser, geheilt zu werden, statt es nur unablässig zu versuchen? Dafür solltest du antientzündliche Lebensmittel essen.

Entzündungen können deinen Stoffwechsel durcheinanderbringen, zu unerwarteter Gewichtszunahme und zu Problemen wie Blähungen oder zu noch schwereren Symptomen führen. Chronische Entzündungen rufen bisweilen Muskelschmerzen und Energiemangel hervor, sodass du schneller ermüdest.

In diesem Kapitel möchte ich dir eine Liste von Lebensmitteln mitgeben, die bekanntlich Entzündungen auslösen können. Das soll dir keine Angst machen (obwohl Reaktionen wie »Was zur Hölle …« normal und willkommen sind).

Ich erkläre, welche Lebensmittel das sind. Außerdem zeige ich dir, wie du sie nicht nur vermeiden, sondern außerdem deinem Körper helfen kannst, sie auf natürliche Weise aus deinem System auszuscheiden und damit die Ursache für einige der Probleme auszuschalten, mit denen du kämpfst.

Adipogene Faktoren (Dickmacher)

Adipogene Faktoren sind Chemikalien, die deine Hormone und deinen Körper völlig aus dem Ruder bringen. Sie sorgen dafür, dass du zusätzliches Fett speicherst, wirbeln deinen Stoffwechsel durcheinander und begünstigen damit Adipositas (daher auch ihr Name). Adipogene Faktoren können die Zahl und die Größe von Fettzellen steigern, indem sie die Fettspeicherkapazität des Körpers anregen. Wir mögen unser Fett – aber wir wissen es so zu schätzen, wie die Natur es vorgesehen hat, und nicht künstlich gepusht. Diese Substanzen verändern die Regulierung des Hunger- und Sättigungsgefühls im Körper, und das kann zu übermäßigem Essen führen und den Fettstoffwechsel von Kalorien im Körper so beeinflussen, dass er die Energie nicht mehr effizient nutzt, sondern mehr davon in Form von Fett speichert.

Hier einige Beispiele:

- Pestizide (zum Beispiel Glyphosat)
- Plastik mit BPA (Bisphenol A)
- Fruktosehaltiger Maissirup
- Süßstoffe wie Aspartam
- Phthalate und Perfluoroctansäure (PFOA)
- Sogar ein paar natürliche Verbindungen, etwa in Soja, können eine adipogene Wirkung haben.

Hier finden sich regelmäßig Phthalate:

- Parfüm
- Körperlotion
- Make-up
- Deodorant
- Shampoo
- Duschvorhänge
- Lebensmittelverpackungen
- Aufblasbares Spielzeug
- Plastikfolien

PFOA findet sich auch auf einer langen Liste von Industrieprodukten im Alltagsgebrauch:

- Antihaft-Beschichtungen wie Teflon
- Schmutzabweisende Fasern in Teppichen, Möbelstoffen und Outdoor-Kleidung
- Reinigungsprodukte wie Teppichreiniger und Fleckenwasser

Samenöle

Wie kamen wir eigentlich dazu, Samenöle zu verwenden? Angefangen hat alles mit amerikanischen Geschäftsleuten im 19. Jahrhundert. Um 1850 saß die US-Modeindustrie mit einem Haufen eines Nebenprodukts der Baumwollproduktion da: dem Baumwollsamenöl. Die Hersteller in dieser (gelinde gesagt) bereits hochproblematischen Industrie suchten nach einer Verwendung dafür.

Nach jahrzehntelangen Experimenten und diversen fruchtlosen Bemühungen entwickelte Procter & Gamble 1911 ein Verfahren, mit dem Baumwollsamenöl durch hochintensive Hydrierung zu Seife verhärtet werden konnte – und besser noch, das gehärtete Fett ließ sich auch als »neues Schmalz« verkaufen. Das neue Produkt wurde unter dem Namen Crisco (abgeleitet von *crystallized cottonseed oil*) vermarktet.

Ein Jahr darauf wurde in medizinischen Fachzeitschriften der erste Fall eines Herzinfarkts dokumentiert. Mir ist natürlich klar, dass Korrelation nicht unbedingt Kausalität bedeutet. Aber das Timing ist insofern interessant, als bei Medizinern in dieser Zeit die Erkenntnis wuchs, dass die Herzgesundheit stark von Umweltfaktoren beeinflusst wird.

Als die Kardiologie zur eigenen medizinischen Fachrichtung avancierte, wurde 1924 die American Heart Association (AHA) gegründet. In einer Veröffentlichung aus dem Jahr 1961 proklamierte die AHA ihre angebliche Antwort auf Herzerkrankungen – nach einer umfassenden Geldspende durch Procter & Gamble in Höhe von 1,7 Millionen Dollar (inflationsbereinigt wären das heute etwa 17,5 Millionen Dollar).

Und worin bestand die *völlig unvoreingenommene* Empfehlung der AHA? Die Menschen sollten von gesättigten Fettsäuren wie denen in Talg, Butter und Schmalz – unsere Vorfahren hatten sie jahrtausendelang zu sich genommen – auf mehrfach ungesättigte Fettsäuren wie die in pflanzlichen Ölen, zum Beispiel Crisco, umsteigen, »um Herzinfarkte und Schlaganfälle zu vermeiden«.

Okay, verstanden, genug Verschwörungstheorien für heute. Solltest du Lust und Zeit haben, mehr zu diesem Thema zu lesen, nur zu – es ist recht faszinierend, aber auch deprimierend. Doch darum geht es in diesem Kapitel gar nicht. Der Punkt ist, dass Samenöle schädlich sind und du sie weglassen solltest; konzentrieren wir uns also darauf.

Warum auf Samenöle verzichten?

Samenöle machen uns krank und dick. Sie lassen uns rasant altern, machen unsere Haut faltig und verursachen viele Beschwerden, mit denen du dich wahrscheinlich auch herumschlägst.

Am häufigsten werden in der Ernährung der westlichen Welt diese Samenöle verwendet:

- Maisöl
- Traubenkernöl
- Rapsöl
- Sojaöl
- Sonnenblumenöl
- Backfett
- Distelöl

Klingt harmlos, oder? Ich meine, Rapsöl, Sonnenblumenöl? Die hören sich doch super an. Und so natürlich. Bestimmt willst du davon mehr zu dir nehmen, oder? *Nope.*

Samenöle sind instabil, das heißt, sie oxidieren. Oxidieren ist das Gleiche wie Rosten, nur dass es nicht um ein Stück Eisen geht. Bei diesem Prozess entstehen freie Radikale, die deine Zellen beschädigen, dich vorzeitig altern lassen und Falten und Entzündungen fördern.

Leider sind diese Öle überall. Praktisch alle verpackten und zubereiteten Lebensmittel stecken voller Samenöle. Und ich rede nicht nur von Chips und Pommes; auch die scheinbar gesunden Alternativen wie veganer Käse, vegane Burger und Milchersatz auf Pflanzenbasis enthalten sie.

Warum? Zunächst einmal sind sie billig. Deswegen verwenden Restaurants sie so gerne. Dann haben sie nicht besonders viel Geschmack, sie können also tierische Fette ersetzen, ohne den Geschmack zu beeinflussen. Wenn der Barista morgens Honig oder weißen Zucker in deinen Kaffee kippt, würdest du das sofort merken und nach dem ersten Schluck sagen: »Sorry, in meinem Kaffee ist Zucker. Kann ich bitte einen neuen bekommen?«

Verwendet der Barista aber Haferdrink voller Rapsöl, sagst du nicht nach dem ersten Probieren: »Sorry, in meinem Kaffee ist ein krebserregendes, entzündungsförderndes Öl. Das will ich nicht.« Du würdest es trinken und denken: *Lecker, cremig, milchig.* Und da wir die Öle nicht schmecken können, sind wir uns leider oft nicht bewusst, wie viel wir davon konsumieren. Den jüngsten Studien zufolge machen Samenöle bis zu 10 Prozent unserer Ernährung aus.

Was tun?

Selbst wenn du also wie ich zu Hause gesund isst, nimmst du vermutlich jeden Tag trotzdem noch recht viel Samenöl zu dir, weil es allgegenwärtig ist, sogar in gehobenen Restaurants. Warum wird so eine elementare Zutat auf der Menükarte nicht aufgeführt?

Bei einigen meiner Lieblingsrestaurants in Bali steht inzwischen zum Glück auf der Karte: »Wir sind stolz darauf, Butter/Ghee und Kokosöl zu verwenden. Bitte teilen Sie uns mit, wie wir Ihre Mahlzeit zubereiten sollen.« Ich finde das toll, weil ich damit wieder mehr Kontrolle darüber habe, was ich außer Haus zu mir nehme.

Klar, im Restaurant macht man nicht so gerne Zickenalarm. Wir stehen alle unter dem Druck, ein nettes Mädel zu sein, das keine aufdringlichen Fragen stellt oder Sonderwünsche äußert, weil das als unhöflich oder penetrant gilt. Aber du behandelst die Bedienung ohnehin immer respektvoll, warum sollte das also anders sein, wenn du dein Essen bestellst? Bleib freundlich wie immer, während du ein paar Fragen stellst.

Wir bewirken Veränderungen, indem wir Fragen stellen wie: »Könnten Sie mir sagen, was für Öl Sie für dieses Gericht verwenden?« In etwas teureren Restaurants wird der Gast oft gefragt, ob irgendwelche Unverträglichkeiten oder Allergien vorliegen. Bitte glaube mir, die durch Samenöle hervorgerufenen Entzündungen sollten genauso ernst genommen werden wie eine Laktoseintoleranz. Sie können sich verheerend auf deinen Körper auswirken, und das will ich nicht.

Glyphosat

Glyphosat ist wie ein toxischer Ex, der sich dauernd durch die Ritzen zwängt und wieder in unserem Leben auftaucht, egal, wie hartnäckig wir ihn abzuwimmeln versuchen (nein, du bekommst *keine* weitere Chance). Am bekanntesten ist der Unkrautvernichter in Form des Herbizids Roundup von Monsanto (Monsanto gehört heute zum Pharmahersteller Bayer). Aber was geht dich ein Unkrautvernichter an?

Tja, Glyphosat ist in der Agrarindustrie deswegen so beliebt, weil es so gut funktioniert – etwas zu gut. Es kommt flächendeckend bei genetisch modifizierten Feldfrüchten wie Soja, Mais und Raps zum Einsatz, die so gezüchtet werden, dass ihnen das Gift nichts ausmacht. Die Bauern können daher ihre Felder mit Glyphosat besprühen und töten dabei das Unkraut, nicht aber die Feldfrucht. Das Ergebnis? Glyphosat-Rückstände können in unserer Nahrung und damit in unserem Körper enden (besonders als filmartige Schicht in unserem Darm).

Glyphosat kann unsere Darmflora zerstören. So wie es Pflanzen tötet, schädigt es möglicherweise nützliche Bakterien in deinem Darm, stört das anfällige Gleichgewicht und führt eventuell zu Beschwerden wie einem geschwächten Immunsystem oder Verdauungsproblemen.

Einige Studien deuten auf einen Zusammenhang zwischen Glyphosat-Kontakt und diversen gesundheitlichen Problemen hin, etwa Zöliakie, Autismus und Krebs, insbesondere vom Typ Non-Hodgkin-Lymphom. Mich trifft das besonders, denn der Großvater meines Partners, der als Hobbygärtner jahrelang seine Pflanzen mit dem »sicheren« Glyphosat besprühte, ist unerwartet an einem Non-Hodgkin-Lymphom gestorben. Diese Art von Krebs tritt bei Landwirten wesentlich häufiger auf als im Durchschnitt, und in diesem Zusammenhang laufen gegen den Bayer-Konzern über 100 000 Klagen.

Wie kannst du Glyphosat in deiner Ernährung meiden? Iss Bio-Produkte (in der biologischen Landwirtschaft ist Glyphosat verboten), wasche und schäle Obst und Gemüse, verwende frische Lebensmittel statt verarbeitete und lass die Finger von Produkten, von denen man weiß, dass sie mit der Chemikalie behandelt werden, zum Beispiel Hafer.

Gluten

Das Gluten, das heute in unseren Lebensmitteln steckt, unterscheidet sich drastisch von dem, das unsere Großeltern noch zu sich nahmen. Mich macht das traurig, weil ich Brot liebe und als Kind zu fast jeder Mahlzeit Brot gegessen habe.

Warum aber haben plötzlich so viele Menschen eine Gluten-Unverträglichkeit, wo wir doch seit über 10 000 Jahren Weizen konsumieren? Damals gab es die einfachere Urgetreideart namens Einkorn. Über 1000 Jahre veränderten wir diesen Weizen durch Züchtung, um die Erträge zu steigern, seine Backeigenschaften zu verbessern und ihn gegen Krankheiten resistent zu machen. In dieser Zeit hat er sich genetisch stark verändert.

Der moderne Weizen hat sehr viel mehr Chromosomen (42, Einkorn dagegen nur 14), was uns sehr viel Stärke und sehr viel Gluten beschert. Der erhöhte Glutenanteil macht unser Brot fluffiger, weicher und appetitlicher, fördert aber auch Suchtverhalten und Überkonsum. Die hohe Stärkekonzentration pusht nämlich unseren Blutzuckerspiegel massiver als weißer Zucker, und durch Gluten verursachte Darmschäden lösen bei vielen Menschen eine Entzündungsreaktion aus.

Selbst bei Bio-Weizen sind die Gene immer noch verändert, trotzdem ist die Sache ein bisschen verzwickt: Unsere Körper (und besonders unser Verdauungssystem) sind eigentlich große Fans des »klassischen« Glutens, für dessen Verdauung sie durch die Evolution prädestiniert sind. Viele sind aber sozusagen in der Vergangenheit stecken geblieben und erkennen oder mögen dieses neue, heutige Gluten nicht.

Das »dreckige Dutzend«

Die amerikanische Organisation Environmental Working Group (EWG) publiziert jährlich unter dem Titel *The Dirty Dozen* (»Das dreckige Dutzend«) eine Liste der Obst- und Gemüsesorten mit den höchsten Pestizidrückständen (zum Beispiel Glyphosat). Wenn du es dir nicht leisten kannst, Obst und Gemüse immer in Bio-Qualität zu kaufen, orientiere dich an der nachfolgenden Liste der Lebensmittel, die besser in Bio-Qualität gekauft werden sollten:

1. Erdbeeren
2. Spinat
3. Grünkohl, Gemüsekohl
4. Nektarinen
5. Äpfel
6. Trauben
7. Kirschen
8. Pfirsiche
9. Birnen
10. Paprika und Chilischoten
11. Sellerie
12. Tomaten

Für Deutschland publiziert das Bundesamt für Verbraucherschutz und Lebensmittelsicherheit (kurz BVL) jährlich eine »nationale Berichterstattung Pflanzenschutzmittelrückstände in Lebensmitteln«. Im Jahr 2022 waren dies die Lebensmittel mit der größten Belastung:

1. Bohnen, mit Hülsen
2. Granatäpfel
3. Tee (schwarz und grün)
4. Frische Kräuter
5. Ingwerwurzeln
6. Auberginen
7. Linsen (getrocknet)
8. Kirschen
9. Paprika
10. Avocados
11. Mangos
12. Aprikosen

Schimmel

Schimmelpilz kann auf unterschiedlichen Lebensmitteln wachsen, beispielsweise auf Brot, Käse, Obst und Gemüse. Der Verzehr verschimmelter Lebensmittel kann sich auf die Gesundheit unterschiedlich und teilweise sehr schwerwiegend auswirken.

Die meisten Schimmelsorten sind beim Verzehr harmlos, einige produzieren jedoch schädliche Substanzen, sogenannte Mykotoxine. Die wiederum können diverse Beschwerden hervorrufen, von leichten allergischen Reaktionen und Verdauungsproblemen bis hin zu gravierenden Problemen wie Immunsuppression, Nervenschädigung und Krebs.

Grundsätzlich lautet der Rat bei angeschimmelten Lebensmitteln: im Zweifel lieber weg damit. Das gilt besonders dann, wenn sie über zu lange Zeit falsch gelagert wurden. Besonders häufig ist das Schimmelproblem bei unsachgemäß gelagerten grünen Kaffeebohnen. Werden sie zu warm und zu feucht gelagert, kann sich Schimmel bilden. Beim Rösten lässt er sich zwar abtöten, doch die Mykotoxine überleben und landen womöglich in deinem Kaffee – und in deinem Körper.

Schwermetalle

Am häufigsten finden sich Schwermetalle in Fisch und Pestiziden, aber auch Leitungswasser kann davon beeinträchtigt sein. Da in den USA 85 Prozent der Leitungen mit Rost und Blei belastet sind, lautet der entscheidende Tipp zur Vermeidung von Schwermetallen, kein Leitungswasser zu trinken. Deswegen investieren Biohackerinnen stets in ihr Wasser. In Deutschland hingegen hat das Leitungswasser je nach Gegend eine gute bis sehr gute Qualität und hält zu über 99 Prozent die gesetzlichen Vorgaben ein. Bleileitungen sind auch eher selten, seit 1973 wird Blei gar nicht mehr als Leitungsmaterial verwendet.

Erhöhte Werte von Schwermetallen wie Quecksilber können viele schlimme Folgen haben, etwa Haarausfall (jetzt wirst du hellhörig, oder?). Wenn du dich schlapp und benommen fühlst, solltest du einmal deine Schwermetall-Werte testen lassen.

Fischsorten wie Seebarsch, Makrele, Schwertfisch, Thunfisch (Großaugen-, Gelbflossen-Thunfisch, Bonito) und Lachs (gezüchtet oder aus dem Atlantik) enthalten viel Quecksilber, weshalb vor dem Verzehr während der Schwangerschaft gewarnt wird.

Wenig Quecksilber weisen dagegen Sardinen (mein Lieblingsfisch), frischer Wildlachs, Schellfisch, Seezunge und Forelle auf. Mahi Mahi (Goldmakrele), Kabeljau und Red Snapper (Schnapper) liegen irgendwo in der Mitte und sollten seltener gegessen werden als die anderen; man muss sie aber nicht gänzlich weglassen.

Antinährstoffe

Nahrungsmittel enthalten drei wesentliche Komponenten: Energie (Kalorien), Nährstoffe (Vitamine) und Antinährstoffe. Letzteres überrascht dich vielleicht, aber Antinährstoffe sind natürliche oder synthetische Elemente, die deinen Körper davon abhalten, Nährstoffe aus deiner aufgenommenen Nahrung maximal zu verwerten.

Antinährstoffe führen vermutlich zum sogenannten Leaky-Gut-Syndrom – auch wenn es wissenschaftlich nicht bewiesen ist – und damit zu stärkeren Entzündungen. Ebenfalls interessant ist, dass dein Hungergefühl sich womöglich noch steigert, wenn du mehr Antinährstoffe konsumierst! Der Grund dafür ist, dass dein Körper die benötigten Nährstoffe von diesen Nahrungsmitteln nicht bekommt, weshalb dein Gehirn dem Körper signalisiert, dass du immer noch hungrig bist.

Alle Menschen reagieren unterschiedlich auf Antinährstoffe. So ist es zum Beispiel möglich, dass mein Körper Lektine (aus Bohnen und Erdnüssen) relativ gut verdaut, du aber eine Reaktion darauf feststellst.

Wir gehen zunächst die häufigsten Antinährstoffe durch, bevor wir uns ansehen, wie sie sich vermeiden lassen.

Lektine

Lektine sind Eiweiße, die sich an die Darmschleimhaut binden und den Darm durchlässig (engl. *leaky*) machen. Das heißt, es bilden sich »Löcher«, durch die Nahrungspartikel in den Blutkreislauf gelangen und dort Entzündungen und Vergiftungen fördern. Lektine finden sich in Auberginen, Paprika, Tomaten, Kartoffeln, Getreide wie Quinoa und Vollkornreis, Linsen und Bohnen. Zum Glück kannst du viele der Lektine aus den Lebensmitteln entfernen, indem du sie vorher kochst. Idealerweise solltest du jedoch einige dieser entzündungsfördernden Lebensmittel weglassen und weniger kritische Varianten verwenden.

Hier einige Beispiele:

- Iss geschälten Reis statt Vollkornreis. Letzterer enthält sehr viele Lektine, weitere Antinährstoffe sowie Arsen. (Jeder Reis enthält Spuren von Arsen, einem natürlich vorkommenden Bodenmineral, doch in Vollkornreis sind es etwa 80 Prozent mehr als in weißem Reis, weil das Arsen sich tendenziell im Häutchen konzentriert, das beim weißen Reis abgeschält wird.)
- Verwende Süßkartoffeln statt normaler Kartoffeln. Süßkartoffeln haben keine Lektine und eignen sich besser zur Regelung des Blutzuckerspiegels.
- Setze auf Mandelbutter statt Erdnussbutter.

Phytinsäure

Phytinsäure bindet sich an Magnesium, Eisen, Kalzium und Zink, sodass diese nicht mehr aus der Nahrung aufgenommen werden können.

Große Mengen an Phytinsäure enthalten Vollkornreis, Hafermehl, Weizen, Gerste, Roggen, Mandeln, Walnüsse, Sesam, Leinsamen, Sonnenblumenkerne, Bohnen, Linsen, Sojabohnen (einschließlich verarbeiteter Produkte wie Tofu und Tempeh) sowie einige pflanzliche Öle. Ein einfacher Hack dagegen ist die Verwendung von Avocado-, Kokos- oder Olivenöl statt Raps- oder Samenölen.

Oxalsäure

Oxalsäure bindet sich an das Kalzium in deinem Blut und bildet Kristalle, die das Entstehen von Nierensteinen begünstigen. Beim Kochen geht ein Teil der Oxalsäure ins Kochwasser über; du solltest also rohen Grünkohl und Spinat meiden oder beides stets kochen und dann das Kochwasser wegschütten. Auch durch gleichzeitig aufgenommene Ballaststoffe oder Milchprodukte lässt sich der Gehalt reduzieren, denn sie binden Oxalsäure, sodass der Körper weniger davon aufnimmt. Oxalsäure kommt auch in Brokkoli, Blumenkohl, Mangold, Roter Bete, Petersilie und Schokolade vor. Das Keimenlassen von Samensprossen vor dem Verzehr ebenso wie der Prozess der Fermentierung, bei der die natürlichen Verteidigungskomponenten dieser Pflanzen entgiftet werden, reduzieren die Oxalsäure. Darauf werden wir später in diesem Kapitel noch zu sprechen kommen.

Antinährstoffe aus der Ernährung entfernen – so funktioniert es

Zum Glück brauchst du Gemüse mit Antinährstoffen nicht völlig wegzulassen. So kannst du diese kleinen Fieslinge loswerden:

Einweichen: Gemüse in Wasser einzuweichen, trägt dazu bei, bestimmte Antinährstoffe wie Phytinsäure und Oxalsäure zu reduzieren. Wenn du zum Beispiel Bohnen und Hülsenfrüchte vor dem Kochen über Nacht einweichst, reduziert das die Phytinsäurekonzentration. Das Einweichwasser solltest du dabei unbedingt wegschütten und zum Kochen frisches Wasser verwenden.

Fermentieren: Beim Fermentieren können einige Antinährstoffe abgebaut und damit die Bioverfügbarkeit erhöht werden. Gute Beispiele für fermentierte Lebensmittel sind Sauerkraut und Kimchi.

Kochen: Gemüse zu kochen, kann Antinährstoffe neutralisieren oder verringern. Hitze löst komplexe Bindungen, sodass Nährstoffe besser absorbierbar sind. Grünkohl oder Spinat esse ich am liebsten gekocht, gedämpft oder gebraten.

Blanchieren: Beim Blanchieren wird Gemüse kurz gekocht und anschließend in eiskaltem Wasser abgeschreckt. Damit lassen sich Antinährstoffe reduzieren, während viele Nährstoffe trotzdem erhalten bleiben.

Keimen: Samen, Körner und Hülsenfrüchte vor dem Verzehr keimen zu lassen, senkt ihren Gehalt an Antinährstoffen. Beim Keimprozess werden Enzyme aktiviert, die die Verbindungen lösen.

Mit Vitamin C kombinieren: Vitamin C erhöht die Eisenaufnahme und mildert die Wirkung bestimmter Antinährstoffe wie Phytinsäure ab. Denk daran, stark eisenhaltiges Gemüse (etwa Spinat) mit Vitamin-C-reichen Lebensmitteln (zum Beispiel Zitrusfrüchten) zu kombinieren.

»C-L-E-A-N B-O-D-Y«-Methode

Du willst deinen Körper von all diesen gruseligen Chemikalien entgiften, mit denen du bombardiert wirst? Dann befolge meine »C-L-E-A-N B-O-D-Y«-Methode!

C: Clean Care

Wenn du deinen Körper entschlacken möchtest, hilft am besten, ihn nicht mit Toxinen zu füttern. Je cleaner dein Lifestyle ist, desto weniger muss »entgiftet« werden. Auch ganz abgesehen von der Ernährung kannst du mit Apps wie Yuka oder Codecheck entschlüsseln, was deine Kosmetikprodukte enthalten; du weißt, über die Haut absorbierst du viel mehr, als du denkst.

L: Liebe deine Leber und deinen Darm

Die Leber ist die zentrale Entgiftungsfabrik in deinem Körper, sie verstoffwechselt deine Hormone und Toxine. Eine Rizinusöl-Packung für die Leber unterstützt den Entgiftungsprozess. In meinen Kursen zitiere ich immer wieder den griechischen Arzt Hippokrates: »Alle Krankheiten beginnen im Darm.« Auch der Östrogenspiegel wird über den Darm geregelt, es ist also entscheidend, genügend Ballaststoffe bereitzustellen, damit dein Darm und dein Verdauungssystem so effizient wie möglich arbeiten können. Ist dein Darm durchlässig, gelangen die Toxine in den Blutkreislauf, sodass noch mehr Entzündungen auftreten.

E: Eliminieren durch Training

Schwitze es aus! Alles, was dich ins Schwitzen bringt – Krafttraining, Laufen, Tanzen, Hot Yoga, Saunagänge oder auch Sex –, kann dazu beitragen, diese Toxine loszuwerden. Wische dir den Schweiß ab, damit du ihn durch die Haut nicht gleich wieder aufnimmst – und trinke Wasser! Wasser ist ein natürliches Entgiftungselixier. Wenn du mit der Hand ein T-Shirt auswäschst, spülst du danach doch auch das Waschwasser aus. Das Gleiche gilt für deinen Körper. Mindestens einmal am Tag nach dem Schwitzen Mineralwasser zu trinken, ist ein wirksamer Biohack, um Toxine zu eliminieren. Wenn du gut hydriert bist, hilfst du den Nieren, Abfallstoffe und Toxine auszuspülen. Gib frischen Zitronensaft in dein Wasser, auch Vitamin C hilft bei der Entgiftung.

A: Adaptogene und Supplemente

Bestimmte Kräutertees wie Löwenzahnwurzel, Mariendistel und Brennnessel sind für ihre entgiftenden Eigenschaften bekannt. Integriere diese Tees in deine Tagesroutine und fördere damit die Gesundheit deiner Leber sowie die Entgiftung. Wenn es dir lieber ist, kannst du sie alternativ als Supplemente einnehmen.

N: Nahrung und No Food (Fasten)

Du bist, was du isst, weißt du noch? Achte auf Wachstumshormone in deinem Essen, besonders in industriellen Molkereiwaren und Hühnchen. Achte zudem auf Pestizide, Herbizide und Glyphosat, die dein Hormongleichgewicht stören. Kaufe wann immer möglich Bio-Produkte, wasche dein Gemüse und meide konventionellen Weizen und Hafer (beides ist voller Glyphosat). Pass genau auf, was für Wasser du trinkst. Praktiziere Intervallfasten, um deinem Verdauungssystem dringend benötigte Pausen zu gönnen und es deinem Körper zu ermöglichen, sich auf Entgiftung und Zellregeneration zu konzentrieren. Versuche, deinem Körper ständig Autophagie zu ermöglichen.

B: Bettgehzeit und Atmen

Stress ist ein stilles Toxin, das deinen Körper fix und fertig machen kann. Dein Parasympathikus fördert die Entgiftung. Gesunder Schlaf ist unverzichtbar für die natürlichen Entgiftungs- und Regenerationsprozesse deines Körpers. Erholsamer machst du deinen Schlaf, indem du eine entspannende Abendroutine einführst und dein Schlafumfeld optimierst.

O: Ölziehen und Trockenbürsten

Zungenschaben und Trockenbürsten sind uralte Techniken und obendrein billig, einfach und effektiv.

Beim Trockenbürsten massierst du dir mit einer Bürste aus Naturborsten den Körper (immer zum Herzen hin). Damit stimulierst du dein Lymphsystem und unterstützt die Entgiftung. Außerdem regst du damit den Kreislauf an, entfernst tote Hautschuppen, förderst die Zellerneuerung, peelst die Haut, reduzierst Schwellungen und Zellulitis und gibst dir neue Energie.

Ölziehen (eine Mundspülung mit Öl) kann Bakterien und Toxine aus dem Mund entfernen, und die tägliche Zungenreinigung mit einem Zungenschaber ist ein Muss. Deine Zunge initiiert den Verdauungsprozess, indem sie Geschmack wahrnimmt und deinem Magen signalisiert, dass er gleich Arbeit bekommt. Wenn du Mund und Zunge gesund hältst, schaffst du damit die Grundlagen für eine insgesamt bessere Gesundheit.

D: Detox für die Verdauung

So, meine Liebe, es ist Zeit, uns um das zu kümmern, was aus dem Darm in die Freiheit gelangt.

Jetzt werden wir kurz sehr intim. Ich dachte immer, ein großes Geschäft pro Tag wäre schön, aber es war mir eigentlich egal, dass ich meinen Darm seltener entleerte als mein Freund. Beim Burning Man Festival 2019 war ich neun Tage lang kein einziges Mal richtig auf dem Klo. Aber seitdem ich weiß, was ich jetzt weiß (dass nämlich all die Toxine, die meinen Körper hätten verlassen sollen, wieder aufgenommen wurden, weil sie über eine Woche in meinem Darm festsaßen), achte ich definitiv mehr darauf, wie oft ich aufs Klo gehe. Zwar funktioniert jede Frau anders, aber eine unregelmäßige Darmentleerung kann ein Anzeichen für eine bakterielle Fehlbesiedelung (SIBO), das methanogene Überwucherungssyndrom (IMO), chronisch-entzündliche Darmerkrankungen (CED), das Reizdarmsyndrom (RDS), Hormonschwankungen oder für eine Fehlernährung sein.

Mir ist aufgefallen, dass bei uns Frauen die Toilettengewohnheiten oft mit dem Geborgenheitsgefühl zusammenhängen. Als ich mich nach vier

Jahren von meinem Partner trennte (Spoiler: Wir sind beide emotional gereift und inzwischen wieder zusammen, es gab also ein Happy End) und eine Zeit lang in einem Airbnb wohnte, fühlte ich mich dermaßen unsicher, dass ich einfach nicht aufs Klo konnte. Es war, als versuchte mein Körper, alles festzuhalten, um wenigstens den Anschein von Kontrolle zu wahren.

Damals experimentierte ich mit Ayahuasca, der psychedelischen Pflanzenmedizin der südamerikanischen Ureinwohner. Ich hörte es im Rausch ganz deutlich: »Du musst diese Scheiße gehen lassen. Es ist höchste Zeit.« Da wurde mir klar, wie sehr ich mich an die Vergangenheit klammerte, an die Vorstellung, was Jacob und ich bisher gewesen waren, wer ich bislang war. Ich versuchte mit allen Mitteln, das alles festzuhalten.

Seit dieser Ayahuasca-Erfahrung höre ich jedes Mal diese Stimme, wenn ich weiß, dass ich nachgeben muss: »Lass diese Scheiße gehen.« Und kein Wunder: Seitdem hatte ich nie mehr Probleme mit dem Stuhlgang. Mein Körper und mein Geist arbeiten Hand in Hand, um loszulassen, was immer aus meinem Leben herausmuss – manchmal eben auch wortwörtlich.

(Ergänzend will ich noch anführen, dass eine andere Form der Systemreinigung eine digitale Detox-Kur ist, bei der du Körper und Geist von der ständigen Bombardierung mit Informationen und der vielen Bildschirmzeit entgiften kannst. Entgiftung als Lifestyle zu betreiben und nicht nur als zeitweilige Notlösung, ist der ultimative Biohack für die Regulierung deiner Hormone.)

Y: Yet – noch nicht

Vielleicht bist du nicht bereit, so viele Biohacks einzuführen … noch nicht. Das ist völlig in Ordnung! Wir wollen nicht perfekt, sondern nur 1 Prozent besser sein als vorher. Suche dir aus dem »C-L-E-A-N B-O-D-Y«-Schema einen Punkt heraus, mit dem du anfängst. Schließlich geht es um DICH und um sonst niemanden.

Zum Beispiel habe ich mir vor über zehn Jahren die Brüste machen lassen. Werde ich gefragt, ob ich das heute rückgängig machen will – »Du bist doch jetzt Biohackerin, da musst du doch …« –, sage ich nicht Nein, sondern *yet*, also »noch nicht«. Ich checke mich regelmäßig durch (vor allem meine Schwermetall-Werte), bis jetzt ist alles im grünen Bereich; da scheint mir eine OP mit Antibiotika und allem Drum und Dran im Moment die größere Belastung. Irgendwann in der Zukunft kann ich mir das definitiv vorstellen. Nur eben jetzt noch nicht.

Beim Biohacking geht es nicht um alles oder nichts. Erinnere dich, was ich zu Anfang des Buchs sagte: Lass dir von niemandem vorwerfen, dass du etwas »immer noch« tust. Du bist ein Mensch mit deinen eigenen Entscheidungen und deinem eigenen Leben; denk daran und triff die Entscheidungen, die für dich im Augenblick am sinnvollsten klingen. Nimm dir das Recht, die Macht des *yet* auszuspielen, wenn du das Bedürfnis danach hast.

Meide toxische Menschen

Vielleicht findest du es komisch, dass ich toxische Menschen im Kapitel über Toxine anspreche, aber eben deswegen! Entziehen sie dir nicht deine Energie, machen dir unnötigen Stress und versuchen, dich zu manipulieren oder auszunutzen, sodass du dich buchstäblich genauso erschöpft fühlst wie mit zu viel Schwermetallen im Körper? Unsere Kontakte müssen wir *genauso dringend* entgiften wie unsere Ernährung.

Toxische Menschen aus deinem Leben zu entfernen, kann eine Herausforderung sein, aber es ist ein entscheidender Schritt, um dein Umfeld gesünder und positiver zu machen.

Zunächst einmal musst du toxische Verhaltensweisen und -muster erkennen: anhaltende Negativität, Manipulation, Respektlosigkeit, Gaslighting (eine Form des emotionalen Missbrauchs) und andere Verhaltensweisen, die dir deine emotionale oder körperliche Energie rauben.

Wenn du in einem Umfeld aufgewachsen bist, in dem dieses Verhalten normal war, meinst du vielleicht, toxische Menschen wären die Norm. Das sind sie aber nicht. Es tut mir leid, wenn du trotzdem genau das vorgelebt bekommen hast. Beziehungen sollen eine Stütze, eine Bereicherung sein, man soll sich willkommen und akzeptiert fühlen.

Ziehe klare Grenzen und gib der toxischen Person zu verstehen, welche Verhaltensweisen inakzeptabel und welche Folgen zu erwarten sind, wenn sie so weitermacht. Bleibe dabei immer klar und konsequent.

Schränke deinen Kontakt mit toxischen Menschen möglichst stark ein, indem du zum Beispiel weniger mit ihnen kommunizierst, bestimmten Events oder Zusammenkünften fernbleibst, bei denen ihr euch begegnen würdet, und brich bei sehr toxischen Personen gänzlich den Kontakt ab.

Sprich mit Menschen, denen du vertraust – Freunden, Verwandten oder einer Therapeutin –, über deine Erlebnisse. Sie können dich emotional stützen, dir Orientierung und eine objektive Perspektive bieten. Stell dein Wohlbefinden voran und verwende Zeit und Energie auf Dinge, die dir Freude, Frieden und Erfüllung geben. Achte auf deine Selbstfürsorge und betreibe Sport, lege dir Hobbys zu, sei achtsam und verbringe Zeit mit positiven Menschen, die dich unterstützen.

Umgib dich mit Menschen, die dich aufrichten und inspirieren. Suche nach gesunden Beziehungen, die dein persönliches Wachstum und Wohlbefinden fördern. In manchen Fällen wirst du, um toxische Menschen aus deinem Leben zu entfernen, die Beziehung zu ihnen völlig abbrechen müssen. Das kann eine große Herausforderung sein, vor allem wenn es sich um ein Familienmitglied oder eine langjährige Freundin handelt.

Und doch musst du dein mentales und emotionales Wohlbefinden unbedingt voranstellen. Toxische Menschen aus deinem Leben zu entfernen, ist ein Akt der Selbstliebe und des Selbstschutzes. Anfangs mag es etwas schwierig sein, aber am Ende schafft es Raum für gesündere Beziehungen und ein positiveres, erfülltes Leben. Das verspreche ich dir.

Take-Home-Messages

- Meide entzündungsfördernde Lebensmittel und Toxine: Halte dich fern von Adipogenen, Samenölen und Glyphosat in verarbeiteten Lebensmitteln sowie von bestimmten Kunststoffen und Pestiziden.
- Begrenze die Aufnahme von Schwermetallen und Antinährstoffen: Konsumiere Fisch mit niedrigem Quecksilbergehalt, wähle bevorzugt Bio-Gemüse und koche es, um die Antinährstoffe in ihrer Wirksamkeit zu begrenzen.
- Befolge das »C-L-E-A-N B-O-D-Y«-Schema: Nimm einen cleaneren Lifestyle an, fördere deine Leber- und Darmgesundheit; treibe regelmäßig Sport und integriere Adaptogene, Supplemente und Intervallfasten.
- Erkenne den Zusammenhang von emotionaler und körperlicher Gesundheit: Gefühle beeinflussen erheblich die Körperfunktionen, vor allem die Verdauung und Darmgesundheit.
- Halte dich von toxischen Menschen fern: Setze klare Grenzen und umgib dich mit Leuten, die dich in deiner mentalen und emotionalen Gesundheit unterstützen.
- Führe nach und nach Biohacks ein: Geh dabei in deinem Tempo vor, konzentriere dich auf allmähliche Optimierung und sei offen für künftige Veränderungen.

LEVEL 3: RICHTE DICH NACH DEINEM ZYKLUS

KAPITEL 6

DIE MACHT IST MIT DIR!

Wow, schau dich mal an! Du hast Level 1 und 2 hinter dir und weißt jetzt, wann du essen solltest und wofür du dich am besten entscheidest, wenn du gerade nicht bioslackst. Und schon bist du bei Level 3. Wenn du mich fragst, ist es das beste Level, also halte dich fest! Oder besser gesagt, halte dich nicht fest, sondern mach dich bereit zum Abheben, denn auf diesem Level wirst du spektakuläre Power freisetzen, von der du vielleicht nicht wusstest, dass du sie überhaupt besitzt.

Fast alle Superhelden-Filme folgen demselben Muster: Die Protagonisten haben eine besondere Fähigkeit, halten sie aber für einen Fluch, weil sie sie so anders macht als den Rest der Welt. Sie hassen sich dafür, bis sie jemandem begegnen, der ihnen zu der Erkenntnis verhilft, dass diese Gabe mitnichten ein Fluch ist, sondern eine Superkraft.

Dieser Plot existiert übrigens auch außerhalb des Superhelden-Genres, denk nur an Luke Skywalker von *Star Wars*. Anfangs hat Luke keine Ahnung von seiner Macht (seiner Gabe). Erst als er anfängt, mit seinen Mentoren Obi-Wan Kenobi und Yoda zu trainieren, wird er ein mächtiger Jedi, den am Ende nichts und niemand mehr aufhalten kann. Oder Elsa aus *Frozen*: Zu Beginn betrachtet Elsa ihre Eiskräfte als Fluch und versucht, sie zu unterdrücken. Als sie aber schließlich lernt, sie zu akzeptieren, entfaltet sie unglaubliche Kräfte.

Tja, weißt du was? Die Superheldin bist du. Und was du für dein Kryptonit hältst – deine Hormone und diese lästige Sache, die einmal pro Monat passiert (die Periode) –, ist deine Gabe und deine Superkraft. Sagen wir, die »dunkle Macht« hat dir so das Hirn gewaschen, dass du deine Macht gar nicht ausnutzt.

Doch jetzt ist Zeit für einen Szenenwechsel. Mach den Griff zu diesem Buch zu deiner Version des Zusammentreffens mit Obi-Wan Kenobi und zum Beginn deiner Reise als Superheldin. Du bist hier, um das Vermächtnis von Liebe, Fürsorge und Zärtlichkeit weiterzugeben, das nur Frauen in diese Welt bringen können – also halte dich fest und mach dich bereit, deine »Waffen« zu erkennen: deine Hormone. Ich will dir erklären, wie du richtig mit ihnen umgehst.

Das endokrine System

Als Erstes solltest du Bekanntschaft mit deinem endokrinen System machen. Das endokrine System ist eine bunte Truppe aus Drüsen und Organen, die – nach einer brillanten Formulierung der Hormonexpertin und Autorin Dr. Alissa Vitti – »über eine chemische Sprache namens Hormone miteinander kommunizieren«. Hormone werden oft über Leber, Darm und Haut verstoffwechselt; das heißt, unser Körper scheidet sie darüber aus.

In deinem Körper gibt es mehr als 50 verschiedene Hormontypen. Von den wichtigsten hast du gewiss schon gehört:

- Insulin (das Zuckerhormon)
- Oxytocin (das Kuschelhormon)
- Serotonin (das Glückshormon)
- Dopamin (das »Mehr davon!«- Hormon)
- Adrenalin (das Erregungshormon)
- Cortisol (das Stresshormon)
- Östrogen (das weibliche und Wellnesshormon)
- Testosteron (das männliche Hormon)
- Progesteron (das beruhigende und Schwangerschaftshormon)
- Melatonin (das Schlafhormon)

Wenn wir Pickel bekommen, Gewicht zulegen oder Periodenschmerzen haben, neigen wir dazu, zu denken, nur unsere Geschlechtshormone seien aus dem Ruder gelaufen. Tatsächlich aber hängen sie alle so eng miteinander zusammen, dass du dich dann vermutlich auch unwohl fühlst oder Probleme hast, Stress zu verarbeiten oder gut zu schlafen.

Wir leben in einer Welt voller endokriner Disruptoren (einfacher gesagt, voller elender Giftstoffe), die unser Hormonsystem stören und alles aus dem Gleichgewicht bringen.

Wenn wir sagen: »Mein Hormonhaushalt ist aus dem Lot«, meinen wir eigentlich: »Meine Drüsen und Organe haben Kommunikationsprobleme.« Wenn andere Stoffe die Kommunikation zwischen unseren Organen über den Haufen werfen, nennen wir sie endokrine Disruptoren.

Hormone/endokrine Disruptoren

In deiner Umwelt gibt es jede Menge Produkte, Toxine und Lebensmittel, die deinen Menstruationszyklus beeinträchtigen können. Ich nenne hier einige der wichtigsten Faktoren:

- Verzehr von Gemüse aus nichtbiologischem Anbau
- Verzehr von Fleisch, das nicht frei von Antibiotika und Hormonen ist
- Hautkontakt mit Kassenbons oder, schlimmer noch, Kontakt mit Kassenbons nach der Handdesinfektion, weil deine Haut dann noch mehr Bisphenol A (BPA) aufnimmt
- Trinken aus Plastikflaschen (Otto Normalverbraucher kann pro Woche eine Menge an Plastik aufnehmen, der das Volumen einer Kreditkarte entspricht)
- Gebrauch von Reinigungs- und Waschmitteln, die voller Chemikalien sind
- Benutzung von handelsüblichen Kosmetik- und Hautpflegeprodukten
- Verwendung von gewöhnlichem Nagellack und Raumsprays, die nicht vollständig aus natürlichen Materialien bestehen
- Gebrauch von Tampons und Binden ohne Bio-Qualität
- Verwendung von künstlichen Düften statt natürlicher Parfüms

Ich weiß. Das ist *viel.* Aber keine Panik. Man kann diese Stoffe vermeiden, und dafür sind wir hier.

Zunächst: Woran erkennst du, dass dein Hormonhaushalt aus dem Lot ist?

Hier sind einige Anzeichen für ein hormonelles Ungleichgewicht und nicht zyklusgemäße Lebensgewohnheiten:

- Stimmungsschwankungen
- Gewichtszunahme – besonders an Bauch und Hüften
- Prämenstruelles Syndrom (PMS)
- Periodenschmerzen (möglicherweise ein Anzeichen für Endometriose, PCOS usw.)
- Schmerzende Brüste
- Blähungen
- Unruhiger Schlaf
- Müdigkeit
- Hungeranfälle
- Anormaler Haarwuchs
- Unregelmäßiger Zyklus
- Akne
- Motivations- und Energielosigkeit

Gemein daran ist, dass diese Symptome auch infolge von Umwelttoxinen auftreten können, aber wir konzentrieren uns erst einmal auf die Hormone.

Hormonhierarchie

Für die Hormone gilt nicht der Gleichheitsgrundsatz. Anna Cabeca erklärt in ihrem Buch *The Hormone Fix* die Hierarchie der Hormone, nach der einige von ihnen die übrigen nahezu »ausschalten«.

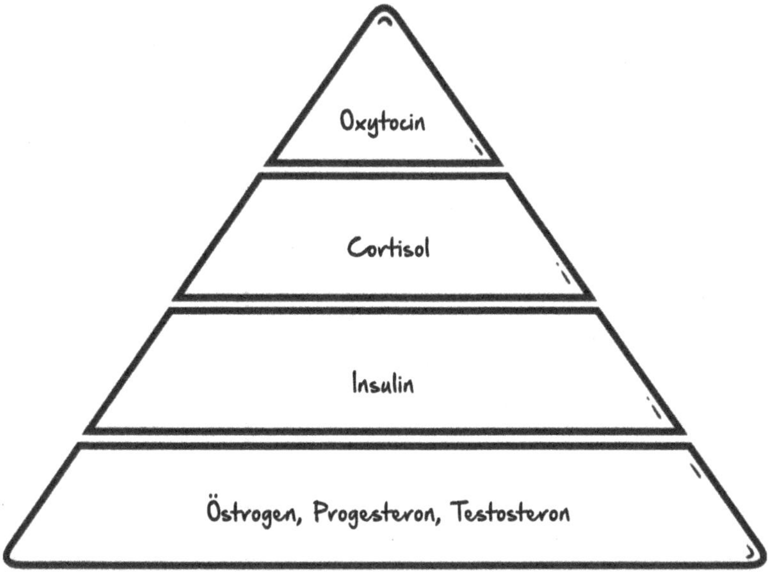

Oxytocin – das »Liebeshormon«

Oxytocin wird manchmal als Königin der Hormone bezeichnet, so spürbar kann es einen durchrauschen – und es fühlt sich so gut an! »Liebeshormon« nennen wir es, weil es (gemeinsam mit Serotonin) in die Höhe schießt, wenn wir kuscheln, streicheln, schmusen – mit dem Hund oder beim Sex, und es gibt so viel mehr als ein warmes, wohliges Gefühl. Es wirkt als Hauptregler für Körper und Geist und als Wegbereiter für eine bessere Hormonregulierung. Den Oxytocinspiegel zu boosten, geht über einen Wohlfühl-Hack hinaus; es ist ein Biohack, der dem endokrinen System insgesamt zu mehr Gleichgewicht hilft. In Kürze beschäftigen wir uns mit ein paar wirksamen Möglichkeiten, deinen Oxytocinspiegel zu steigern!

Cortisol – das Stresshormon

Cortisol wird häufig als Bad Guy dargestellt, aber ich stelle es mir lieber als eine Freundin vor, die in dosierten Mengen total guttut, aber zu anstrengend wird, wenn sie zu lange bleibt. Wenn das Leben dir wieder einmal ein

Bein stellt, zum Beispiel ein supereiliges Projekt oder einen Beinahe-Unfall, steht das Cortisol auf der Matte und sagt: »Halte mal kurz, ich regele das!« Cool, oder? Cortisol steht hinter dir.

Zum Problem wird es, wenn Cortisol nach der Party nicht checkt, wann es Zeit zu gehen ist, und auf deinem Sofa hocken bleibt. Wenn der Cortisolspiegel erhöht bleibt und wir uns ständig im Hochleistungsmodus befinden, verpfuscht er dir alles, von der Stimmung über die Energie bis hin zum Gewicht. Natürlich ist Stress für uns kein Fremdwort, aber wenn wir wissen, wie wir unseren Cortisolspiegel regeln (und diese eine Freundin in ihre Grenzen verweisen), ist das ein totaler Gamechanger.

Insulin – das Zuckerhormon

Mit Glukose haben wir uns schon beschäftigt, aber mach dir bitte nochmals klar, was der Unterschied zwischen Insulin und Glukose ist. Glukose ist eine Form von Zucker, die wir mit unserer Nahrung aufnehmen, und die entscheidende Energiequelle unseres Körpers. Sie ähnelt dem Treibstoff für ein Auto – ohne sie passiert gar nichts.

Insulin dagegen ist das Hormon, das in der Bauchspeicheldrüse produziert wird und das als eine Art Pförtner wirkt. Es hilft unseren Zellen, Glukose aus dem Blut zu absorbieren. Beide sind wie der Schlüssel, der den Tank unseres Autos aufsperrt; ohne den Schlüssel (Insulin) kann der Treibstoff (Glukose) nicht fließen und das Auto fährt nicht. Wir benötigen Glukose, um zu funktionieren, und Insulin ermöglicht es unserem Körper, sie wirksam zu nutzen. Daher ist es so wichtig, dass unser Insulinspiegel bei den richtigen Werten liegt.

Die Geschlechtshormone

Unsere Geschlechtshormone sind wie Geschwister. Ich meine damit, dass die Hormone, die je nach Geschlecht in unserem Körper wirken, einander ähneln und symbiotisch zusammenleben, dass sie aber getrennte Persönlichkeiten mit unterschiedlichen Vorlieben sind.

Meine Schwester zum Beispiel hat braune Haare und backt liebend gern, schaut Actionfilme und ist viel zu Hause. Ich bin ihr genaues Gegenteil. Ich bin blond, backe nie und schaue nicht gern Filme, bin aber dauernd unter Leuten und 300 Tage im Jahr nicht zu Hause.

Wenn meine Schwester und ich zusammen essen gehen, bestelle ich ein Steak, Salat und Kaffee, sie dagegen Nudeln, Nachtisch und Kamillentee.

Wir haben sehr unterschiedliche Vorlieben. Trotzdem sind wir Schwestern, und es gibt auch Dinge, die wir beide lieben.

Östrogen und Progesteron als Schwestern

Östrogen ist mir sehr ähnlich: tatkräftig, megaaktiv, abenteuerlustig, unternehmungsfreudig, immer bereit, über den eigenen Schatten zu springen, und in der Lage, ein Steak zu verdrücken.

Progesteron dagegen ist wie meine Schwester: häuslich, gern lange allein in der Küche, fürsorglich zu sich selbst und ihrem Umfeld, mit einem Faible für einsames Chillen und total versessen auf Kohlenhydrate.

Außerdem haben die zwei noch einen Bruder, Testosteron, der rund um den Eisprung hereinschneit und sich vergewissert, dass wir uns fortpflanzen und das Fortleben der Spezies sichern. Testosteron kann bisweilen über die Stränge schlagen, ist aber definitiv ein bedeutendes Gruppenmitglied.

Östrogen

Östrogen (mein Alter Ego) liebt alles, was »Spaß und Spannung« bringt, und pusht dich liebend gern aus deiner Komfortzone. Als Bestie aller Frauen macht es uns größer, gibt uns gut aussehende Formen und bereitet unseren Körper auf all die spannenden Abenteuer vor, die uns erwarten.

Progesteron

Progesteron (das Alter Ego meiner Schwester) mag alles, was »cool und gechillt« ist, und sorgt für eine friedliche Atmosphäre, in der sich unser Körper wohlfühlt. In aller Fürsorge bereitet es unsere Gebärmutter auf einen potenziellen kleinen Bewohner vor. Es ist auch immer da, um uns innerlich ruhen zu lassen.

Testosteron

Obwohl Testosteron in erster Linie ein männliches Hormon ist, spielt es auch im weiblichen Körper eine wichtige Rolle. Frauen haben einen sehr viel niedrigeren Testosteronspiegel als Männer, aber auch wir brauchen das Hormon, das über verschiedene Funktionen zur allgemeinen Gesundheit und zu unserem Wohlbefinden beiträgt.

Am höchsten sind unsere Testosteronwerte um den Eisprung herum (deswegen verspüren wir dann den Drang nach Sex). Das Testosteron stimuliert unsere Eierstöcke und bringt den Stoffwechsel auf Trab. Schwankende oder erhöhte Testosteronwerte können jedoch für unsere Gesundheit problematisch werden. Erkrankungen wie das PCO-Syndrom können zum Beispiel mit erhöhten Testosteronwerten einhergehen und Symptome wie eine unregelmäßige Blutung, Akne und verstärkten Haarwuchs im Gesicht bewirken. Viel zu oft wird Frauen bei solchen Symptomen die Pille verschrieben, obwohl sie womöglich eher auf endokrine Disruptoren zurückgehen.

Die Pille

Die Antibabypille hat Frauen weltweit gleichzeitig befreit und krank gemacht. Sie war eine bahnbrechende Erfindung, hat aber ein kompliziertes Verhältnis zur Frauengesundheit.

Hast du dich schon einmal gefragt, was dich diese winzige Pille, die du jeden Tag schluckst, wirklich kostet? Keine Frage, sie hat das Leben zahlloser Frauen verändert. Aber Achtung: In den USA wurde sie zugelassen, damit Frauen sie eine begrenzte Anzahl von Jahren einnehmen, nicht aber all die Jahrzehnte, während der viele von uns sie inzwischen schlucken.

Als ich meine Frauenärztin nach der Pille fragte, musste sie nicht lange überlegen. Auch zu möglichen Nebenwirkungen sagte sie kein Wort. Dabei gibt es davon recht viele.

Ich war alles andere als gut informiert, als ich mich für die Pille entschied. Ich war zu meiner Ärztin gegangen, weil ich auf keinen Fall schwanger werden wollte; außerdem fand ich die Regelblutung abstoßend und unheimlich lästig. Auch mein damaliger Partner war nicht begeistert davon: »Ach, hast du schon wieder deine Tage? Bäh!« Ich sah mich nicht als Verbündete meines Bauchs und brachte es nicht fertig, für mich selbst einzustehen. Stattdessen vertraute ich auf Ärzte, das Gesundheitssystem, die Regierung und die Pharmaindustrie, in der Annahme, sie würden niemals ein Medikament auf den Markt bringen, das mir schaden könnte. Tja, da täuschte ich mich.

Anfangs fand ich es super, dass meine Regel ausblieb, die für mich (damals) eher eine Last war als ein Anlass zur Freude. Doch in den folgenden Monaten wurde ich immer depressiver, bis ich mich irgendwann fragte, ob ich überhaupt noch leben wollte. »Es wäre mir egal, wenn ich jetzt sterben würde«, sagte ich mehr als einmal. »Eigentlich fände ich das sogar super.«

Ich hatte mich von meinem Partner getrennt, der mich blöd anmachte, wenn ich meine Tage hatte. Überhaupt war er mehr Kind als Mann. Stattdessen kam ich mit meinem späteren Verlobten zusammen, der über diese Äußerungen von mir entsetzt war. »Das ist doch nicht dein Ernst. Bitte sag das nie wieder«, beschwor Jacob mich, obwohl er nicht wusste, ob ich es wirklich ernst meinte. Doch das tat ich. Jeder beliebige Anlass kam mir gerade recht, um schlapp herumzuhängen. Nach einem weiteren Monat in diesem depressiven Zombiezustand beschloss ich, die Pille abzusetzen. Prompt vergingen mir die Selbstmordgedanken. Und damit bin ich nicht allein. In einer Studie gaben die meisten Frauen, die die Pille absetzten, als Grund dafür Depressionen an.

Es geht mir nicht darum, dich von der Pille abzubringen oder dir ein schlechtes Gefühl zu geben, weil du sie nimmst. Ich möchte dir lediglich ein paar Fakten mitgeben, die deine Ärztin dir hätte mitteilen sollen, bevor sie dir die Pille verschrieb.

Die »Zauberkraft« der Antibabypille beruht darauf, dass sie unseren Körper mit künstlichen Hormonen flutet und ihm damit vorspiegelt, er befände sich ständig in einem Stadium kurz vor der Schwangerschaft. Das Ergebnis? Wir bringen uns um eines der mächtigsten Phänomene der Natur: den Eisprung.

Die Pille unterdrückt den Eisprung. Bestimmt hat dir niemand gesagt, dass insbesondere der Eisprung unsere Geheimwaffe ist. Dabei geht es nicht nur um eine potenzielle Schwangerschaft; unser Körper wird dabei regelmäßig auf Touren gebracht, wir werden energischer, werden mehr *wir*.

Der Eisprung ist unser unfairer Vorteil gegenüber den Männern. Er gibt uns einen Extraantrieb, der uns attraktiv, gesünder und stärker macht. Einer Frau zu sagen, sie brauche keinen Eisprung, solange sie keine Kinder möchte, ist dasselbe, wie einem Mann zu sagen, er müsse nicht ejakulieren, bis er Vater werden möchte. (Aus der Perspektive des Biohackings wäre es für Männer gesünder, weniger zu ejakulieren. Frauen dagegen sollten mehr Eisprünge haben, aber das ist ein Thema für ein anderes Buch.) Lange Rede, kurzer Sinn, wir brauchen den Eisprung.

Darüber hinaus produzieren wir, wenn wir die Pille nehmen, kein Progesteron – das »Wohlfühlhormon«. Kennst du das Gefühl, total im Einklang mit dir selbst zu sein, dich ruhig und zentriert zu fühlen, selbst wenn die Welt verrücktspielt? Das verdankst du dem Progesteron. Dieses Hormon wird nach dem Eisprung produziert und wirkt in unserem Gehirn wie durch Zauberkraft auf die Rezeptoren für γ-Aminobuttersäure (GABA). GABA ist der Botenstoff für Ruhe und Entspannung. Wenn du dich mit Enneagrammtypen beschäftigst, ist GABA ein Typ 9 und will sich mit einer Naturduftbienenwachskerze oder Weihrauchstäbchen in eine Gewichtsdecke einrollen. Das Progesteron meint dann: »Ja, und wenn wir schon dabei sind, bringe ich dir noch Kamillentee und besorge dir eine Tiefenmassage.« Progesteron ist sozusagen der natürliche Anti-Stress-Notknopf.

Während Progesteron in unserem Körper natürlich produziert wird, werden Progestine (so ähnlich und doch so anders) in Laboren zusammengebraut und dienen als Hauptinhaltsstoff vieler Mittel zur Geburtenkontrolle. Eines der am häufigsten verwendeten Progestine ist Levonorgestrel. Seinem Aufbau nach ähnelt es mehr dem Testosteron als unserem körpereigenen Progesteron, was manchmal zu Nebenwirkungen führt, die eher männlichen Hormonen zuzuordnen sind als weiblichen – zum Beispiel Haarausfall oder Gewichtszunahme. Unser Körper ist für das eine gemacht, bekommt aber ein Substitut, das beinahe, aber doch nicht ganz perfekt ist. Es ist, als erwartete man ein gemütliches Kaffeestündchen und bekäme stattdessen ein Rockkonzert.

Diese Körperreaktionen treten nicht immer auf, doch wir sollten uns bewusst sein, dass diese synthetischen Hormone unsere natürlichen Hormone in ihrer Wirkung beeinträchtigen können, sogar (und vor allem) Insulin. Während natürliches Östrogen unsere Insulinreaktion anregt, erhöht das synthetische Gegenstück in der Pille gemeinerweise sogar das Risiko für Glukosespitzen. Ja, richtig – die Pille kann die Zuckerverarbeitung deines Körpers ruinieren! Einige Studien deuten darauf hin, dass die Wechselwirkungen der enthaltenen synthetischen Hormone (wie Östrogen und Insulin) bei Frauen sogar eine Insulinresistenz verursachen können. Das bedeutet, dass unser Körper Insulin nicht mehr richtig nutzen kann, was eventuell den Blutzuckerspiegel ansteigen lässt.

Außerdem entzieht die Pille unserem Körper lebensnotwendige Mineralien wie Folsäure, Selen und Zink. Das führt mit der Zeit zu einem Chaos im Hormonhaushalt, zu Hautproblemen, Blähungen und schleichender Gewichtszunahme.

Noch einmal: Ich will dir deine Entscheidung nicht ausreden. Ich will nur einige Fragen stellen und dir ernsthafte Probleme bewusst machen, vor denen du vielleicht nicht angemessen gewarnt wurdest. Hat dir deine Ärztin gesagt, dass die Pille deine Fähigkeit beeinflussen kann, auf männliche Pheromone (die ureigenen Duftstoffe jedes Individuums) zu reagieren, sodass du dich womöglich für den falschen Partner entscheidest?

Als die Hollywood-Regisseurin Abby Epstein und die Talkshow-Legende Ricki Lake in meinem Podcast über ihren Film *The Business of Being Born* (2008) sprachen, berichtete Abby, dass sie nach dem Absetzen der Pille ihren Partner »abstoßend« fand. »Und damit bin ich nicht allein, Aggie«, erzählte sie weiter. »Sehr viele Frauen berichten uns im Interview, dass sie sich nicht mehr von ihrem Partner angezogen fühlten, nachdem sie die Pille abgesetzt hatten – und das tut man ja normalerweise, wenn man einen Kinderwunsch hat.«

Nachdem ich die Pille nun seit mehreren Jahren nicht mehr nehme, kann ich zufrieden festhalten, dass ich eine gesunde und leidenschaftliche Beziehung mit einem Mann führe, den ich hochattraktiv finde und der meine Regel sogar noch mehr feiert als ich sie selbst. Er hat null Scheu davor, sondern behandelt sie im Liebesspiel geradezu als Ehrengast. Männer, die die Regelblutung unnatürlich und lästig finden, müssen entweder erwachsen werden, stark werden oder sich zusammenreißen. Unsere Regel ist ein Wunder und sollte als solches zelebriert und begrüßt werden.

Wenn du aus diesem Buch nur eine einzige Erkenntnis mitnehmen möchtest, nimm diese: Du musst bei allem, was du hörst, auf der Hut sein, es kritisch hinterfragen, nachprüfen und mit deinem inneren Kompass begutachten – auch meine Vorlieben, die ich dir hier mitgebe. Schütze *dich*. Stell Fragen. Beobachte. Probiere Sachen aus. Achte auf dich selbst.

Die Vorstellung, Weiblichkeit oder Mutterschaft würden allein durch die Menstruation definiert, ist veraltet und ungerecht. Wenn du das hier liest und schon länger keine Blutung mehr hattest, möchte ich dich daran erinnern, dass dein Wert als Frau von sehr viel mehr abhängt als von deiner Fortpflanzungsfähigkeit. Wir brauchen ein neues Narrativ darüber, was das Frausein definiert, und das ist weit mehr als die Mutterschaft und der Besitz von Eierstöcken oder Brüsten.

Frau zu sein ist eine Energie, eine Wellenlänge, auf die man sich einstellen kann. Und egal ob du die Pille nimmst, Regelblutungen hast oder nicht, ich kann dich nur ermuntern, im Einklang mit deinem eigenen Zyklus zu leben – in welcher Form auch immer.

Der infradiane Rhythmus

Ich stoße oft auf Fitnessexpertinnen, die davon reden, wie sehr sie ihren Trainings- und Diätplan lieben, und nebenbei erwähnen, dass sie seit Jahren nicht mehr ihre Tage hatten! Unsere Regelblutung gibt mit die beste Orientierung über unseren Hormonzyklus und gilt als unser fünftes Vitalzeichen neben Körpertemperatur, Puls, Atemfrequenz und Blutdruck. Das heißt, die Menstruation ist einer der deutlichsten körpereigenen Hinweise darauf, wie es um unser hormonelles Gleichgewicht steht. Wenn wir unregelmäßig bluten, die Regel öfter ausfällt, sich verzögert, extrem stark oder schmerzhaft ist oder ganz ausbleibt, ohne dass es dafür eine eindeutige Erklärung gibt, müssen wir das sehr ernst nehmen. Egal wie oft du mit schlauen Sprüchen wie »Augen zu und durch« bedacht wurdest: Du musst wissen, dass schmerzhafte Regelblutungen nicht normal sind.

Was ist am Zyklus schon normal?

Jede von uns hat ihren eigenen Zyklus, aber du musst dich vergewissern, dass deiner im »Normalbereich« liegt. Dein Zyklus sollte etwa 28 bis 32 Tage dauern – in dieser Spanne ist alles normal, solange er regelmäßig und für dich stimmig ist. Idealerweise sollte die Regelblutung vier bis sieben Tage dauern.

Wie also kannst du deinen Hormonspiegel beobachten, damit du weißt, woran du bist, vor allem wenn du Anzeichen und Symptome dafür wahrnimmst, dass etwas nicht in Ordnung ist? Wie kannst du ihn wieder ins Gleichgewicht bringen? Bei meinen Recherchen über Hormone stellte ich fest, dass ein Großteil der kursierenden Daten Frauen in den Wechseljahren betrifft, was großartig für diese Altersgruppe ist, aber weniger hilfreich für diejenigen, die sich noch nicht in diesem Lebensabschnitt befinden.

Infra-was?

Ich war 34, als ich zum ersten Mal den Begriff »infradianer Rhythmus« hörte. Als Biohackerin kannte ich den zirkadianen Rhythmus (unseren 24-Stunden-Rhythmus), aber vom infradianen Rhythmus hatte ich noch nie gehört.

Der infradiane Rhythmus ist dein Monatsrhythmus: dein innerer, 28-tägiger Zyklus, der den Menstruationszyklus reguliert. Bereits uralte Kulturen stellten fest, dass er dem Mondzyklus entspricht. Wir können versuchen, gegen ihn anzukämpfen, und uns elend fühlen oder mit ihm tanzen und uns wie eine Göttin vorkommen.

Wir sind natürlich keine Männer, aber unsere Gesellschaft ist auf den Zyklus des Mannes ausgerichtet, der auf dem zirkadianen Rhythmus (dem Tageszyklus) beruht. Die Hormone der Männer funktionieren wie die Sonne; morgens steigt das Testosteronlevel an, nachmittags fällt es ab.

Frauen dagegen halten es mit dem Mond. Es ist kein Zufall, dass die Dauer unseres Menstruationszyklus 28 Tage beträgt wie ein vollständiger Mondzyklus. Unser Rhythmus ist also nicht ausschließlich zirkadian, sondern zirkadian *und* infradian. (Cool, wie unsere Körper von Natur aus das Multitasking beherrschen, oder?)

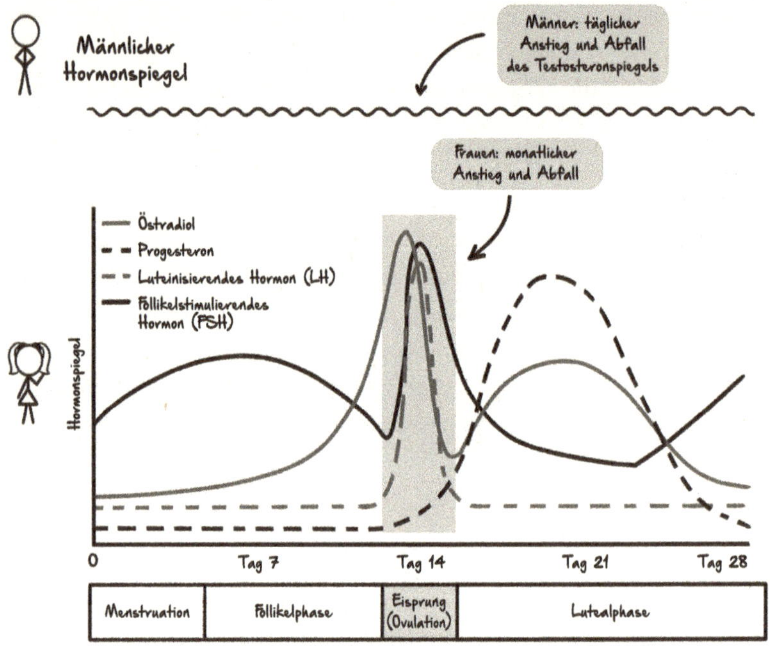

Wie du siehst, sind unsere Hormone jenen der Männer nicht mal annähernd ähnlich. Was unseren Hormonspiegel angeht, gleicht praktisch nie ein Tag dem anderen.

Wir sind wie ein Fluss: Wir strömen immer weiter und verändern uns ständig. Wenn du deinen Zyklus nicht beherzigst, kämpfst du höchstwahrscheinlich dagegen an.

Energiezyklen (Yin und Yang)

Einer der vielen Gründe, weshalb ich so gern nach meinem Zyklus lebe, lautet, dass ich über den Monat hinweg zwischen der Yin- und der Yang-Energie hin- und herwechseln kann, statt mühsam beide in einen Tag zu pressen. Genau so sind unsere Körper nämlich gemacht.

Yin und Yang? Bestimmt hast du schon davon gehört. Die chinesische Philosophie geht davon aus, dass entgegengesetzte Kräfte nicht nur miteinander verbunden sind, sondern einander ergänzen; die eine kann ohne die andere nicht leben.

Männliche Energie (Yang) dreht sich oft ums Handeln. Diese Kraft treibt uns zur Leistung an, zur Problemlösung, zum Eingreifen. Sie beschäftigt sich mit dem »Wie« und dem »Was« der Dinge. Yang-Energie mag Herausforderungen und ist oft auf Triumph oder Verbesserung ausgerichtet. Schlagworte sind Disziplin, Regeln, Schemata. Yang-Energie steht auf gut durchorganisierte Planung.

Weibliche Energie (Yin) dagegen nährt das Sein. Sie ist offen, empfänglich und auf das Jetzt ausgerichtet. Diese Energie nimmt dich an die Hand und führt dich, wenn du etwas »weißt«, aber nicht erklären kannst, warum. Yin steht für Intuition und innere Weisheit. Anders als die auf Konkurrenz ausgerichtete Yang-Energie strebt Yin nach Kooperation und Gemeinschaft, ist mehr im Fluss und anpassungsfähiger. Sie gleicht Wasser und kann sich an die Form des Gefäßes angleichen, in dem sie sich befindet.

Es ist ein großer Irrtum, dass Frauen nur von weiblicher Energie und Männer durchgehend von Yang-Energie erfüllt sein sollten. Das beruht auf dem Gedanken: »Du bist meine zweite Hälfte; nur du machst mich ganz.« Wenn ich als Frau lediglich aus der weiblichen Energie schöpfen kann, muss ich mich auf meinen Partner verlassen, damit er Dinge für mich erledigt, mir eine Stütze ist und mir die Richtung weist. Das heißt, dass ich keine wahre, bedingungslose Liebe erleben kann, weil ich meinen Partner brauche, um zu überleben. Es gibt eine Erwartung, eine zu erfüllende Bedingung. Eine Frau, die nicht aus ihrer gesunden männlichen Energie schöpfen kann, neigt dazu, sich von anderen abhängig zu machen, und lässt nicht zu, eine ganzheitliche Persönlichkeit zu sein.

Wir sind dafür gemacht, ein Ganzes zu sein. Jeder Mensch, egal welchen Geschlechts, besitzt Yin- *und* Yang-Energie. Die Schwierigkeit besteht darin, das Gleichgewicht zu finden. Mit zu viel Yang fühlt man sich schnell gestresst, ständig unter Konkurrenzdruck und kurz vor dem Burn-out. Mit zu viel Yin dagegen versinken wir irgendwann in Unproduktivität oder im immer gleichen Trott.

Wenn du zum Beispiel rund um die Uhr am Rödeln bist (maximales Yang), täte es dir vielleicht gut, aus dem Yin zu schöpfen, indem du tief durchatmest, meditierst oder einen Tag mit Chillen einlegst. Solltest du für deinen Geschmack zu lethargisch oder unmotiviert sein (zu viel Yin), wäre es vielleicht an der Zeit, sich die Yang-Energie zunutze zu machen, sich Ziele zu setzen oder ein knallhartes Workout zu absolvieren.

Im Einklang mit deinem Zyklus

Unser weiblicher 28-Tage-Rhythmus unterteilt sich in vier Phasen.

Phase 1: Menstruationsphase/innerer Winter – Yin-Energie, nach innen gerichteter Fokus, Reflexion, Intuition, Aktivitätspause.

Phase 2: Follikelphase/innerer Frühling – Yang-Energie, nach außen gerichteter Fokus, Neugier, Unternehmungslust, Hang zu Disziplin und Struktur, innerer Wettstreit mit sich selbst.

Phase 3: Eisprungphase/innerer Sommer – maximale Yang-Energie, Leistung, Attraktivität, Antrieb (einschließlich Sexualtrieb), energiegeladen bis zum Anschlag, Verfolgung der Träume.

Phase 4: Lutealphase/innerer Herbst – Yin-Energie, nach innen gerichteter Fokus, Selbstreflexion, emotionale Bedürfnisse, erhöhte Intuition, Anziehen statt Verfolgen.

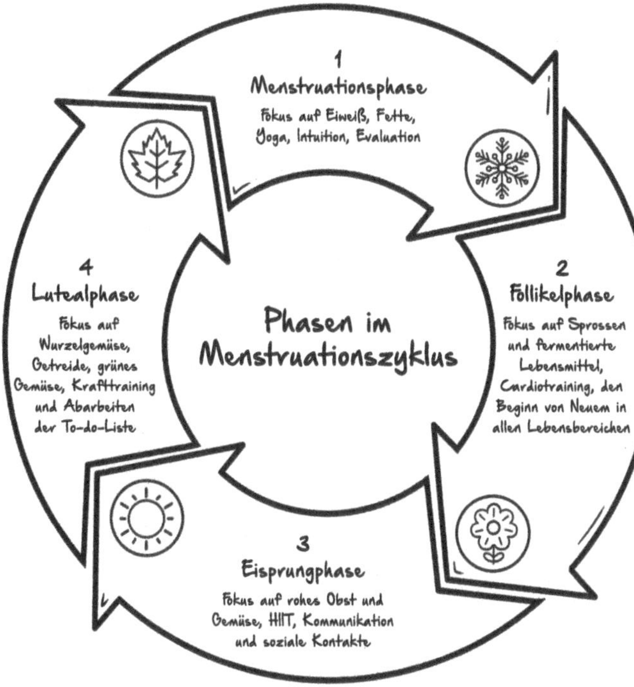
1
Menstruationsphase
Fokus auf Eiweiß, Fette, Yoga, Intuition, Evaluation
2
Follikelphase
Fokus auf Sprossen und fermentierte Lebensmittel, Cardiotraining, den Beginn von Neuem in allen Lebensbereichen
3
Eisprungphase
Fokus auf rohes Obst und Gemüse, HIIT, Kommunikation und soziale Kontakte
4
Lutealphase
Fokus auf Wurzelgemüse, Getreide, grünes Gemüse, Krafttraining und Abarbeiten der To-do-Liste
Phasen im Menstruationszyklus

Synchronisierung mit dem Mond

Falls du die Menopause bereits hinter dir hast, deine Blutungen aufgehört haben oder du die Pille nimmst, kannst du dich trotzdem mit dem Mondzyklus synchronisieren und am ersten Tag des Neumonds mit den Schritten aus Phase 1 beginnen. Das passt dann zu deinem natürlichen Rhythmus und kann als Zelebrierung deiner Weiblichkeit dienen, indem du dem uralten Wissen um den zu- und abnehmenden Mond folgst.

Phase 1: Menstruationsphase/innerer Winter

Yin-Energie, nach innen gerichteter Fokus, Reflexion, Intuition, Aktivitätspause.

- Zeit, um all das wegzulassen, was dir nicht guttut.
- Rückblick auf die ungezähmte Frau in dir.
- Zeit für die Besinnung darauf, dass du bereits alle Antworten in dir trägst.

Timing

Tag 1–7
Phase 1 dauert vom ersten Tag deiner Blutung bis etwa Tag 7 (Abweichung um ein oder zwei Tage möglich). Zu dieser Zeit deines Zyklus solltest du dich darauf besinnen, wer du wirklich bist, und dich mit deinem wahren Wesen verbinden. Die Urahnin in dir ist ungezähmt, aber bodenständig. In deinem Lebenszyklus ist sie die Lebensspenderin. Denk bei jeder Periode an deine wahre Macht und daran, welch schönes Geschenk du erhalten hast.

Biologie

Eine Absenkung unseres Östrogen- und Progesteronspiegels signalisiert unserem Körper, dass es Zeit ist, die Gebärmutterschleimhaut abzustoßen. Eigentlich für eine potenzielle Schwangerschaft erschaffen, tritt sie nun über die Scheide aus dem Körper aus. Das ist die eigentliche Blutung. Vielleicht verursacht die sich zusammenziehende Gebärmutter bei dir schmerzhafte Krämpfe, oder die Hormonumstellung macht dich sehr müde; weitere Symptome können Kopfschmerzen oder ein Ziehen in der Brust sein.

Energie

Passend zur Yin-Energie neigst du möglicherweise dazu, zur Ruhe zu kommen, nachzudenken und die Dinge eher gemächlich anzugehen. Da du ohnehin gerade etwas abstößt, ist jetzt auch die Zeit, Abstand von Situationen, Menschen und Entwicklungen zu nehmen, die dir nicht guttun.

Wenn du mir auf Instagram folgst, ist dir eventuell aufgefallen, dass ich normalerweise an zwei oder drei Tagen im Monat nichts poste. Jetzt weißt du, warum nicht! Ich versuche, diese Zeit dafür zu nutzen, mich zu sammeln und mich zu fragen, worauf es wirklich ankommt und was mir im Moment besonders am Herzen liegt. In dieser Zeit lade ich meine eigene Batterie auf und nicht die der anderen – ich richte meinen Blick nach innen und verbinde mich mit meinem höheren Selbst.

Ich möchte dich ermuntern, es dir trotz der Unannehmlichkeiten in dieser Zeit gemütlich zu machen. Du darfst hin und wieder eine Schmerztablette nehmen, aber lass es wenn möglich nicht zur Gewohnheit werden. Brené Brown sagt dazu: »Emotionen lassen sich nicht selektiv betäuben.« Wenn du deine Trauer betäubst, dämpfst du auch deine Freude. Wenn du den Schmerz ruhigstellst, schläferst du auch Vergnügen und Erregung ein. Wir werden empfindlich und mögen es nicht, etwas zu fühlen, was keinen Spaß macht, aber unser wahres Wachstum liegt im Schatten – in dem Teil von uns, der schwer zu lieben und zu akzeptieren ist. Wir haben hier eine monatliche, naturgegebene Herausforderung; ich mag es, in mich zu gehen und zu versuchen, mich selbst zu lieben, wenn ich nicht gerade superproduktiv bin. Es würde mich freuen, wenn auch du diese Gelegenheit nutzt. Sollten die Schmerzen jedoch unerträglich sein: sofort ab zum Arzt!

Ernährung

Diese Phase in deinem Zyklus bevorzugt eine cleane Keto-Ernährung ohne Milchprodukte: Konzentriere dich auf Fette und Eiweiß. Verwende Steaks aus Weidehaltung und Bio-Fleisch für Schmorgerichte und gönne dir gute Fette wie Avocado, Butter, Kokosnuss und Olivenöl. Denk auch an aromatisches Blattgemüse, sonstiges Gemüse, dunkle Beeren und Spurenelemente. Nimm wenig Kohlenhydrate zu dir und versuche, Zucker ganz zu meiden.

Makroverteilung für Fortgeschrittene: 20 Prozent Kohlenhydrate, 40 Prozent Eiweiß, 40 Prozent Fette.

Fasten

Dein steigender Östrogenspiegel erleichtert womöglich das Fasten. Beginne mit kürzeren Intervallen und verlängere das Fastenfenster, je weiter die Blutung zurückliegt; achte dabei auf deinen Körper und warte zunächst, bis akute Begleiterscheinungen der Blutung nachlassen. Starte zunächst mit einem kürzeren Fastenfenster zwischen 13 und 16 Stunden. Wenn du Erfahrung mit Fasten hast und dich dabei wohlfühlst, kannst du es schrittweise auf bis zu 72 Stunden verlängern.

Bewegung

Jetzt ist nicht der Moment, um dich zu pushen und persönliche Höchstleistungen anzustreben; aber dich am Sofa festzukleben, ist auch keine Lösung.

- Einfaches Cardiotraining: zum Beispiel Spazierengehen, Fahrradfahren oder Schwimmen. Diese einfachen Formen der Bewegung können deine Stimmung und deine Ausdauer verbessern, ohne den Körper zu sehr zu belasten.
- Yoga und Stretching: Einige sanfte Yoga-Posen mögen gegen Krämpfe und Blähungen helfen. Verzichte jedoch auf Inversions-Stellungen, sie können sich während der Blutung unangenehm anfühlen.
- Übungen mit dem eigenen Körpergewicht: Kniebeugen, Ausfallschritte oder Liegestütz. Wenn du nicht voller Energie steckst, können Übungen mit deinem eigenen Körpergewicht genau das richtige sein, um aktiv zu bleiben, ohne dich zu sehr zu beanspruchen.
- Pilates: Auch diese sanfte Trainingsvariante zielt auf Tiefenmuskulatur und Flexibilität, was besonders dann guttut, wenn du neben Bauchkrämpfen auch Rückenschmerzen hast.
- Leichtes Gewichtheben: Wenn dir danach ist, kann auch leichtes bis moderates Gewichtheben wohltuend sein. Trainiere jedoch in dieser Zeit nicht mit deiner maximalen Wiederholungszahl.

Lifestyle

Lass es zu, dass dein Bauch entscheidet, was für dich jetzt das Richtige ist. Wenn du Zeit zu Hause auf dem Sofa brauchst, nimm sie dir. Nutze die Zeit, um zu meditieren und Tagebuch zu führen; außerdem kannst du manifestieren, um all das anzuziehen, was du dir wünschst – denk daran, dass es im Quantenfeld bereits dir gehört (Manifestation meint den Akt, einen Wunsch unter Einsatz der eigenen Energie Wirklichkeit werden zu lassen).

Sex

Während der Blutung musst du nicht unbedingt auf Sex verzichten, aber einige Frauen haben zu diesem Zeitpunkt nicht wirklich Lust darauf. Wie bereits erwähnt, ist unsere Energie nach innen gerichtet, das heißt, wir sehnen uns eher nach Intimität als nach Sex. Wir wollen echte Verbundenheit mit unserem Partner, um uns wahrgenommen zu fühlen, und nicht mit Quickies oder Pflichtsex abgespeist werden.

In meiner App »Cycle Bestie« teilen wir Tipps, wie du dich ohne Penetration auf einer tieferen Ebene mit deinem Partner verbinden kannst, und schlagen ein paar interessante Stellungen vor, die ihr ausprobieren könnt!

Übrigens, das unterscheidet einen Jungen von einem Mann: Jungs fürchten oder ekeln sich vor der Regelblutung, machen sich darüber lustig und wollen nichts davon wissen. Männer respektieren, akzeptieren und würdigen die Blutung ihrer Frauen. Außerdem bist du während der Periode nicht fruchtbar. Wenn du nicht schwanger werden willst, kannst du dich jetzt wirklich austoben! Solltest du keine Lust haben, ist das auch in Ordnung! Viele Frauen befriedigen sich in dieser Zeit lieber selbst. Und die ganze Sauerei? Baby, nimm dunkle Bettwäsche und Handtücher und nutze diese großartige Erfindung namens Waschmaschine. Du musst also eine Maschine mehr waschen – was ist das schon im Vergleich zu einer Gelegenheit, deinem Körper Lust zu verschaffen, wenn er lieber danach begehrt, als sich für etwas absolut Natürliches zu schämen?

Ausfluss

Du kennst die Wahrsagerinnen, die aus dem Kaffeesatz lesen? Das kannst du auch, nur dass du deine Gesundheit von der Farbe deines Regelbluts abliest. Du bist eine wahre Hellseherin!

Mach dir klar, dass die Farbe deines Regelbluts von vielen Faktoren abhängt, beispielsweise von deiner Ernährung, Bewegung, dem Alter, der Verhütung und der Grundgesundheit. Während der Periode selbst bemerkst du vielleicht verschiedene Typen von Menstruationsfluss:

Hellrot oder Mittelrot – verweist auf eine normale, gesunde Blutung.

Dunkelrot oder Weinrot – häufig am Anfang oder am Ende der Blutung. Es handelt sich um älteres Blut, das länger braucht, um abzufließen – kein Grund zur Sorge. Alles gut.

Braun oder Schwarz – oft gegen Ende der Blutung, wenn das Blut älter ist und bereits oxidiert ist, häufig und sichtbar morgens nach einer Nacht im Liegen. Manchmal tritt es auch zu Beginn der Blutung auf, wenn der Körper Blut abstößt, das beim letzten Mal nicht vollständig ausgeschieden wurde. Normalerweise kein Grund zur Besorgnis.

Rosa – möglicherweise ein Zeichen für einen niedrigen Östrogenspiegel, schlechte Ernährung oder zu intensives Training, eventuell auch ein Anzeichen für Anämie. Überlege dir, was du an deiner Trainingsroutine und an deiner Ernährung ändern kannst, um deine Eisenwerte zu erhöhen oder deine Hormone zu normalisieren.

Orange oder Dunkelgelb – diese Farbe kann auf eine Infektion hinweisen, vor allem in Begleitung von unangenehmem Geruch oder ungewöhnlicher Textur. Möglicherweise ist es auch ein Anzeichen für eine unregelmäßige Menstruation, insbesondere im Zusammenhang mit anderen Symptomen wie Schmerzen, Brennen, Jucken oder ungewöhnlicher Blutmenge. Bleibe wachsam und wende dich an spezialisierte Ärzte, wenn dir etwas merkwürdig vorkommt.

Grau – grauer Ausfluss kann ein Zeichen für bakterielle Vaginose oder eine andere Infektion sein. Wenn du grauen Ausfluss hast, er dazu noch übel riecht und du Fieber hast, solltest du sofort einen Arzt aufsuchen. Denk immer zuerst an deine Gesundheit.

Dein Gebärmutterschleim verändert sich über den gesamten Zyklus hinweg. Direkt nach dem Ende der Blutung ist dein Gebärmutterschleim oder dein Ausfluss weiß oder gelblich und trocken bis klebrig.

Biohacks für eine bessere Regelblutung

- Rizinusöl-Packung oder Wärmepads (sie fördern sachte den Blutfluss in die Organe deines Beckens; nicht ratsam bei starker Blutung)
- Tagebuch führen
- Meditation
- Lymphdrainage
- Trockenbürsten

Mantra für Phase 1

»Ich verpasse gar nichts. Ich habe keine FOMO (*fear of missing out*; Angst, etwas zu verpassen); ich habe JOMO (*joy of missing out;* Freude daran, etwas zu verpassen) – ich verpasse sogar gern mal was!«

Phase 2: Follikelphase/innerer Frühling

Yang-Energie, nach außen gerichteter Fokus, Neugier, Unternehmungslust.

- Erinnere die Welt an dein Vermächtnis.
- Du neigst zu Disziplin und Struktur.
- Du wirst ein wenig auf Rivalität aus sein, aber denk dran, der einzige Wettstreit besteht zwischen dir und dir.

Timing

Tag 7–11

Biologie

Dein Östrogenspiegel steigt und bereitet deine Gebärmutter auf eine mögliche Schwangerschaft vor, während das follikelstimulierende Hormon (FSH) sich in deinen Eierstöcken daranmacht, neue Eizellen heranreifen zu lassen. Östrogen wirkt stimulierend, wahrscheinlich bist du also besonders energiegeladen. Das ist wie ein natürlicher Espresso-Effekt in deinem Körper. Viele Frauen fühlen sich in dieser Phase aufgeweckter und fokussierter. Körperlich könntest du eine Steigerung deiner Ausdauer und deiner Muskelspannung feststellen.

Energie

Trittst du in die Phase deines inneren Frühlings ein, ist es so, als hätte jemand deinen Energieschalter umgelegt. Du fühlst dich leichter und abenteuerlustiger, als würdest du magnetisch angezogen von deiner Community. Schließlich ist Frühling, die Zeit für neue Ideen und eine Horizonterweiterung und um deiner Neugierde in jedes noch so dunkle Mauseloch zu folgen. Lass dich ein auf die Spielfreude, die in dir sprudelt – überlass dich ihrer Führung und trau dich, große Träume auszuleben. Mit jedem Tag wirst du spüren, wie deine Kraft und deine Motivation wachsen und du bereit bist, anzugehen, was immer dir begegnet. Jetzt ist deine Zeit, um zu leuchten, Dinge in Angriff zu nehmen und Gelegenheiten wahrzunehmen.

Ernährung

Östrogen verbessert die Verwertung deines Insulins und reguliert den Blutzuckerspiegel. Das bedeutet aber nicht, dass du über die Stränge schlagen solltest! In dieser Phase bemerkst du eine erhöhte Stoffwechselrate. Nimm weiterhin überwiegend Eiweiß und gesunde Fette zu dir; da du jedoch mehr Energie und eine bessere Konzentrationsfähigkeit benötigst, integriere mehrere Sorten frisches Gemüse in deine Mahlzeiten. Empfehlenswert ist eher leichtes Essen, das leicht verdaulich und dennoch sehr nahrhaft ist – Protein-Bowls, Salate, Beeren, Kakao und viel gutes Eiweiß (Bio-Fleisch, Steak,

Lamm und Fisch). Setze auf nährstoffreiche Gemüsesorten wie Zucchini, Brokkoli und Rosenkohl, dazu Karotten als Farbfleck. Obst wie Beeren und Zitrusfrüchte (insbesondere Zitrone, Limonen und Grapefruit) verleihen deiner Ernährung eine Nuance natürlicher Süße und versorgen dich mit lebenswichtigen Antioxidantien. Gib bei Nüssen und Samen Kürbiskernen, Leinsamen, Paranüssen und Cashewkernen den Vorzug, die deinen Mahlzeiten essenzielle Fettsäuren liefern. Verschiedene Kräuter wie Petersilie, Brennnessel und Tulsi (indisches Basilikum) sind nicht nur geschmacksfördernd, sondern auch sehr gesund. Auch fermentierte Lebensmittel wie saure Gurken, Sauerkraut und Kimchi sorgen gleichzeitig für Aroma und eine gute Darmgesundheit.

Fortgeschrittene Biohackerinnen richten sich nach folgender Makroverteilung: 15 Prozent Kohlenhydrate, 25 Prozent Eiweiß, 60 Prozent Fette.

Fasten

Wolltest du dich schon immer mal beim Fasten steigern? Dann ist jetzt der richtige Zeitpunkt dafür. Wenn Fasten für dich noch neu ist, vergrößere dein Fastenfenster nur um ein bis zwei Stunden an Tag 7 und verlängere es an den folgenden Tagen um jeweils 30 Minuten pro Tag (oder jeden zweiten Tag, wenn dir das zu viel ist).

Bewegung

Jetzt ist der Moment gekommen, sich schwere Hanteln zu schnappen und dich mit hochintensivem Intervalltraining (HIIT), hochintensivem Intervalltraining mit weniger Pensum und kürzeren Intervallen (REHIT) und Sprint-Intervall-Training (SIT) richtig ranzunehmen. Anstrengung und Schmerz lassen sich besser wegstecken, du nimmst mehr Sauerstoff auf und erholst dich besser – perfekt für einen wesentlich besseren Trainingsfortschritt. Jetzt kannst du auf deinen persönlichen Rekord mit deinem Maximalgewicht oder deinen längsten Lauf setzen.

Lifestyle

Nutze deine bessere Konzentrationsfähigkeit und dein erhöhtes Energiepotenzial, um neue Projekte anzugehen, Kundentermine anzusetzen, dein Netzwerk zu erweitern und komplexe Aufgaben zu übernehmen, für die du dich besonders konzentrieren musst. Diese Phase sollte dir als Sprungbrett dienen, um deine beruflichen Ziele voranzubringen, in dein persönliches Wachstum zu investieren und proaktive Veränderungen an deinem Lifestyle vorzunehmen, die zu deinen Zielen passen. *Dream big!*

Sex

Nach und nach wirst du merken, dass du Lust auf Sex hast, ohne deinem Partner vorher stundenlang in die Augen zu schauen. Wir stehen jetzt stärker unter männlicher Energie und wollen vielleicht nach unserer Beute »jagen«. Biologisch gesprochen ist unserem Gehirn daran gelegen, das Überleben der Spezies zu sichern, und wir sind von Natur aus mehr auf das Flirten und Anbandeln aus. Mein erster Rat lautet: Flirte mit dem Leben! Ich meine nicht jeden Typen, der dir über den Weg läuft. Ich meine das *Leben!* Lass dich auf ein Spiel ein, fang ein Gespräch an, lache, spüre dein Potenzial und nutze die Gelegenheit, die das Leben dir bietet. Denk nur daran, dass Sex in dieser Zeit großartig ist, aber auch riskant. Spermien können in deinem Körper bis zu fünf Tage lang überleben, und je nach Regelmäßigkeit deines Zyklus ist es möglich, dass es bereits an Tag 11 oder 12 zum Eisprung kommt. Triff die nötigen Vorkehrungen, wenn du nicht schwanger werden möchtest.

Ausfluss

An Tag 7 bis 9 deines Zyklus wird dein Ausfluss milchig und hat eine Konsistenz wie Joghurt, es fühlt sich dann unten herum feucht und fluffig an.

Mantra für Phase 2

»Meine Träume habe ich nicht umsonst. Mein Lebensziel lautet, sie zu verwirklichen.«

Phase 3: Eisprungphase/innerer Sommer

Besonders viel Yang-Energie, Leistung, Attraktivität, Antrieb (einschließlich Sexualtrieb), maximale Energie.

Timing

Tag 12–15

Biologie

Während des Eisprungs durchläuft dein Körper eine Reihe hormoneller Veränderungen, die ihn auf eine mögliche Schwangerschaft vorbereiten. Östrogen und das luteinisierende Hormon (LH) sind in diesen Tagen auf Höchststand, um den Ausstoß einer gereiften Eizelle aus einem deiner Eierstöcke in den Eileiter zu ermöglichen. Nach dem Eisprung steigt die Körpertemperatur leicht an, was manche Frauen als Hinweis auf ihre Fruchtbarkeitsphase nutzen. Vielleicht spürst du auch, dass deine Sinne geschärft sind, du mehr Energie hast sowie eine stärkere Libido, weil auch dein Testosteron auf dem Höchststand ist. Du vermagst besser Schmerzen zu ertragen und bist insgesamt körperlich leistungsfähiger, geradezu unaufhaltbar. (Das ist die zuvor von mir erwähnte Superkraft.)

Energie

Während des Eisprungs bist du von der Yang-Energie erfüllt, die typischerweise mit Merkmalen wie Aktivität, Wärme und Strahlen assoziiert wird. Das steht im Einklang mit den körperlichen Veränderungen und Hormonausschüttungen, die du in dieser Phase durchläufst. Mit Blick auf dein Energiepotenzial fühlst du dich möglicherweise extrovertierter, menschenzugewandter und besser motiviert, um Herausforderungen anzugehen, ob privat, beim Workout oder in der Arbeit. Die erhöhte Yang-Energie während des Eisprungs gibt dir das Gefühl, lebendiger, wach und im Einklang mit deinen Wünschen und Ambitionen zu sein. Es ist ein guter Zeitpunkt, dich auf deinen Sex-Appeal und deine sexuelle Lebensenergie zu besinnen. Bleibe dran an deinen Träumen!

Ernährung

Während deines inneren Sommers sind deine Hormonwerte ganz oben auf der Skala und deine Körpertemperatur ist erhöht; iss daher rohes Gemüse und leichtere Nahrung, um deinen Body abzukühlen. Gemüse wie Rosenkohl und Brokkoli sind angesagt, außerdem Obst wie Kokosnuss, Wassermelone und Beeren. Eiweiß aus Wildlachs und Geflügel ist ebenfalls nützlich, auch Kräuter wie Löwenzahnwurzel und Kurkuma. Samen wie Sesam sind reich an Lignanen und Mineralien, die überschüssiges Östrogen blockieren, während Sonnenblumenkerne mit ihrem hohen Gehalt an Selen und Vitamin E die Progesteronproduktion unterstützen und die Entgiftung der Leber ankurbeln.

Makroverteilung: 40 Prozent Kohlenhydrate, 40 Prozent Eiweiß, 20 Prozent Fette.

Fasten

Beende deine langen Fastenphasen und regele sie etwas herunter. Faste nicht länger als 17 Stunden am Stück.

Bewegung

Wahrscheinlich hast du in dieser Phase mehr Energie, mehr Kraft und eine höhere Schmerztoleranz. Eine ideale Zeit also, um intensive Workouts zu absolvieren und schwerere Gewichte zu heben. Deine erhöhte Schmerztoleranz hilft dir, größere Challenges durchzuziehen und deine persönlichen Bestmarken anzugehen. Alternativ könntest du längere, anstrengendere Sessions mit Cardiotraining einlegen. Egal ob beim Laufen, Radfahren oder Schwimmen, deine Ausdauer ist in dieser Phase wahrscheinlich erhöht. Da auch deine sozialen und kommunikativen Fähigkeiten einen Hormonkick bekommen, ist das ein guter Zeitpunkt für Gruppenkurse, in denen du von der Energie der anderen profitieren kannst.

Lifestyle

Es ist wissenschaftlich belegt, dass Stripperinnen am meisten Geld zugesteckt bekommen, wenn sie gerade ihren Eisprung haben. (Frauen, die die Pille nehmen, bekamen am wenigsten.) Was bedeutet das? Während des Eisprungs wirken Frauen attraktiver. Nutze das zu deinem eigenen (un)fairen Vorteil: Fordere eine Gehaltserhöhung, lege Präsentationen in diesen Zeitraum, lass dich neu fotografieren oder (das habe ich vor) plane deine Hochzeit!

Vielleicht stellst du fest, dass du in Gruppensituationen eher die Führung übernimmst oder deine Bedürfnisse und Wünsche besser formulierst. Du findest es einfacher, Entscheidungen zu treffen und Vorhaben umzusetzen, über die du schon länger nachdenkst. Außerdem bist du womöglich draufgängerischer und eher bereit, gewisse Risiken einzugehen, zum Beispiel eine neue Workout-Routine auszuprobieren, in der Arbeit ein neues Projekt aufzuziehen oder in deinen persönlichen Beziehungen Themen anzusprechen, die du länger vor dir hergeschoben hast.

Sex

Besinne dich während deines inneren Sommers auf deine sexuelle Energie, statt dich dafür zu schämen oder zu meinen, das wäre eine unanständige Seite von dir. Es ist völlig normal, manchmal sexhungrig zu sein, also nur zu. Das ist nichts Falsches oder Schlechtes. Lass dich auf diese Energie ein – entweder mit einem Partner oder mit dir selbst. Selbstbefriedigung kann dir unglaublich viel Power geben. Und wenn du Lust auf Sex hast, genieß es! Falls du schwanger werden möchtest, ist jetzt die Zeit dafür. Wenn nicht, triff entsprechende Vorkehrungen.

Ein toller Biohack ist, dass dein Partner lernt, trocken zum Orgasmus zu kommen. Ja, das gibt es wirklich. Taoismus, Ayurveda und Tantra sind der Auffassung, die Ejakulation würde Männern häufig die Lebenskraft nehmen und sie »schwächen«; daher werden sie ermuntert zu lernen, wie sie ohne

Ejakulation zum Höhepunkt kommen können. Mit etwas Übung kann dein Partner darin richtig gut werden, und das wird nicht nur euer Sexleben bereichern.

Ausfluss

Dein Ausfluss wird zähflüssig und sieht aus wie rohes Eiweiß. Am glitschigsten wird der Schleim kurz vor dem Ausstoßen der Eizelle. Das ist deine fruchtbarste Zeit, und dein Gebärmutterschleim ist zu diesem Zeitpunkt am aufnahmefähigsten für Spermien.

Mantra für Phase 3

»Ich stehe zu meiner Sexualität und feiere die Macht meiner Pussy.«

Phase 4: Lutealphase/innerer Herbst

Yin-Energie, nach innen gerichteter Fokus, Selbstreflexion, erhöhte Intuition.

Timing

Erste Hälfte: Tag 16–21
Zweite Hälfte: Tag 22–28
Die erste Hälfte dieser Phase des »inneren Herbstes« ist die frühe Lutealphase (Tag 16–21) und die zweite Hälfte die späte Lutealphase (Tag 22–28), in der einige Frauen an PMS leiden.

Biologie

Während der Lutealphase, das heißt nach dem Eisprung und vor dem Beginn der nächsten Regelblutung, steigt das Östrogen zunächst an und bereitet gemeinsam mit Progesteron weiterhin die Gebärmutterschleimhaut vor. Wenn es nicht zur Schwangerschaft kommt, sinkt sowohl der Progesteron-

als auch der Östrogenwert, möglicherweise treten prämenstruelle Symptome auf wie Stimmungsschwankungen, Blähungen und Spannungen in der Brust. Die Körpertemperatur ist normalerweise leicht erhöht.

Energie

Da du in der Lutealphase deines Menstruationszyklus in die Yin-Energie übergehst, wechselst du von außen nach innen. Das bedeutet, dass du womöglich kürzertreten möchtest, um Energie zu sparen und dich deiner inneren Gefühlswelt zuzuwenden. Während die Yang-Energie im Zusammenhang mit Aufbau und Eroberung steht, ist die Yin-Energie typisch für die Phase, in der du dich um dich selbst kümmerst und Raum für dich freihältst. Eventuell tut es dir gut, dich aus zu viel sozialen Kontakten und anstrengenden Aktivitäten zurückzuziehen und mehr auf dich und deine Entspannung zu achten. Mir sind in meiner Lutealphase Begegnungen im kleinen Kreis und ernsthaftere Gespräche lieber. Dieser nach innen gerichtete Fokus ist kein Zeichen von Schwäche oder Rückzug, sondern eine natürliche Anpassung an deine Körperzyklen. Indem du deine Yin-Energie ernst nimmst, schaffst du einen Ausgleich für emotionale und körperliche Erholung und bereitest alles für den nächsten Zyklus der Yang-Energie vor.

Ernährung

In der ersten Hälfte dieser Phase kannst du mit deiner kohlenhydratarmen Ernährung fortfahren. Doch je näher die nächste Blutung rückt und je höher dein Progesteronspiegel ansteigt, desto mehr Appetit hast du möglicherweise auf Kohlenhydrate, gleichzeitig wirst du leicht insulinresistent. Das heißt, ein Keks, der normalerweise nur einen kleinen Anstieg deines Glukosespiegels bewirken würde, wirkt sich jetzt wesentlich stärker auf deinen Körper aus und kann noch mehr Appetit auslösen. Chips, Kekse und Nudeln verschlimmern dein PMS; danach bist du noch verkrampfter, schlechter drauf und hungriger. Zur Prävention von PMS setze auf langsam verstoffwechselte komplexe Kohlenhydrate zusammen mit guten Fetten und Eiweiß; das führt zu weniger Blutzuckerspitzen.

Einige Experten empfehlen, gar keine Kohlenhydrate zu essen, doch ich vertraue lieber auf die Intelligenz der Natur. Progesteron braucht gute »natürliche« Kohlenhydrate, nicht irgendwelche. Wähle dazu verschiedene Kürbissorten, Karotten, Pfeilwurz, Süßkartoffeln, rote Kartoffeln, Yamswurzel, Kochbananen und geschälten Reis. An Gemüse könntest du Kohl, Blumenkohl, Sellerie, Gurke, Blattkohl und Pak Choi einbeziehen. Deine Proteinzufuhr sichern Pute, Wildlachs, Rind aus Weidehaltung, Lamm sowie dunkle Schokolade. Den Zuckerappetit stillen Zucker wie Xylit (vorsichtig mit Haustieren, für Hunde ist Xylit giftig), Erythrit, D-Ribose, Sorbit, Wildhonig und Zuckeralkohole wie Maltit.

Fortgeschrittene Biohackerinnen:

Makroverteilung in der ersten Hälfte dieser Phase: 15 Prozent Kohlenhydrate, 25 Prozent Eiweiß, 60 Prozent Fette.

Makroverteilung in der zweiten Hälfte dieser Phase: 40 Prozent Kohlenhydrate, 40 Prozent Eiweiß, 20 Prozent Fette.

Fasten

In der ersten Hälfte der Phase kannst du weiterhin intervallfasten (ich nenne das die Tage mit dem »letzten Push«). Ab dem siebten Tag vor der Blutung solltest du jedoch das Fasten vergessen. Das heißt nicht, dass du um 22 Uhr zu Abend essen sollst (außer du bist in Spanien). Versuche, deine letzte Tagesmahlzeit auf 18 bis 19 Uhr zu legen und erst wieder zu frühstücken, wenn du morgens aufwachst.

Bewegung

In der ersten Hälfte der Lutealphase verfügst du noch über relativ viel Energie, die du für moderates Kraft- und Cardiotraining nutzen kannst; versuche es mit Workouts, die weder zu anspruchsvoll noch allzu easy sind. So schaffst du einen harmonischen Übergang von der energiereichen Eisprungphase in die eher von Intimität geprägte Lutealphase.

Je näher die Menstruation rückt, desto mehr solltest du dich auf Selbstfürsorge und Stressbewältigung konzentrieren. Pilates, Yoga und lange

Spaziergänge sind in dieser Zeit deine besten Beschäftigungen. Jetzt ist nicht der Moment, um im Gym deine Grenzen zu erweitern oder dir persönliche Bestleistungen abzuverlangen. Warum nicht? Weil wir unser Cortisol – das Stresshormon – niedrig halten wollen. Ein erhöhter Cortisolspiegel kann die Insulinresistenz verstärken, und die Insulinempfindlichkeit deiner Zellen ist in dieser Phase ohnehin reduziert. Absolviere weiterhin Krafttraining, aber mit leichteren Gewichten und weniger strapaziösen Programmen. Vergiss Fasten-Workouts oder längere Einheiten mit Cardiotraining; sie treiben womöglich dein Cortisol zu sehr in die Höhe.

Lifestyle

Yin, die weibliche Energie, ist die »empfängliche« Energie – nur haben wir heutigen Frauen offenbar vergessen, was Empfangen bedeutet. Wir leben in einer Welt, in der Produktivität über alles geht. Wir fühlen uns schwach und schuldig, wenn wir ausruhen und auftanken müssen. Anders als die Yang-Phase, in der du vielleicht eher Projekte initiiert und Teams geführt hast, fördert die Yin-Energie eine andere Art der Produktivität. Möglicherweise liegt es dir jetzt mehr, bereits bestehende Projekte zu optimieren, als neue zu lancieren. Diese Phase eignet sich für kleinteilige Aufgaben sowie für Rückschau, Evaluation und Reflexion. Mag sein, dass du jetzt leichter auf die Bedürfnisse und Gefühle deiner Kollegen eingehen kannst. Die Yin-Energie fördert die Rolle als »Kümmerin« – du kannst jetzt aus echtem Mitgefühl heraus Probleme lösen und dafür sorgen, dass die emotionalen und praktischen Bedürfnisse des Teams erfüllt werden.

Außerdem kann deine Neigung zur Selbstfürsorge und zum Stressmanagement in der Arbeit eine Stärke sein. Du bist eventuell tonangebend für ein ausgeglichenes, gesundes Arbeitsumfeld, in dem du das allgemeine Wohlergehen förderst. Unterbreite einmal den Vorschlag, Meetings kürzer und konzentrierter abzuhalten, oder weise auf Entspannungstechniken hin, um den Stress am Arbeitsplatz zu reduzieren. Auch wenn du nicht im absoluten Machermodus bist, kann deine Yin-Energie während der Lutealphase eine großartige Stärke sein, um die oftmals Yang-dominierte Unternehmenskultur auszugleichen.

Sex

Zu Beginn deiner Lutealphase hast du vielleicht noch Lust auf einen Quickie; aber gegen Ende dieser Phase wirst du ein größeres Bedürfnis nach Nähe haben als nach Sex. Vielleicht fühlst du dich im Intimbereich etwas trocken und nicht bereit für Penetrationen; probiere es daher mit viel Kokosnussöl als Gleitmittel und einem längeren Vorspiel, wenn du es trotzdem versuchen möchtest.

In der zweiten Hälfte dieser Phase liegt dein Muttermund tiefer, penetrierender Sex könnte in manchen Stellungen (oder in allen) unangenehm sein. Sei dir stets bewusst, dass Sex mehr ist als bloße Penetration. Oraler, nicht penetrierender Sex, Selbstbefriedigung und erotische oder nichterotische Massagen können dein Bedürfnis nach Intimität stillen und gleichzeitig das Wohlbefinden deines Körpers fördern.

Ausfluss

Bis zur Menstruation bleibt dein Gebärmutterschleim trocken, daher noch einmal: Kokosnussöl oder dein bevorzugtes Gleitmittel sind jetzt für dich da.

Mantra für Phase 4

»Erholung ist keine Schwäche, und Empfangen ist keine Schande.«

So kommt Gleichgewicht in deine H-O-R-M-O-N-E

Als Gedächtnisstütze kannst du das »H-O-R-M-O-N-E«-Schema nutzen, um deine Hormone gezielt zu fördern.

H: Hoch lebe die Weiblichkeit

Halte deine Weiblichkeit in Ehren. Fördere deinen infradianen Rhythmus, indem du im Einklang mit deinem Zyklus lebst, isst, fastest und Sport treibst. Wir sind anders als Männer, und das sollten wir zu schätzen wissen. Anstatt zu versuchen, nur weniger behaarte Varianten von ihnen zu sein, sollten wir unseren Zyklus, unseren Bauch und unsere Pussys in Ehren halten. Hormone sind nicht nur die natürlichen Botenstoffe in unserem Körper; sie sind Superkräfte. Halte mithilfe eines Tagebuchs deinen Zyklus, deine Symptome und dein Wohlbefinden fest. Wenn du die Muster in deinem Zyklus verstehst, wirst du dir deine Power womöglich zurückholen.

O: Oxytocin

Wisse dein Oxytocin (das Liebeshormon) zu schätzen und flute dich mit diesem Wohlfühlhormon, das dein gesamtes endokrines System unterstützt; das gibt dir nicht nur vorübergehend ein wohliges Gefühl. Wenn du mit Kuscheln, Schmusen, Petting, Küssen und Massagen deinen Oxytocinspiegel steigerst, erreichst du damit mehr als nur ein Aufblitzen der Lust: Du bereitest die Grundlage dafür, dass dein Körper sein dringend benötigtes Gleichgewicht findet. Also nur zu, mach es dir gemütlich; deine Hormone werden es dir danken!

R: Reduziere Toxine

Entgifte deinen Körper und unterstütze deine Leber. Sie verstoffwechselt Östrogen, daher solltest du sie möglichst nicht mit anderen Giftstoffen wie Alkohol oder synthetischen Chemikalien belasten. Versuche, ihr nicht zu viel aufzubürden, besonders wenn du sowieso schon das Gefühl hast, dass dein Hormonhaushalt aus dem Lot ist. Das Gleiche gilt für deinen Darm. Lies weiter, ich verrate gleich einige Biohacks zum Entgiften.

M: Manage den Blutzucker

Manage Glukosespitzen und reguliere deinen Insulinhaushalt. Das ist eine der wirksamsten Möglichkeiten, ein hormonelles Ungleichgewicht in den Griff zu bekommen. Das Hormon Insulin setzt die Geschlechtshormone oft außer Gefecht, aber schon mit kleinen Anpassungen in deiner Ernährung lässt es sich leicht regulieren.

O: Optimiere deine Routine

Das Ziel lautet Optimieren, nicht Traumatisieren. Der Schlüssel dazu ist Mäßigung. Biohacks wie Fasten und Kälteanwendungen sind grandiose Regulatoren unserer Hormone, aber ihre Wirkung hängt davon ab, wie sie eingesetzt werden. Wenn du Hals über Kopf 72 Stunden lang fastest oder viel zu lange in eiskaltem Wasser badest, magst du auf Instagram damit prahlen, aber es kann auch deinen Organismus unter Schock setzen und deine Hormone völlig durcheinanderbringen. Beginne daher mit Intervallfasten oder bleibe nur wenige Minuten unter der kalten Dusche, danach arbeitest du dich schrittweise vorwärts. Am Ende wollen wir unseren Körper sanft in ein Gleichgewicht bringen, das die Hormonproduktion unterstützt.

N: Nähren

Nähren (engl. *nourish*) ist eines meiner absoluten Lieblingswörter. Es gibt mir das Gefühl, wertgeschätzt zu werden und dabei geborgen zu sein. Wir Frauen blühen auf, wenn wir gut genährt sind. Versuche, nie hungrig herumzulaufen; nähre deinen Körper, indem du genügend gute Fette, etwa aus Avocado, Samen, Ghee, Kokosnussöl und Butter, isst.

E: Elektrogeräte

Wir Menschen sind sehr »häuslich« geworden, aber unsere Hormone stehen in unauflöslicher Verbindung zum natürlichen Licht. Viele von uns verbringen endlose Stunden im künstlichen Neonlicht oder starren gebannt auf ihre Smartphones – vom Moment des Aufwachens bis spät in die Nacht. Dieses Verhalten wirft unser hormonelles Gleichgewicht über den Haufen. Das betrifft keineswegs nur das Schlafhormon Melatonin, das ganze endokrine System leidet darunter. Künstliches Licht schadet nicht nur unserem zirkadianen 24-Stunden-Rhythmus, sondern auch unserem infradianen Monatsrhythmus! In einer Studie wurde unlängst ein möglicher Zusammenhang zwischen blauem Licht (von Computerbildschirmen) und einem verfrühten Eintritt in die Pubertät festgestellt.

Die einfachsten Biohacks bestehen darin, vermehrt nach draußen ans Licht zu gehen und wann immer möglich eine Brille mit Blaulichtfilter zu tragen. Hält man sich lange im natürlichen Sonnenlicht auf, macht das nicht nur gute Laune; es steigert auch die Produktion von Vitamin D, das für die Hormonsynthese unerlässlich ist. Angesichts der Tatsache, dass wir wahrscheinlich die Generation sind, die sich seit Menschengedenken am wenigsten in der Sonne aufhält, ist es nicht nur Luxus, sich ernsthaft um einen Platz an der Sonne zu bemühen – für einen gesunden Hormonhaushalt ist es schlichtweg notwendig.

Zum Schluss noch eine Bemerkung zum Stressmanagement. Stress wirkt sich erheblich auf den Hormonhaushalt aus, weshalb wir uns in einem anderen Kapitel eingehend damit auseinandersetzen werden. Bei hohem Cortisolspiegel geraten unsere Geschlechtshormone aus dem Lot. Wenn unser Körper denkt, dass von außen Gefahr droht, wird er keinen Eisprung und keine Regelblutung veranlassen. Unsere Biologie ist auf den Erhalt unserer Art ausgerichtet, und unsichere Lebensbedingungen sind nicht der richtige Zeitpunkt, um den Fortpflanzungsprozess in Gang zu setzen.

Take-Home-Messages

- **Betrachte deinen Menstruationszyklus als Superkraft:** Kenne und respektiere die verschiedenen Phasen deines Zyklus – Menstruation, Follikelphase, Eisprung und Lutealphase – und ihre eigenen Energien und Bedürfnisse. Dieser Zyklus ist kein Fluch, sondern ein Werkzeug mit dem Potenzial, deinen Körper besser zu verstehen und Gesundheit und Wohlbefinden zu steigern.
- **Kenne das endokrine System und den Hormonhaushalt:** Hormone wie Insulin, Oxytocin, Serotonin, Dopamin, Adrenalin, Cortisol, Östrogen, Testosteron, Progesteron und Melatonin sind für unsere allgemeine Gesundheit bestimmende Faktoren. Störungen in diesen Hormonen können sich als Stimmungsschwankungen, Gewichtszunahme, PMS, Erschöpfung und andere Symptome bemerkbar machen.

- **Erkenne und meide endokrine Disruptoren:** Häufig sind das nichtbiologische Gemüsearten, hormonbelastete Fleisch- und Milchprodukte, Plastikverpackungen, chemische Reinigungsmittel und nichtnatürliche Pflegeprodukte. Sie zu reduzieren, kann den Hormonhaushalt erheblich stabilisieren.
- **Respektiere den natürlichen Körperrhythmus:** Stell dich auf den infradianen Rhythmus (deinen 28-tägigen Zyklus) und den zirkadianen Rhythmus deines Körpers ein. Respektiere die Verteilung der Yin- und Yang-Energie über den Monat und gleiche Aktivität und Ruhephasen aus.
- **Anpassung von Ernährung und Nährstoffen an die Zyklusphasen:** Richte deine Ernährung auf die jeweilige Zyklusphase aus, konzentriere dich dabei auf unterschiedliche Makronährstoffe und Lebensmittel, die den sich verändernden Bedürfnissen deines Körpers angepasst sind – von Eiweiß und Fetten in der Menstruationsphase bis hin zu ausgeglicheneren Anteilen von Kohlenhydraten, Eiweiß und Fetten in der Lutealphase.
- **Steuere Stress und emotionales Wohlbefinden:** Dauerhafter Stress stört den Hormonhaushalt und verändert insbesondere den Cortisolspiegel. Stressreduzierende Aktivitäten wie Meditation, Yoga und Achtsamkeit gehören unbedingt in den Alltag.
- **Regelmäßige Bewegung je nach Zyklusphase:** Passe deine Trainingsroutine den unterschiedlichen Energielevels der jeweiligen Phase deines Zyklus an; einfache Übungen während der Blutung und intensivere Workouts in der Follikel- und der Ovulationsphase.
- **Begrenze die Zeit, die du dem Blaulicht elektronischer Geräte ausgesetzt bist:** Achte darauf, möglichst wenig mit Blaulicht von Bildschirmen konfrontiert zu sein, denn es stört sowohl den zirkadianen als auch den infradianen Rhythmus. Halte dich im natürlichen Sonnenlicht auf und trage eine Brille mit Blaulichtfilter, um zu einem ausgeglichenen Hormonhaushalt beizutragen.

LEVEL 4:
LEBEN WIE EINE BIOHACKERIN

KAPITEL 7

TRAINIEREN WIE EINE BIOHACKERIN

»Ich habe schon immer daran geglaubt, dass man, wenn man sich anstrengt, auch Ergebnisse erzielt. Ich mache die Dinge nicht halbherzig. Denn sonst sind auch die Ergebnisse nur halbherzig.«

Michael Jordan

Da sind wir! Du hast es auf Level 4 geschafft! Du weißt jetzt, wie du deine Mahlzeiten planen sollst, was deine nährstoffreichsten Lebensmittel sind und wie du mit deinem Zyklus klarkommst, um deine weibliche Superpower zu genießen. Schauen wir uns an, wie das alles zusammenpasst, inklusive einiger abschließender Biohacking-Tipps für deine neue Identität und deine Verwandlung in dein stärkstes Selbst. Beginnen wir mit dem Training.

Stark > dünn

Jetzt kommt der spaßige Teil. Nachdem du wie eine Biohackerin gegessen und deine Hormone beobachtet hast, ist es nun an der Zeit, wie eine

Biohackerin zu leben, soll heißen: Wir bewegen uns gerne, verbringen aber unser Leben nicht im Fitnessstudio. Wir absolvieren Workouts, die tatsächlich etwas bringen, und besuchen nicht stundenlang Kurse, nur um sagen zu können, dass wir so und so lange im Gym waren.

Früher war es mein Ziel, möglichst dünn zu werden. Ich dachte, nur darauf käme es an. Als ich nur noch 40 Kilogramm wog (ich bin zwar nur 1,59 Meter groß, aber trotzdem), dachte ich, es geschafft zu haben, ich müsste bersten vor Energie und alles müsste großartig sein. Dann aber stellte ich fest, dass ich mich weder besonders fit fühlte noch richtig durchtrainiert war. Ich wollte keinesfalls wie ein Bodybuilder aussehen und scheute mich deshalb davor, Gewichte zu stemmen.

Wenn ich jetzt an meine frühere Einstellung »je magerer, desto besser« denke, gruselt es mich. Ich wiege mich nicht mehr sehr oft und besitze nicht einmal eine Waage. Ich weiß, dass als Frau mein Gewicht je nach Phase meines Zyklus, meinem Essverhalten und meinen Wassereinlagerungen schwankt. Ich möchte mein Leben nicht damit verbringen, mich wegen einer natürlichen Schwankung von ein oder zwei Pfund verrückt zu machen. Ohnehin gefällt mir der Begriff »abnehmen« überhaupt nicht, auch wenn ich ihn in diesem Buch verwende, da damit üblicherweise »fit werden« gemeint ist, aber ich möchte unbedingt klarstellen, dass dies meistens nicht dasselbe ist.

Beim Biohacking messen wir die Körperkomposition und achten vor allem auf die Muskeln, weil sie das Fitsein so viel einfacher machen. Als ich extrem dünn war, war ich nicht fit. Ich hatte sehr wenig Muskelmasse. Man kann mit jedem Gewicht in Form sein, wenn man eine gesunde Masse an Muskeln hat und der Körper richtig funktioniert. Zu meiner Biohacking-Challenge »Fit as F*ck« kommen viele Frauen, weil sie abnehmen wollen. Doch dann wird ihnen schnell klar, dass das wesentlich besser funktioniert, wenn sie zuerst Muskeln aufbauen.

Nicht jede von uns möchte einen knackigen Po wie eine Sportlerin haben, aber darum geht es hier auch nicht. Vielmehr wollen wir uns auf die Stärkung unserer Skelettmuskulatur konzentrieren, die für eine gesunde körperliche Entwicklung notwendig ist.

Zunächst einmal ist Fett weniger stoffwechselaktiv als Muskeln. In anderen Worten, ein Kilogramm Fett verbrennt im Ruhezustand weniger

Kalorien als ein Kilogramm Muskeln. Muskelgewebe ist stoffwechselaktiv, das heißt, es benötigt auch im Ruhezustand mehr Energie (Kalorien) für die Selbstversorgung. Und außerdem: Je mehr Muskelmasse, desto mehr Insulinrezeptoren sind vorhanden, um nach einem kohlenhydrathaltigen Essen das Insulin zu binden, und das bedeutet weniger Blutzuckerspitzen. Je weniger Blutzuckerspitzen, desto wohler fühlst du dich. Und je wohler du dich fühlst, umso mehr Energie hast du für die Dinge, die für dich von Bedeutung sind. Siehst du, worauf ich hinauswill?

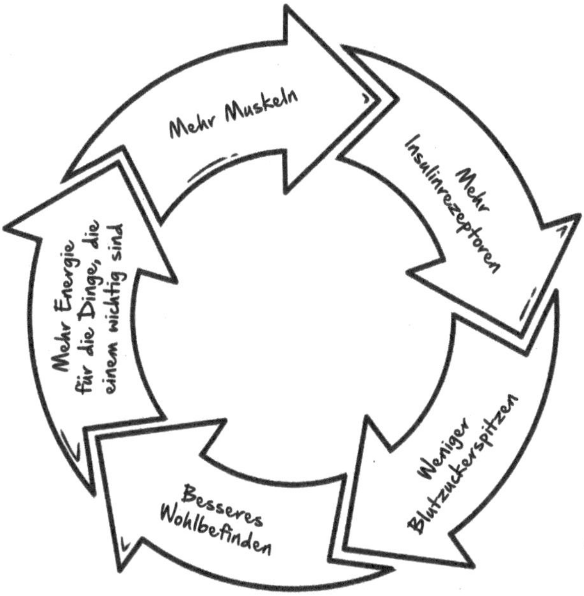

Vergiss nicht, dass wir nicht wegen des Abnehmens hier sind! Oder etwas anders formuliert: Wir machen das nicht, um auf einer Waage zu ermitteln, welchen Wert wir haben. Wir sind hier, um das Gewicht zu verlieren, das wir uns mit unzähligen Anforderungen, von denen wir meinen, dass wir ihnen nie gerecht werden können, selbst auferlegt haben: Haus, Beruf, Kinder und das Gefühl, für das Glück und das Wohlergehen der anderen verantwortlich zu sein. Das ist das Gewicht, das sich in unseren Fettzellen niederschlägt (mehr dazu später). Es ist an der Zeit, sich mit dem Gewicht dieses äußeren Drucks zu befassen und es wie eine heiße Kartoffel fallen zu lassen. (Danke für diese Lebensweisheit, Snoop Dogg!)

Ich möchte die Dinge nicht schönreden: Du kannst durch das Workout tatsächlich Gewicht zulegen. (Insgeheim hoffe ich das sogar, denn es würde bedeuten, dass du tatsächlich Muskelmasse aufbaust.)

Möglicherweise schreckt das viele Frauen ab, denn wir sind auf eine bestimmte Zahl konditioniert, die wir erreichen sollten, um gut auszusehen. Welche gilt für dich? 80 Kilogramm? Unter 65? Unter 75? Wenn meine Kursteilnehmerinnen mit dem Workout anfangen und Muskeln entwickeln, nehmen sie erst einmal zu – dann flippen sie aus und wollen aufgeben. Bitte nicht!

Zunächst einmal: Wirf die Waage weg. Die Ziffern, die darauf stehen, werden schon viel zu lange mit dem Selbstwertgefühl und dem Wohlbefinden von Frauen gleichgesetzt. Sie sagen nichts darüber aus, wer du bist, wie faszinierend deine Seele ist und welche großartigen Dinge noch vor dir liegen, wenn du dich von den üblichen Hungerdiäten befreit hast, die dich nur stressen und klein machen – egal wie groß du bist.

Als ich an diesem Buch schrieb, unternahm ich mit meiner Mutter eine Erholungsreise auf die Malediven. Wir verbrachten viel Zeit mit Schwimmen im warmen Wasser des Indischen Ozeans, wir trieben Sport, aßen frische Meeresfrüchte und ließen uns verwöhnen. Ich beobachtete, dass meine Mutter immer entspannter und gleichzeitig dynamischer wurde und mehr von der Lebenskraft des Chi entwickelte.

Eines Abends sagte sie zu mir: »Wow, dieser Badeanzug sitzt so locker, ich glaube, ich habe abgenommen.« Sie ging ins Badezimmer, zog die Waage unter dem Waschbecken hervor und wog sich. Ich verkrampfte mich innerlich. Ich hatte einen Flashback und dachte an die vielen Male in meiner Kindheit, als meine Mutter auf die Waage gestiegen war und enttäuscht die Schultern hatte hängen lassen. »Nicht einmal ein Kilo weniger«, sagte sie.

»Aber Mom, wie fühlst du dich?«, fragte ich. »Du siehst fantastisch aus! Anscheinend geht es dir richtig gut.« Egal, sie war den Rest des Abends enttäuscht, obwohl es ihr körperlich viel besser ging als noch eine Woche zuvor.

Was ich damit sagen will: Wir trainieren nicht, um Gewicht zu verlieren. Wir trainieren für ein längeres Leben und mehr Spannkraft, für Anti-Aging,

Blutzuckermanagement, eine bessere Körperhaltung, mehr Endorphine und metabolische Flexibilität. (Das meinte ich, als ich an anderer Stelle im Buch davon sprach, zwischen Zweigen und Holzscheiten abzuwechseln.) Bitte bedenke, dass es hier um deine Gesundheit und nicht nur (oder gar vorrangig) um dein Aussehen geht.

Los geht's

Warum ist mir so daran gelegen, dass du in Bewegung kommst? Zunächst einmal hilft Bewegung über den Tag verteilt bei der Insulinkontrolle *(das wollen wir)*, verringert das Cortisol *(wie eine natürliche Beruhigungspille, das wollen wir ebenfalls)* und reguliert den Hormonhaushalt *(richtig, auch das wollen wir!)*. Das Merkwürdige am Sport ist, dass der Anfang uns schwerfällt, aber wenn man es erst einmal gewohnheitsmäßig macht, wird man regelrecht süchtig danach. Für mich fühlt sich ein Tag ohne Bewegung schrecklich an. Ich erinnere mich aber auch noch daran, dass mich das Gym früher eher einschüchterte und ich es langweilig und dröge fand.

Und so habe ich den Umschwung geschafft.

»F-I-T-N-E-S-S«-Schema

F: Form und Häufigkeit

Einmal in der Woche ein zweistündiges Workout zu absolvieren ist nicht genug. Wesentlich ergiebiger sind kürzere, aber häufigere Trainingseinheiten mit vielen verschiedenen Bewegungen, die über den Tag verteilt werden. So banal es auch klingen mag: Nimm die Treppe, arbeite an einem Stehpult und geh idealerweise alle 40 bis 60 Minuten ein wenig auf und ab.

Für eine Studie wurden einmal 84 Frauen untersucht, die beruflich als Reinigungskräfte tätig waren. Der einen Hälfte der Gruppe (der Versuchsgruppe) wurde gesagt, dass ihre Arbeit ein gutes Training sei und als hervorragendes Workout gewertet werden könne. Die Kontrollgruppe machte weiter wie bisher, ohne eine Ansage zu erhalten. Nach vier Wochen hatten die Frauen der Versuchsgruppe Gewicht verloren, wiesen einen geringeren Body-Mass-Index und einen niedrigeren Blutdruck auf, während sich bei der Kontrollgruppe so gut wie nichts verändert hatte.

Was bedeutet das für uns? Verwandeln wir jede Tätigkeit im Haushalt in ein Workout. Den Boden fegen? Stell dir vor, du hast dich soeben bei einem angesagten Hollywood-Personal-Trainer für ein Workout-Programm angemeldet, und er sagt: »1, 2, 3, 4 nach links und 1, 2, 3, 4 nach rechts«, dazu hörst du einige deiner Lieblingssongs. Die Wäsche machen? Ein super Workout. Überlege mal, wie oft du deine Arme hin und her bewegen musst. Den Müll rausbringen? Ich mache das, Schatz! F steht auch für Form im Sinne von Trainingstechnik, denn es ist entscheidend, die Übungen korrekt durchzuführen, um Verletzungen und Rückenprobleme zu vermeiden.

I: Identität

Wie ich schon am Anfang des Buches angedeutet habe, bringt eine Identitätsänderung mehr, als »sich selbst zu motivieren«. Ich könnte dir zehn Gründe nennen, warum Training so wichtig ist, aber wahrscheinlich kennst du sie alle. Wenn ich dir jedoch sage, du bist ab heute eine Sportlerin und Sportlerinnen trainieren regelmäßig, wie geht es dir dann? Fühlst du dich zielorientierter und kraftvoller? Fitness ist ein Teil deiner Persönlichkeit und nicht etwas, was man eine Stunde am Tag im Gym absolviert. Wenn dich das nächste Mal jemand fragt, warum du trainierst, sag einfach: »Mensch, weil ich Sportlerin bin!« Dann verhältst du dich auch entsprechend.

T: Timing

Wenn du deine Workouts auf das natürliche Auf und Ab deiner Hormone abstimmst, fallen sie dir leichter und sie sind effektiver. Aufgrund unserer zirkadianen und infradianen Rhythmen macht es einen großen Unterschied, wenn wir das Training auf unsere Hormonschwankungen abstimmen. Bestimmte Hormone, die für die Regeneration und das Wachstum der Muskeln wesentlich sind, etwa Testosteron und Cortisol, erreichen ihren Höchststand am Morgen, sodass dies die optimale Zeit für Krafttraining und intensive Workouts ist. Und jetzt weißt du auch, wie du dein Training besser auf deinen Menstruationszyklus abstimmen kannst.

N: Nahrung

Essen ist Treibstoff, aber kurz vor dem Workout zu essen macht träge, wohingegen zu wenig zu essen die Trainingseinheiten weniger effektiv macht. Das richtige Timing deiner Mahlzeiten und Zwischensnacks kann sich drastisch auf deine sportliche Leistung und deine Regeneration auswirken (ich komme nachher noch darauf zu sprechen), und das werden wir uns gleich im Detail ansehen. Achte darauf, dass du nach dem Workout wieder alle elementaren Nährstoffe aufnimmst, insbesondere Eiweiß, ansonsten laugst du deinen Körper aus, statt ihn fit zu machen.

E: Erfüllung

Wir meiden Dinge, unter denen wir leiden. Das ist dann kein Wellness mehr. Finde ein Training, das dir Spaß macht und dich dazu motiviert, vom Sofa aufzustehen. Ich werde später einige Übungen vorstellen, die mir besonders liegen, doch die Liste ist endlos. Auch körpereigene Glückshormone, die ausgeschüttet werden, wenn wir uns bewegen (etwa beim »Runner's High« oder »Läuferhoch«), sind natürliche Schmerzmittel und Stimmungsaufheller. Wenn man sich bewegt, fühlt man sich gut, und wenn man sich gut fühlt, kann man seine Träume verwirklichen. Bewegung macht glücklich und high, sogar ganz umsonst, warum sie also nicht nutzen?

S: Schweiß

Jahrelang habe ich es gehasst zu schwitzen, aber jetzt unternehme ich alles, um mindestens einmal am Tag ins Schwitzen zu kommen, denn es spült die Giftstoffe, mit denen wir täglich bombardiert werden, aus dem Körper. Außerdem bekämpft es Keime, öffnet die Poren und setzt Endorphine frei. Warum Geld für trendige Biohacking-Produkte ausgeben, wenn eines der besten Produkte kostenlos und immer verfügbar ist?

S: Selbst

Selbstwertgefühl, Selbstvertrauen und Selbstachtung. Fitness ist ein Versprechen an dich selbst. Es ist eine Sache zwischen dir und dir. Wenn du das Versprechen, das du dir selbst gegeben hast, einhältst, beweist du dir, dass du unentbehrlich bist und dass es nicht egoistisch ist, sich selbst an erste Stelle zu setzen. Es ist ein Akt der Selbstliebe und eine langfristige Investition in dich und deine Gesundheit. Es ist nicht einfach, sich im Gym oder in einem Kurs zu zeigen. Aber du beweist jedes Mal deinem höheren Selbst, dass du dazu fähig bist, und das ist für die Stärkung deines Selbstwertgefühls, deines Selbstvertrauens und deiner Selbstachtung eine tolle Sache. Das wird sich auf andere Bereiche deines Lebens übertragen, denn du weißt, dass du auf dich zählen kannst!

Gehen

Wir sind eine Generation, die zu viel sitzt, zu viel isst und zu viel atmet. Wie können wir das auf einfachem Weg ändern? Nun, wir müssen alle immer irgendwo hin. Und wie machen wir das?

Ich glaube, mein größter Kulturschock, als ich von Europa nach Los Angeles zog, war, dass niemand irgendwohin zu Fuß zu gehen schien.

Mir ist klar, dass nicht jeder in einer Stadt leben kann, wo es sich anbietet (oder überhaupt möglich ist), zu Fuß zur Arbeit oder zum Einkaufen zu gehen. Das bedeutet jedoch nicht, dass man nicht trotzdem Mittel und Wege findet, ein paar Schritte in den Alltag hineinzuquetschen. Da wir gerade davon sprechen: Müssen wir wirklich 10 000 Schritte am Tag gehen? Offenbar nicht. Eine im Jahr 2019 in der Zeitschrift *JAMA Internal Medicine* veröffentlichte Studie fand heraus, dass Frauen, die im Durchschnitt etwa 4400 Schritte pro Tag gingen, eine erheblich niedrigere Sterblichkeitsrate aufwiesen als Frauen, die rund 2700 Schritte machten. Die Sterblichkeitsrate verbesserte sich kontinuierlich, bis sie bei etwa 7500 Schritten ihren Tiefststand erreichte. Aufgrund dieser Erkenntnis strebe ich persönlich mindestens 8000 Schritte am Tag an, das ist für meine Gesundheit optimal. Meistens erreiche ich diese Schrittzahl, wenn ich meinen normalen

Tagesgeschäften nachgehe. Sie ist nicht so hoch, dass ich mich am Ende des Tages abstrampeln muss, um mein Tagesziel zu erreichen.

Das Gehen muss sich nicht auf den praktischen Weg zur Arbeit und zurück, zum Einkaufen oder zur Schule beschränken. Das Gehen, vor allem in der Natur, fördert zudem das kreative Denken, und zwar aufgrund der Kombination aus körperlicher Aktivität, Entspannung und einem Wechsel der Landschaft. Aber das ist längst nicht alles! Erst neulich empfahl Dr. Andrew Huberman von der Stanford University in einem Interview Menschen, die unter Ängsten leiden, ins Freie zu gehen. Sich vorwärtszubewegen setzt im Gehirn den »Siegespfad« in Gang, der mit Tapferkeit, Mut und Kühnheit verbunden ist. Außerdem befreit man sich auf diese Weise leichter von einem Tunnelblick (der ein Symptom von Stress sein kann).

Bewegung storniert deine Bioslacker-Mahlzeit

Es gibt ein altes chinesisches Sprichwort, das so viel bedeutet wie: »Geh nach dem Essen spazieren, und du wirst 99 Jahre alt.« Dieser traditionelle Brauch beruht auf der Erkenntnis, dass ein kurzer Spaziergang nach dem Essen die Verdauung anregt und das allgemeine Wohlbefinden fördert. (Nebenbei bemerkt: Ich befinde mich gerade in China, und gestern schlugen meine Gastgeber nach dem Mittagessen einen kurzen Spaziergang durch die Stadt vor, zur Verwunderung meiner amerikanischen Freunde. Ich kann daher bestätigen, dass es diese Gewohnheit noch gibt.)

Neuere Forschungen beweisen, dass die folgende alte chinesische Erkenntnis ihre Richtigkeit hat: *Bewegung nach einer Mahlzeit senkt den Blutzuckerspiegel.* (Bitte gleich noch einmal lesen!) Das bedeutet, dass wir nach einem üppigen, kohlenhydratreichen Abendessen zum Ausgleich spazieren gehen, staubsaugen, tanzen oder das Haus aufräumen sollten. Körperliche Bewegung senkt nicht nur den im Körper aufgestauten Stress, sie hilft auch, schnell und sicher überschüssige Zuckerreserven im Blutkreislauf zu verbrennen. Was hat das zur Folge? Richtig, es senkt deinen Insulinspiegel!

Wenn du den Stress von dir abfallen lässt und dich mit einer positiven Einstellung bewegst, fördert jede Art körperlicher Aktivität die Gewichtsabnahme und die Gesundheit. Denk an die vielen Aktivitäten im Lauf deines

Tages und betrachte sie als einen Teil deines Fitnessprogramms. Du wirst über die positiven Veränderungen staunen.

Bewegungs-Hacks

Hier sind 20 Vorschläge, wie du mehr Bewegung in deinen Tagesablauf einbauen kannst:

1. Morgens dehnen: Wecke deine Muskeln auf und beginne den Tag mit fünfminütigem Stretching.
2. Schreibtischübungen im Sitzen: die Beine heben, Liegestütz am Tisch, Oberkörperdrehungen oder etwas herumzappeln.
3. Meetings im Gehen: Statt in einem Konferenzraum zu sitzen, verlege deine Besprechungen ins Freie und geh währenddessen spazieren. Meine Freundinnen wissen, dass ich stundenlanges Sitzen hasse. In Bali und Los Angeles organisiere ich meine Strategiesitzungen stets als Strandspaziergänge statt in einem Café.
4. Treppensteigen: Nimm so oft es geht die Treppe anstelle des Aufzugs.
5. Weiter weg parken: Parke dein Auto beim Einkaufen oder bei der Arbeit weiter weg vom Eingang. Das bringt zusätzliche Schritte, die sich summieren.
6. Tanzpausen: Lege bei der Schreibtischarbeit alle paar Stunden eine Tanzpause ein. Höre dir einen Lieblingssong an und tanze bis zum Ende richtig ausgelassen.
7. Ein Stehpult verwenden: beim Arbeiten zwischen Sitzen und Stehen abwechseln. Ich liebe mein Stehpult so sehr, dass ich kürzlich auf ein Gehpult umgestiegen bin – eine Workstation auf einem Laufband.
8. Küchensport: Während du darauf wartest, dass das Essen gar wird, bietet sich ein wenig Wadenheben oder Kniebeugen an.
9. SIT während der Fernsehwerbung: Freue dich auf ein SIT-Workout in den Werbepausen oder den Pausen zwischen den Episoden beim Streaming (ich komme gleich darauf zu sprechen). Noch besser, wenn dein Partner oder deine Mitbewohnerin mitmachen!

10. Täglich spazieren gehen: jeden Tag nach dem Essen oder zu einer festgelegten Zeit einen Spaziergang machen, und wenn es nur 10 bis 15 Minuten sind.
11. Hausarbeit: Staubsaugen, Gartenarbeit und sogar Geschirrspülen sind Gelegenheiten, sich zu bewegen und zu dehnen.
12. Per Fahrrad oder zu Fuß Besorgungen erledigen: Statt mit dem Auto zu fahren, geh zu Fuß oder benutze dein Fahrrad.
13. Mit Haustieren spielen: mit dem Hund Fangen spielen oder längere Spaziergänge machen. Für Katzen gibt es auch Spielzeuge, die Frau und Tier in Bewegung bringen.
14. Hilfsbereitschaft zeigen: Jemand hat im anderen Zimmer etwas vergessen? Ich biete mich sofort an, es zu holen, denn auf diese zusätzlichen Schritte möchte ich nicht verzichten. Ich verbrenne weitere Kalorien und stehe da wie ein selbstloser Mensch. Eine echte Win-win-Situation.
15. Eine neue Route wählen: Gewohnte Wege zu ändern, zum Beispiel zur Arbeit, sorgt für Abwechslung.
16. Mit Kindern spielen: Wenn du Kinder oder jüngere Familienmitglieder hast, spiele aktiv mit ihnen. Zum Beispiel Fangen oder Verstecken.
17. Fitness-Apps verwenden: etwa die »Cycle Bestie«-App, die dich daran erinnert, dich zu bewegen, oder dich durch kurze Workouts führt.
18. Soziale Aktivitäten: Statt dich mit Freunden irgendwo hinzusetzen, ziehe Aktivitäten wie Bowling, Minigolf, Tanzen oder Wandern in Betracht.
19. Ehrenamt: Beteilige dich an gemeinnütziger Arbeit, bei der du dich bewegen kannst, beispielsweise in einem Gemeinschaftsgarten oder bei Veranstaltungen.
20. Terminerinnerung: das Telefon oder den Computer so einstellen, dass du stündlich daran erinnert wirst, dich kurz zu dehnen oder ein paar Minuten spazieren zu gehen.

Nicht vergessen: Es kommt weniger auf Intensität oder Dauer an, sondern vielmehr auf Beständigkeit. Jede auch noch so kleine Bewegung summiert sich im Lauf des Tages.

Das perfekte Biohacking-Workout: beim Training den eigenen Zyklus beachten

Wenn ich nach dem besten Workout gefragt werde, antworte ich jedes Mal: Das hängt davon ab, an welchem Tag deines Zyklus du dich befindest! Im Kapitel »Richte dich nach deinem Zyklus« habe ich darauf hingewiesen, welche Aktivitäten in welchen Zyklusphasen sinnvoll sind. Nun möchte ich einige der Workouts beschreiben, aus denen du wählen kannst.

Die folgenden drei Trainingsarten, HIIT, REHIT und SIT, fördern den Stoffwechsel nicht nur während des Trainings, er bleibt auch danach noch erhöht, und das bedeutet, dass der Körper sogar im Ruhezustand mehr Kalorien verbrennt.

HIIT

HIIT (Hochintensives Intervalltraining) umfasst in der Regel Übungen wie Sprints, Burpees oder Squat Jumps (Sprünge aus der Kniebeugenhocke). Studien haben gezeigt, dass man bei einem 15-minütigen HIIT-Training mehr Kalorien pro Minute verbrennt als bei einem 40-minütigen Ausdauertraining.

Das typische HIIT besteht aus kurzen, intensiven Trainingseinheiten, gefolgt von kurzen Entspannungsphasen, also etwa 40 Sekunden hart trainieren und 15 Sekunden Pause. Das Ganze 15 bis 20 Minuten lang wiederholen.

HIIT ist wirklich gut, aber es gibt sogar etwas noch Besseres!

REHIT

REHIT (Reduced-Exertion High-Intensity Training) bedeutet auf Deutsch etwa: Hochintensives Intervalltraining mit weniger Pensum und kürzeren Intervallen. Denn was ist noch besser als ein hartes 40-Sekunden-Training? Mit Vollgas 15 bis 20 Sekunden lang so hart wie möglich zu trainieren. »Moment, was ist daran anders?«, fragst du dich. Die Antwort ist: Wenn du es schaffst, eine Minute lang hart in die Vollen zu gehen, hast du nicht dein 100-Prozent-Maximum gegeben. Zahlreiche Studien zeigen, dass der Mensch nur 14 bis 20 Sekunden lang absolute Höchstleistung bringen kann.

Das ist exakt der Punkt, warum REHIT effektiver ist. Beim HIIT ruhen wir uns zwischen den Belastungsphasen 15 bis 20 Sekunden aus, beim REHIT können wir uns dagegen zwei bis vier Minuten Pause gönnen. Und warum? Eine Sportlerin verkraftet einen Break von 15 bis 20 Sekunden zwischen zwei Belastungsphasen sehr gut, die meisten Menschen jedoch (mich eingeschlossen) können ihre Herzfrequenz in einem so kurzen Zeitraum nicht auf ihren Ruhepuls bringen. Durch die längere Ruhephase fällt der Puls zurück auf einen niedrigeren Wert. Warum ist das von Bedeutung? Weil wir unsere Fähigkeit trainieren wollen, zur »Homöostase«, zum inneren Gleichgewichtszustand, zurückzukehren. Sobald sich der Puls normalisiert hat (circa 60 bis 75 Schläge pro Minute), geben wir wieder für 15 bis 20 Sekunden unser Äußerstes bis zu unserer maximalen Belastungsgrenze. Das können wir beliebig wiederholen oder so lange, wie es unser Zeitplan erlaubt.

SIT-plus

Das SIT (Split-Intervall-Training) ähnelt einem Lauftraining kombiniert mit REHIT. Es ist mein Favorit, weil ich nicht darüber nachdenken muss, welche Übung als Nächstes kommt. SIT ist eine fantastische Alternative zum Dauerlauf, denn weder werden die Gelenke belastet, noch tritt eine katabole Reaktion ein, bei der statt Fett Muskelmasse verbrannt wird.

Wie das funktioniert? Für 15 bis 20 Sekunden möglichst schnell sprinten, dann so lange gemächlich gehen, bis der Puls wieder normal ist, und das so oft wie möglich wiederholen. Das eignet sich hervorragend, um die Fettverbrennung zu befeuern. (Wir lieben zwar unser Fett, aber wir wollen auch nicht, dass es uns die Show stiehlt.)

Hanteltraining

Das gleiche Prinzip, das wir oben für das Ausdauertraining besprochen haben, gilt auch für das Hanteltraining. Statt 50-mal ein leichtes Gewicht zu stemmen, das uns nicht an unsere maximale Belastungsgrenze bringt, arbeiten wir mit höheren Gewichten (allerdings dürfen sie nicht so schwer sein, dass sie unsere Übungsausführung ruinieren oder unsere Gelenke unnötig belasten) und absolvieren lieber weniger, dafür intensivere Übungen bis zum Erreichen unserer maximalen Kapazität. Danach folgen Ruhe und Entspannung.

Die Muskelkraft nimmt bei höherer Gewichtsbelastung am stärksten zu, aber nicht zwangsläufig durch eine höhere Wiederholungszahl. Werden die Muskeln durch das schwerere Gewicht überlastet, verdicken sich die Muskelfasern, um weitere Überlastung zu vermeiden. (Unser sympathisches Nervensystem schreitet mit einer Kampf- oder Fluchtreaktion ein, weil es glaubt, dass wir in einer kritischen Situation, etwa der Abwehr eines Bären oder dem Kampf gegen einen Berglöwen, versagen.) Die schrittweise Erhöhung des Gewichts bringt unsere Muskeln in einen Zustand der Überbelastung, wodurch die Muskeln weiter wachsen, statt sich an eine konstante Gewichtsbelastung zu gewöhnen, wodurch lediglich bestehende Muskelmasse aufrechterhalten wird.

Funktionelles Training

Funktionelles Training gehört zu meinen Lieblings-Workouts! Es ist eine alltagsrelevante und sportartübergreifende Trainingsform mit Bewegungsabläufen, die mehrere Gelenke und Muskelgruppen gleichzeitig beanspruchen. Dabei werden vor allem Rumpfstabilität, Gleichgewicht, Koordination und Flexibilität trainiert. Zu den Übungen gehören Kniebeugen, Ausfallschritte, Kettlebell-Swings und das Medizinball-Werfen. Wenn ich meine Periode habe, entscheide ich mich meist für das funktionelle Training, weil es sehr gut zu dieser Phase meines Zyklus passt.

Pilates

Pilates ist eine sanfte Trainingsmethode, die sich auf Kraft, Flexibilität und allgemeine Körperkonditionierung konzentriert. Sie beruht auf kontrollierten Bewegungen und legt den Schwerpunkt auf richtige Körperhaltung und

Atemtechnik. Pilates-Übungen werden oft an speziellen Geräten (die sich von den üblichen Fitnessgeräten unterscheiden) oder auf einer Matte durchgeführt. Mein Lieblingsgerät ist der Reformer, und ich merke nach dem Training immer wieder, dass sich Muskeln schmerzhaft bemerkbar machen, von deren Existenz ich nichts ahnte!

Yoga

Es gibt so viele Arten von Yoga, zum Beispiel Hatha, Vinyasa, Ashtanga, Bikram, Aerial und Yin. Bevor du sagst, dass du Yoga nicht magst, solltest du alle ausprobieren und herausfinden, ob dir nicht doch eine gefällt. Yoga kombiniert Körperstellungen (Asanas), Atemübungen und Meditation, fördert Beweglichkeit, Kraft, Gleichgewicht, Entspannung und seelisches Wohlbefinden. Mir gefällt insbesondere das Hot Yoga, eine Kombination aus Saunieren und Yoga. Ich habe viel herumexperimentiert und herausgefunden, dass es für mich eine spirituelle und körperliche Wohltat bedeutet, wenn ich mich um halb neun Uhr abends in einem aufgeheizten Raum dem Yin-Yoga widme. Dann kann ich die Anforderungen des Tages hinter mir lassen und meinen Geist und Körper auf den Schlaf vorbereiten.

Workout – wann ist die beste Zeit dafür?

Wann ist der richtige Zeitpunkt für unser Workout? Das kommt darauf an, aber bedenke, dass der Cortisolspiegel morgens ansteigt, was als zusätzlicher Energieschub für das Training genutzt werden kann.

Eine andere Frage ist: Sollen wir vor dem morgendlichen Workout essen oder besser nicht? Das werde ich oft gefragt. Die kurze Antwort lautet (wieder mal): Es kommt darauf an. In diesem Fall darauf, welches Ziel wir vor Augen haben!

Soll man mit nüchternem Magen trainieren oder vorher etwas essen? Es gibt viele widersprüchliche Ratschläge, ob man mit leerem Magen trainieren oder vorher etwas essen soll. Einige Untersuchungen zeigen, dass Sport auf nüchternen Magen den Körper stärker in die Ketose bringt und dass auch die Fettverbrennung effizienter ist, weil die Glykogenspeicher in Muskeln und Leber bereits stark reduziert sind.

Gleichwohl ist Sport ebenso wie das Fasten ein Stressfaktor für unseren Körper. Was passiert also, wenn man zwei Stressfaktoren kombiniert (oder sogar einen dritten hinzufügt: Phase 4 unseres Zyklus)? *Nichts Gutes.* Es kommt auf die Balance an. Trainiert man jeden Tag mit leerem Magen, ist das womöglich zu viel des Guten. An Tagen, an denen wir uns vor dem Training besonders gut ausgeruht fühlen und relativ wenigen anderen Stressfaktoren ausgesetzt sind, kann ein Workout auf nüchternen Magen durchaus produktiv sein und muss unseren Körper (oder seinen Cortisolspiegel) nicht aus der Bahn werfen.

Entscheidend ist, den Körper nach der Fastenphase mit einer nährstoffreichen Mahlzeit bestehend aus Fetten, Eiweiß und Ballaststoffen (im Gegensatz zu mit Zucker oder künstlichen Süßstoffen angereicherten Shakes oder zuckerhaltigen Pre-Workout-Snacks) aufzutanken, um ihn nicht in einen Stresszustand mit hohen Glukose- und Insulinwerten zu versetzen.

Meine Faustregel lautet: Leichtere Workouts auf nüchternen Magen sind okay. Das Hanteltraining sollte erst nach dem Frühstück durchgeführt werden. Mehr zum Thema Stressbewältigung gibt es im Kapitel über Stress. Jetzt aber sollst du erst einmal erfahren, wie die Bewegungsprogramme des Biohackings aufeinander abgestimmt sind. Ich möchte dir zeigen, welche Flexibilität, Kontrolle und Freiheit du gewinnst, wenn du deinen Körper eigenverantwortlich steuerst und mithilfe von Biohacks Stärke, Wohlbefinden und Effizienz erzielst.

3 x 3 Mikroworkouts

Wir sprachen über das Mikrofasten, und jetzt haben wir … die Mikroworkouts! Erinnerst du dich, dass ich zu Beginn sagte, Fitness sei das, was du bist, nicht das, was du tust? Nun, anstatt eine Stunde pro Tag für das Workout einzuplanen und dieses dann nicht durchzuhalten, plane lieber drei 3-Minuten-Workouts direkt vor den Mahlzeiten ein. Wie du weißt, befeuerst du deine Fettverbrennung, wenn du bei den ersten Anzeichen von Hunger trainierst. Deshalb: vor dem Frühstück, Mittag- und Abendessen (wenn möglich sogar während des Kochens) für 20 bis 30 Sekunden ein paar High Knees oder Burpees einlegen. Das Ganze dreimal wiederholen und dann guten Appetit!

Entspannung und Stretching

Zu langes Sitzen ist schlecht für uns, das gilt auch für zu viel Trainieren. Ich befürworte die Ansicht, dass wir unseren Körper trainieren und nicht verschleißen sollten. Wir müssen für ausreichende Entspannung sorgen. Zu wenig Erholung führt zu chronischem Stress, was den Cortisolspiegel übermäßig ansteigen lässt. Das wiederum bedeutet, dass in den Zellen Fett gespeichert statt verbrannt wird. Bei HIIT/REHIT/SIT und Hanteltraining gehen also Ruhe und Entspannung Hand in Hand – nicht nur während der Übungen, sondern auch danach.

Ich persönlich bin kein Fan von Stretching, aber als ich einmal einige Tage lang Fallschirmspringen war und danach drei Tage zum Mountainbiking in der Schweiz war, dem sich ein 16-stündiger Flug nach New York City anschloss, konnte ich mich eine Woche lang kaum noch bewegen. Mein Kreuz tat so weh, dass ich nicht mehr stehen oder sitzen konnte. Und was sagte mein Akupunkturtherapeut, als ich zur Behandlung kam? *Haben Sie sich denn gar nicht gedehnt?* Natürlich nicht. Ich war »viel zu beschäftigt«, und Stretching fand ich so was von langweilig. Manchmal verwandle ich mich zurück in eine Zwölfjährige, die glaubt, zu cool zu sein, um grundlegende Dinge des Lebens zu tun. Eigentlich sollte man annehmen, dass diese schmerzhafte und qualvolle Woche in NYC eine Lehre für mich war, aber nein. Es dauerte noch mehrere Monate und weitere Kreuzschmerzen, bis mir klar wurde, dass ich nicht durch irgendeinen Zauber die Notwendigkeit umgehen konnte, meine Muskeln auf intensive körperliche Aktivität vorzubereiten, sondern dass ich tatsächlich *meine Muskeln auf intensive körperliche Aktivität vorbereiten musste.*

Stretching vor dem Workout gehört für mich heute zum Standard. Es ist unglaublich, wie viel besser ich mich sofort danach fühle, und auch während der Entspannungsphasen, wenn ich tue, was ich tun sollte. Stretching muss keine große Sache sein. Es reicht schon, sich einige Minuten sachte zu bewegen, zu beugen und allgemein die Muskeln aufzuwärmen, bevor man mit dem Training beginnt.

Was wäre dir lieber: eine Freundin, die dir eine Nachricht schickt, in der sie dich fragt, ob ihr gemeinsam trainieren möchtet und ob es dir recht ist, wenn sie in zehn Minuten vorbeikommt? Oder eine Freundin, die mit einem Megafon vor deinem Bett steht und brüllt: »AUFSTEHEN! WIR LAUFEN JETZT SOFORT EINEN MARATHON!« Sei dir selbst gegenüber eine gute Freundin.

Bitte denk daran, dass Entspannung ebenso wichtig ist. Ich absolviere tagtäglich alle möglichen Workouts, aber die Ruhetage sollten wir genauso ernst nehmen wie die Trainingstage. Ich folge einer Reihe männlicher Fitness-Influencer, die jeden Morgen 15 Kilometer laufen, davor aber bereits eine Stunde lang Gewichte gestemmt haben, und eigentlich würde ich das auch gern tun. Ich meine, ich würde gern das Gleiche tun wollen, weil es bei ihnen so gut funktioniert. Aber ich möchte achtsam mit meinem Körper umgehen und habe ihm einen Ruhetag in der Woche versprochen, damit er sich vor dem nächsten Workout erholen kann. Das bin ich ihm schuldig.

Übertraining ist für uns Frauen sogar noch problematischer als Untertraining, vor allem wenn wir unsere Periode haben. Es gibt das sogenannte Female-Athlete-Triad-Syndrom, das oft bei körperlich aktiven Mädchen und Frauen zu beobachten ist. Es besteht aus drei miteinander zusammenhängenden Zuständen: 1. Energiemangel aufgrund unzureichender Kalorienzufuhr (Untergewicht), 2. hormonelle Störungen (fehlende oder unregelmäßige Periode) und 3. verminderte Knochendichte.

Zusammenfassung

Das Wichtigste, das wir aus diesem Kapitel mitnehmen können, ist die Erkenntnis, dass wir an erster Stelle auf *Gesundheit* hinarbeiten. Dünn werden, dick werden, »hardcore« trainieren – das alles sagt nichts über deine Gesundheit aus. Wenn deine einzige Motivation fürs Biohacking darin besteht, so oder so auszusehen, wirst du mit ziemlicher Sicherheit deinem Körper Dinge antun, die ihm mehr schaden als nützen.

Natürlich möchte ich, dass du dein Aussehen toll findest, aber für mich ist entscheidend, dass dir dein Wohlbefinden am Herzen liegt. Wenn du meine Vorschläge aus diesem Buch befolgst, wirst du auf jeden Fall positive

Veränderungen an deinem Körper feststellen, aber diese sind nur die Kirsche auf dem Sahnehäubchen des gesunden, nahrhaften, traumhaften Eisbechers, den du dir durch gezielte Workouts und achtsame Ernährung verdient hast. (Ja, ich weiß. Ich habe den Satz angefangen und dann ist er nicht ganz so geworden, wie ich wollte, aber ich hatte mich schon darauf festgelegt.)

Take-Home-Messages

- **Schwerpunkt auf die Gesundheit legen, nicht auf die Figur:** Lege den Schwerpunkt nicht mehr auf das Erreichen eines bestimmten Gewichts, sondern auf den Aufbau von Kraft und Muskeln für eine gesündere Körperkomposition.
- **Workouts an den Menstruationszyklus anpassen:** Beachte bei deinem Bewegungsprogramm die verschiedenen Phasen deines Menstruationszyklus und nutze dabei Trainingsmethoden wie HIIT, REHIT und SIT aufgrund ihrer einzigartigen Pluspunkte.
- **Mikroworkouts wählen:** Integriere kurze und häufigere Workouts in deinen Alltag, dadurch wird Fitness praktischer und leichter umsetzbar.
- **Workouts auf nüchternen oder nicht nüchternen Magen:** Berücksichtige die Art des Workouts und die Bedürfnisse deines Körpers, wenn du zwischen einem Workout mit leerem Magen oder einer Trainingseinheit nach dem Essen entscheidest.
- **Entspannung und Stretching haben Vorrang:** Erkenne die Bedeutung von Ruhe, Entspannung und Stretching für ein ausgewogenes Fitnessprogramm.

KAPITEL 8

SCHLAF GUT

»Zählt es überhaupt als ›mit ihm schlafen‹, wenn ich gar keinen REM-Schlaf hatte?«

MEINE BIOHACKER-FREUNDIN NACH EINEM DATE

Wir alle kennen Menschen, die ständig hasten und hetzen und rund um die Uhr auf vollen Touren laufen. Vielleicht bewundern wir sogar ihre Einstellung, die da lautet: »Schlafen kann ich, wenn ich tot bin.« Aber in Wirklichkeit ist es so, dass wir alle viel früher sterben – oder zumindest eine chronische Krankheit in Kauf nehmen würden –, wenn wir uns diese Mentalität zu eigen machten. Bedenke, dass man unter extremen Bedingungen nahezu einen Monat lang ohne Nahrung, fast eine Woche ohne Wasser, aber nur wenige Tage ohne Schlaf auskommt. Nur Sauerstoff übertrumpft den Schlaf, wenn es darum geht, was der Körper zum Überleben braucht.

Biohacker sind vom Schlaf geradezu besessen, und ich hoffe, dass auch du es bald sein wirst. Viele meiner Kursteilnehmerinnen sind junge Mütter, die diesen Punkt sofort überspringen wollen. »Aggie, ich habe zwei Kids unter zwei«, bekomme ich zu hören, »ich kann keine neun Stunden im Bett bleiben.« Schon kapiert, das ist die Realität. Deshalb müssen wir dich zu einer Schlaf-Ninja machen, damit du jede Sekunde deines Schlafs nutzen kannst. Dieses Kapitel ist *speziell* für dich, die du dich durch den Tag hetzen musst, meine liebste Bestie!

Bryan Johnson ist ein Biohacker, der für das Experiment »Nicht sterben« (seine Worte) jährlich 2 Millionen Dollar ausgibt und alle möglichen Techniken und Therapien ausprobiert, um sein biologisches Alter umzukehren (das inzwischen viel niedriger ist als sein in Jahren gemessenes Alter). Er hat zudem einen Streak über sechs Monate mit perfekten Schlafwerten geschafft, was ihm den Titel des besten Schläfers der Geschichte einbrachte. Nun rate mal, was Bryans bester Anti-Aging-Tipp ist? Genau: Schlaf!

Er sei nicht motiviert, zu trainieren, gut zu essen oder auch nur nett zu sich selbst zu sein, wenn er nicht seine 100-prozentige Schlafquote erreicht, sagt er. Für ihn hat ein Leben mit gutem Schlaf etwas Magisches an sich.

Es wird dich kaum überraschen, dass es uns schwerfällt, uns gesund zu ernähren oder nett zu unserem Partner zu sein, wenn wir unter chronischem Schlafmangel leiden.

Wir alle, mich eingeschlossen, kommen nicht annähernd auf so gute Schlafwerte wie Bryan. Wenn du kleine Kinder hast, in einer Stadt wohnst oder dieses nervige Ding, das sich *das echte Leben* nennt, am Hals hast, bin ich mir ziemlich sicher, dass du etwas besseren Schlaf gebrauchen könntest.

Aber warum schlafen wir in unserer Gesellschaft so schlecht? Weil wir mit künstlichem Licht, elektrischen Geräten, elektromagnetischen Feldern (EMF), überheizten Schlafzimmern und späten Mahlzeiten leben. (Bryan nimmt sein Abendessen um die Mittagszeit ein! Wenn du mich fragst, ist das etwas extrem, aber für ihn passt es offensichtlich.)

Aus evolutionärer Sicht macht Schlaf eigentlich keinen Sinn, denn warum sollte man ein Drittel seines Lebens in einem schutzlosen Zustand verbringen, in dem man nicht viel tun kann? Die Wissenschaft ergründet jedoch mittlerweile, warum wir klüger, fitter und freundlicher sind, wenn wir genug Schlaf bekommen.

Schlaf sollte ein viraler TikTok-Trend werden, dann würden wir möglicherweise alle das bekommen, was wir brauchen. Stellen wir uns eine Welt vor, in der ein »Hey, tut mir leid, dass ich zu spät komme, ich musste heute einfach länger schlafen« eine zulässige Entschuldigung für das Fernbleiben von einem Meeting wäre und die Antwort lauten würde: »Na klar! Nimm dir so viel Zeit, wie du brauchst!«

Stattdessen leben wir in einer Welt, in der das Ausschlafen als ein Zeichen von Faulheit angesehen wird und deine Freunde »Oma« zu dir sagen, wenn du ein Abendessen um 16 Uhr vorschlägst, damit es bis zu deiner Schlafenszeit buchstäblich vom Tisch ist.

Sind Körper und Geist ausgeruht, nehmen wir die Dinge ganz anders wahr, als wenn unsere Energie erschöpft ist. Wer gut schläft, fühlt sich freier und betrachtet seine Umgebung eher als förderlich, freundlich und voller Möglichkeiten. Sogar das Immunsystem profitiert davon. Schlaf ist so etwas wie der Superheld der Gesundheit. Ohne Schlaf sind wir nicht nur müde, sondern lösen einen Dominoeffekt aus, der unsere Gesundheit, unsere Leistungsfähigkeit und unser Wohlbefinden beeinträchtigt.

Wenn sich die Schlafqualität verbessert, treten mehrere positive Veränderungen ein:

Das Abnehmen fällt uns leichter. Schlafmangel behindert die Fähigkeit unseres Körpers, den Grad der Sättigung zu erkennen. Schlaf erhöht den Appetitzügler Leptin und senkt den Appetitanreger Ghrelin. Schlechter Schlaf wendet diesen Effekt ins Gegenteil und führt zu verstärktem Hunger. Wenn du spätnachts noch den Kühlschrank plünderst, liegt das eventuell an zu wenig Schlaf.

Wir bauen schneller Muskeln auf. Schlaf ist entscheidend für die Entspannung und den Aufbau der Muskeln, da der Körper vor allem während des Schlafens Wachstumshormone produziert. Diese Hormone setzen das Gewebe wieder instand und unterstützen den Muskelaufbau. Sportler brauchen für eine optimale Erholung und Leistungsfähigkeit ungefähr acht Stunden Schlaf. Das ist für all jene eine gute Nachricht, die sich als Sportlerin definieren und Muskeln aufpacken möchten.

Wir lernen, besser mit Gefühlen umzugehen. Wer besser schläft, ist weniger reizbar und emotional ausgeglichener, was sich positiv auf unsere Beziehungen auswirkt. Deshalb ist der alte Rat »eine Nacht über etwas zu schlafen« sehr weise!

Wir können unseren Blutzucker besser kontrollieren. Schlafmangel kann dazu führen, dass unser Blutzuckerspiegel ansteigt, sogar dann, wenn wir uns gesund ernähren. Das klingt vielleicht wie aus einem Science-Fiction-Roman, aber es ist wahr. Schlafmangel kann zu plötzlichen Blutzuckerspitzen führen, die wiederum Heißhunger auf Zucker zur Folge haben.

Wir sind leistungsfähiger. Im Gegensatz zu der Annahme, Nachtarbeit sei besonders produktiv, verbessert guter Schlaf die Konzentration, die Produktivität und die Kompetenz für Problemlösungen. Außerdem benötigen wir oft automatisch länger für Aufgaben, je mehr Zeit dafür zur Verfügung steht, sodass es effizienter ist, kürzere Deadlines zu setzen und gleichzeitig für guten Schlaf zu sorgen.

Wir sind weniger gestresst. Ein ausreichender Nachtschlaf spielt eine zentrale Rolle bei der Stressbewältigung. Er kann auch Angstzustände, Depressionen und andere psychische Probleme lindern, die mit Stress im Zusammenhang stehen. Gute Schlafqualität ist ein wesentliches Element für die mentale Gesundheit.

Was den Schlaf stört

Warum schlafen wir so schlecht? Befänden wir uns in einem Marvel-Film, würde der Schlaf über die Welt herrschen, bis Thomas Edison das künstliche Licht erfunden hätte, woraufhin unsere Körpersysteme total durcheinandergeraten und der Schlaf als überflüssig angesehen werden würde.

Mein Leben spielt sich teils in Bali, teils in Los Angeles ab, und ich bin sehr viele Tage im Jahr auf Reisen. Durch die ständigen Zeitverschiebungen habe ich Schwierigkeiten mit dem Schlafen, hauptsächlich wegen des Lichts! Wenn es um Schlaf geht, ist das Licht ein (wenn nicht sogar *der*) entscheidende Faktor. Ich möchte das an einem Beispiel aus meinem Jetset-Leben erklären.

Stellen wir uns Folgendes vor: Ich lande in Bali, es ist 17 Stunden früher als in den USA. Meine Körperuhr schreit: »Es ist elf Uhr vormittags«, denn das ist es auch – in Los Angeles. Aber in Bali ist es drei Uhr nachts. Ich habe nur fünf Stunden geschlafen, bin aber hellwach, obwohl auf Bali alle tief und fest schlafen. Das liegt an meinem zirkadianen Rhythmus, dem Schlaf-wach-Rhythmus, der wie ein innerer Taktgeber funktioniert und die

Hormonausschüttung, zum Beispiel auch des Schlafhormons Melatonin, über das wir im Kapitel über die Hormone gesprochen haben, organisiert. Hier kommt das Licht ins Spiel, denn es ist nicht nur dann von großer Bedeutung, wenn Jetlag und Zeitverschiebung zusammenkommen. Licht beeinträchtigt unseren Schlaf *jeden Tag*. Unser modernes Leben ist überflutet von künstlichen Lichtquellen, sei es von Telefonen, Lampen, Fernsehern oder Straßenlaternen. Dies sind die heimlichen Übeltäter, die unseren Schlaf-wach-Rhythmus durcheinanderbringen.

Wenn ich gegen den Jetlag ankämpfe oder versuche, in meinem eigenen Bett gut zu schlafen, ist die Steuerung der Lichteinwirkung ganz entscheidend. Egal ob ich gerade nach Bali geflogen bin oder an einem Dienstag in Los Angeles aufwache, ich versuche, mich sofort nach dem Aufwachen dem natürlichen Licht auszusetzen. Das ist ein Signal an mein Gehirn, dass es sich auf die Ortszeit neu einstellen soll. Vielleicht muss ich ein paar Stunden warten, bis die Sonne aufgeht, nachdem ich irgendwo gelandet bin, aber das ist mir lieber, als die Jalousien herunterzulassen und bis Mittag zu schlafen. Ebenso vermeide ich helle Bildschirme und grelles Licht vor dem Schlafengehen – das kann ich generell empfehlen, vor allem wenn man auf Reisen ist und weiß, dass die Zeitzonen durcheinandergeraten sind. Es geht darum, den natürlichen Hell-dunkel-Zyklus zu imitieren und unserem Körper zu signalisieren, wann es Zeit ist, abzuschalten, und wann es Zeit ist, wieder munter zu werden.

Ob wir nun den Jetlag bekämpfen oder in unserem hektischen Alltag nur ein paar Stunden schlummern wollen, vergiss bitte eines nicht: Licht ist mehr als nur Helligkeit. Es ist der natürliche Impuls, der unseren Schlafrhythmus festlegt. Doch das ist nicht der einzige Faktor.

Wusstest du, dass Alkohol einer der größten Schlafkiller ist? Viele Frauen trinken abends gerne ein oder zwei Gläser Wein, um sich zu entspannen und besser einschlafen zu können. Das mag zwar in Ordnung sein, übermäßiger Alkoholgenuss jedoch bewirkt einen leichteren Schlaf und man kommt nicht in die erholsame REM-Phase.

Auch Koffein ist problematisch. Koffein ist super, um morgens wach zu werden. Trinken wir nachmittags einen Kaffee, befindet sich die Hälfte des Koffeins noch bis Mitternacht in unserem Körper! Koffein ist nicht nur im

Kaffee, sondern auch in Coca-Cola, Schokolade und bestimmten Teesorten enthalten (besonders in schwarzem und grünem Tee). Jeder Körper verstoffwechselt Koffein anders, aber ein guter Richtwert ist, ab 13 oder 14 Uhr kein Koffein mehr zu sich zu nehmen. Darüber hinaus gilt es zu beachten, dass die Verstoffwechselung von Koffein mit dem Älterwerden meist langsamer wird. Eine 18-Jährige hat ihren nachmittäglichen Cappuccino möglicherweise viel schneller abgebaut als eine 30-Jährige.

Es gibt viele Gründe, mit dem Rauchen aufzuhören, und ein weiterer Grund ist, dass Nikotin wie ein Aufputschmittel wirkt und daher zu einem leichteren Nachtschlaf und zu verfrühtem Aufwachen führen kann, weil der Körper einen Nikotinentzug durchlebt.

Schließlich kann auch ein harmloses üppiges Abendessen den Darm durcheinanderbringen und Verdauungsstörungen verursachen, die uns möglicherweise nicht einschlafen lassen. Erinnerst du dich an unser Gespräch über »zu viel des Guten«? Zu viel Flüssigkeitsaufnahme direkt vor dem Schlafengehen stört oft den Schlafzyklus, da man immer wieder aufwacht, um auf die Toilette zu gehen. Trinke also dein Wasser, aber höre ein bis eineinhalb Stunden vor dem Schlafengehen damit auf.

Den Schlaf messen

Die Schlafdauer ist zwar ein guter Indikator dafür, ob man genug schläft, ein entscheidender Faktor ist aber auch die Schlafqualität. Schlaftracker sind sehr nützliche Geräte, um den Schlaf zu überwachen. Ich verwende einen Oura-Ring, mit dem ich verfolgen kann, wie lange die einzelnen Schlafphasen und -arten dauern, ob mein Puls hoch oder niedrig ist und wie lange es dauert, bis ich einschlafe. Im Idealfall sollten wir sieben bis neun Stunden pro Nacht schlafen, davon sollten mindestens 90 Minuten REM-Schlaf und 90 Minuten Tiefschlaf sein. Deshalb ist eine Messung auch so sinnvoll. Wenn wir acht Stunden am Stück schlafen, davon aber nur 20 bis 30 Minuten Tiefschlaf bekommen (was nach einer durchfeierten Nacht sehr oft vorkommt), wundern wir uns vielleicht, warum wir am nächsten Morgen trotzdem so müde sind.

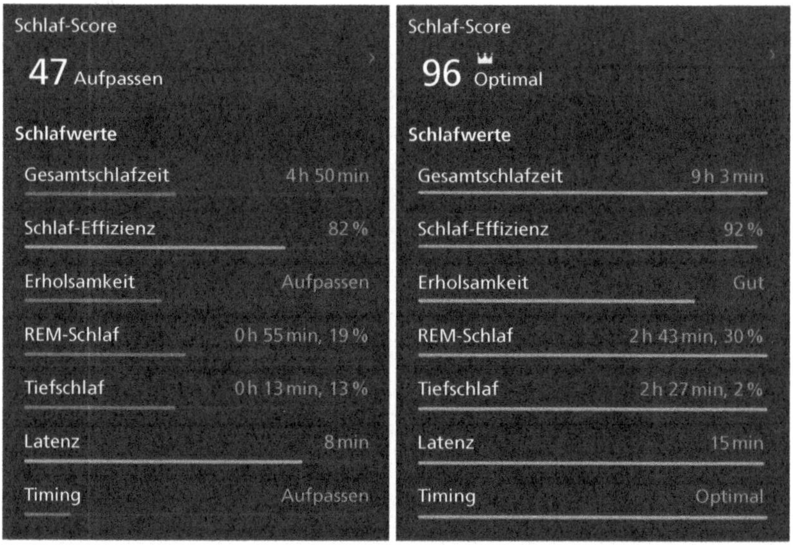

Beispiele für eine Nacht mit schlechtem und eine Nacht mit gutem Schlaf anhand meiner Oura-Ring-Auswertung.

Schlafzyklen

Unsere Nächte setzen sich aus wiederkehrenden Schlafphasen zusammen, darunter leichter Schlaf, Tiefschlaf und REM-Schlaf. Der leichte Schlaf macht etwa die Hälfte der Schlafenszeit aus, und (im Idealfall) besteht die andere Hälfte zu 50 Prozent aus REM-Schlaf und zu 50 Prozent aus Tiefschlaf.

Während des leichten Schlafs verlangsamt sich sowohl die Atmung als auch die Herzfrequenz, aber im Gehirn treten regelmäßige Schübe von neuronaler Aktivität auf, die vermutlich bei der Verarbeitung der tagsüber aufgenommenen Informationen helfen und uns ermöglichen, Gelerntes zu wiederholen und zu festigen, Bedeutsames zu behalten und weniger Wichtiges auszusortieren.

REM, die Abkürzung für *Rapid Eye Movement*, ist eine Schlafphase, in der wir unsere Augen bei geschlossenen Lidern sehr schnell hin und her bewegen. Träume gehen zwar am häufigsten mit dem REM-Schlaf einher, können jedoch auch in anderen Schlafphasen auftreten. Die REM-Phase ist von zentraler Bedeutung für die Verarbeitung von Gefühlen, die Gedächtnisleistung und die Kreativität. Viele Schlafforscher sehen in der REM-Phase die entscheidende Phase des Schlafzyklus hinsichtlich der kognitiven Funktionen in unserer Wachzeit. Zu wenig REM-Schlaf kann dazu führen, dass wir uns beim Aufwachen müde, launisch und gestresst fühlen.

Der Tiefschlaf oder Slow-Wave-Schlaf (SWS) ist eine Regenerationsphase, in der der Körper interne Hausarbeiten erledigt: Organe heilen, Blutdruck senken, entgiften, Muskeln reparieren und Blutzucker verarbeiten. Während des SWS weist das Gehirn Deltawellen auf, die im Gegensatz zum REM-Schlaf auf einen tiefen Schlaf hinweisen. Diese Phase ist für die körperliche und geistige Verjüngung besonders wichtig. Damit verbunden ist eine erhebliche Ausschüttung von Wachstumshormonen, die die Instandsetzung des Gewebes und die Verbesserung der kognitiven Fähigkeiten begünstigen. Während des SWS wird auch das parasympathische Nervensystem aktiviert, was zum Abbau von Stress beiträgt und die Herz-Kreislauf-Gesundheit durch eine niedrigere Herz- und Atemfrequenz fördert. Der Tiefschlaf findet überwiegend in der frühen Phase der Nacht statt, während der REM-Schlaf gegen Morgen zunimmt.

Ich möchte jedoch noch auf eine andere Art der Entspannung hinweisen, nämlich auf die Tiefenentspannung ohne Schlaf (NSDR, Non-Sleep Deep Rest), die durch die bewusste Verlangsamung der Gehirnströme wirkt, ähnlich wie bei dem erholsamen Tiefschlaf. Beim NSDR wird dieser Effekt erzeugt, indem die Gehirnwellenfrequenzen vom wachen Beta-Zustand über den entspannten Alpha-Zustand bis hin zum Theta-Zustand der tiefen Meditation gebracht werden. Erstaunlicherweise können im NSDR sogar Deltawellen erzeugt werden, die normalerweise nur beim SWS vorkommen. Dadurch können die erholsamen Vorteile des Tiefschlafs sogar im Wachzustand reproduziert werden. Dies ist besonders nützlich, da viele Menschen während ihres Nachtschlafs nicht immer in eine Tiefschlafphase kommen.

NSDR begünstigt die Merkfähigkeit, unterstützt die Neuroplastizität für verbessertes Lernen, mindert Stress, steigert die kognitive Funktion und kann sogar bei der Schmerzbehandlung helfen. Für die Einübung von NSDR eignen sich Yoga-Nidra und Hypnose. Yoga-Nidra ist eine angeleitete Meditation, die in einen Zustand zwischen Wachsein und Schlaf führt und dabei zur Entspannung und tiefen Erholung beiträgt – vor allem wenn der Körper während des normalen Schlafs nicht die nötige Ruhe findet. Alternativ dazu löst die Hypnose einen tranceähnlichen Zustand tiefer Konzentration und Entspannung aus, der bei Angst, Stress und Stimmungsschwankungen hilfreich ist. Beide Methoden erfordern Disziplin und zielgerichtetes Üben in einer ablenkungsfreien Umgebung, bieten aber die Möglichkeit, die großen Vorzüge einer vom Schlaf unabhängigen Tiefenentspannung zu erfahren.

Chronotypen

Man muss kein Frühaufsteher sein, um gut schlafen zu können, obwohl wir Frühaufsteher definitiv nerven, wenn wir allen anderen ein schlechtes Gewissen bereiten, weil sie nicht um fünf Uhr morgens aufstehen. Jeder Mensch hat seinen eigenen Biorhythmus, der sich auf den Zeitpunkt seines Leistungshochs auswirkt, also mach dir keine Sorgen, wenn du eher ein Morgenmuffel bist. Es gibt drei verschiedene Chronotypen: Frühaufsteher, Nachteulen und jene, die dazwischen liegen.

Frühaufsteher sind morgens energiegeladen und zu Beginn des Tages am produktivsten. Sie schlafen oft kurz nach dem Dunkelwerden ein und wachen kurz vor Sonnenaufgang von allein auf.

Nachteulen wachen später auf und sind in den Nachmittags- und Abendstunden besonders aktiv; mitunter arbeiten sie bis weit nach Sonnenuntergang.

Wenn du zum dritten, mittleren Chronotyp gehörst, bist du bei deinen Schlaf- und Wachzeiten etwas flexibler. Morgens bist du vielleicht nicht besonders frisch und munter und fühlst dich auch spätabends nicht mehr richtig fit. Dein Leistungshoch liegt irgendwo in der Mitte des Tages.

Wir alle werden von einem zirkadianen Rhythmus gesteuert, jener inneren Uhr, die über 24 Stunden hinweg zwischen Wachheit und Schläfrigkeit wechselt, wie ich zuvor schon erläutert habe. Dieser sogenannte Schlaf-wach-Rhythmus ist bei jedem Menschen individuell verschieden. Es ist absolut notwendig, dass wir diesen natürlichen Rhythmus verstehen und dass wir uns an ihn anpassen, denn wenn wir ihn ignorieren, leidet unser Wohlbefinden darunter. (Bedenke jedoch, dass dein Chronotyp nicht in Stein gemeißelt ist. Man kann ihn durch die Aneignung neuer Gewohnheiten ändern, indem man entweder bewusst andere Verhaltensweisen kultiviert oder unbeabsichtigt immer wieder veränderte Verhaltensweisen praktiziert.)

Biohacking für den Schlaf

Für die Personen in der hintersten Reihe wiederhole ich es noch einmal: Schlaf ist der einfachste, billigste und beste Biohack. Ihn zu beherrschen, kann entscheidend zu deinem Fortschritt als Biohackerin beitragen.

Zuerst richtest du dir dein Schlafparadies her. Das Schlafzimmer sollte kühl, dunkel und ruhig sein. Wenn die Temperatur im Schlafzimmer etwas niedriger ist, erleichtert das die natürliche Absenkung der Körperkerntemperatur, wodurch der Schlaf unterstützt wird. Verdunkelungsvorhänge sind ein Muss, ebenso wie das Ausschalten aller elektronischen Geräte mit blauem Licht. Sollten wir uns jemals ein Hotelzimmer teilen, wirst du feststellen, dass ich die Beleuchtung der Klimaanlage oder das rote Stand-by-Licht des Fernsehers mit einem Handtuch abdecke – eben alles, was der totalen Dunkelheit im Wege steht. Deckenlampen bringen unseren Schlaf-wach-Rhythmus durcheinander, deshalb empfehle ich Nachttischlampen oder eine Lichtquelle, die sich unterhalb unserer Augenhöhe befindet.

Bringe dein Handy mit ins Spiel. Beim iPhone gibt es einen »Schwarzweiß-Modus«, den man so einstellen kann, dass er sich nach Sonnenuntergang automatisch einschaltet. Es gibt außerdem einen Filter, mit dem man nach Sonnenuntergang das blaue Licht des Displays reduzieren kann.

Lege einen regelmäßigen Schlafplan fest. Kontinuität ist der Schlüssel. Zu wenig Schlaf unter der Woche lässt sich durch Ausschlafen am Wochenende leider nicht ausgleichen. Versuche, möglichst immer zur gleichen Zeit einzuschlafen und aufzuwachen, vermittle deinem Körper auf diese Weise die nötige Verlässlichkeit.

Achte auf deine Ernährung und deinen Schlaf. Vorsicht mit Koffein und Alkohol kurz vor dem Schlafengehen. Vermeide große Mahlzeiten am späten Abend.

Maximiere deine morgendliche Lichtexposition für einen besseren Schlaf. Hole dir innerhalb von 20 Minuten nach dem Aufwachen eine Portion Tageslicht. Dies signalisiert deinem Gehirn, dass es aufwachen soll, und es koordiniert deinen zirkadianen Rhythmus. Dimme die Beleuchtung und minimiere deine Bildschirmzeit am Abend. Dadurch wird der Körper auf den Schlaf vorbereitet und die natürliche Melatoninproduktion angekurbelt.

Betreibe täglich Sport. Regelmäßige Bewegung, möglichst nicht kurz vor dem Schlafengehen, verbessert die Schlafqualität erheblich. Wenn du dich vor dem Schlafengehen bewegen willst, empfehle ich einen Abendspaziergang. Ich gehe gern mit meinem Hund abends raus.

Mach dein Mittagsschläfchen mit Verstand. Ein 20-minütiges Nickerchen erholt und verjüngt. Ein längerer Mittagsschlaf hingegen kann den nächtlichen Schlafrhythmus durcheinanderbringen.

Stell dir abends den Wecker auf 21 Uhr. Oder auf mindestens auf eine Stunde vor dem Schlafengehen, auch wenn das 23 Uhr ist, weil du eine Nachteule bist. Das sage ich auch meinen Kursteilnehmerinnen jedes Mal. So, wie du dir deinen Wecker zum Aufwachen stellst, stellst du ihn auch zum Zubettgehen, damit du dich in Ruhe deinen Einschlafritualen widmen kannst. Das verschafft dir mehr Zeit, dich auf den Schlaf vorzubereiten – vielleicht mit einem warmen Bad oder einer Dusche oder einer kurzen Infrarottherapie, bevor du dich ins Bett kuschelst.

Wenn ich vor einer Netflix-Sendung abhänge und mein Wecker klingelt, nehme ich das genauso ernst wie das Weckerklingeln am Morgen – keine Schlummertaste, kein »Nur noch ein paar Minuten«. Mittlerweile muss ich mir morgens überhaupt nicht mehr den Wecker stellen. Ich wache jeden Morgen zwischen sechs und halb sieben auf, bin völlig ausgeruht und freue mich auf den neuen Tag.

Wenn du nicht einschlafen kannst, dann empfehle ich dir Dinge zu tun, die dir helfen, dich zu entspannen: Tagebuchschreiben, Atemübungen oder sogar Gute-Nacht-Geschichten. (Wer behauptet, wir wären zu alt dafür?)

Berücksichtige auch, dass sich die Schlafqualität in den verschiedenen Zyklusphasen verändern kann. In der Lutealphase (nach dem Eisprung) ist es wegen der Hormonumstellung möglicherweise schwieriger, ein- oder durchzuschlafen. Wenn du nach deinem Zyklus lebst, bist du dir der Rhythmen deines Körpers besser bewusst und kannst dich entsprechend auf die monatlichen Veränderungen vorbereiten und einstellen.

Nicht vergessen: Schlafen ist großartig. Auch wenn du kein Extremschläfer wie Bryan Johnson bist, kannst du bestimmte Schritte unternehmen, um das unbewusst verbrachte Drittel deines Lebens zu deinem Vorteil zu nutzen.

Vielleicht wirst du den Morgen nie lieben, und das wäre in Ordnung. Aber du kannst zumindest lernen, ihn weniger zu hassen, auch das wäre schon ein Fortschritt.

Take-Home-Messages

- **Schlaf – eine unentbehrliche Säule der Gesundheit:** Schlaf ist überlebenswichtig und übertrifft kurzfristig sogar den Bedarf an Nahrung und Wasser. Guter Schlaf verbessert die mentale, körperliche und emotionale Gesundheit.
- **Lichtsteuerung sorgt für besseren Schlaf:** Für die Regulierung des zirkadianen Rhythmus und die Verbesserung der Schlafqualität ist es wesentlich, bewusst zu regeln, wie viel Licht, sowohl natürlichem als auch künstlichem, wir ausgesetzt sind.
- **Einfluss von Ernährung und Lebensweise auf den Schlaf:** Alkohol, Koffein und spätes Abendessen können den Schlaf beeinträchtigen. Achtsame Ess- und Trinkgewohnheiten begünstigen einen guten Schlaf.
- **Die Bedeutung des Schlaftrackings und des Verstehens der Schlafzyklen:** Die Verwendung von Schlaftrackern hilft bei der Überwachung der Schlafqualität und dem Verstehen der verschiedenen Schlafphasen (leichter Schlaf, REM, Tiefschlaf) und trägt so zum allgemeinen Wohlbefinden bei.
- **Die individuelle Schlafstrategie:** Die Schlafgewohnheiten sollten auf die individuellen Bedürfnisse angepasst werden, dazu gehört, dass man weiß, welcher Schlaftyp (Chronotyp) man ist, sowie die Schaffung einer günstigen Schlafumgebung.

KAPITEL 9

STRESS

»Du tust nicht zu viel, sondern zu wenig,
das deine Seele entflammt.«

UNBEKANNT

Ich weiß nicht mehr, wann ich dieses Zitat zum ersten Mal gehört habe, aber es hat mich über Jahre begleitet. Ich versuche, es auch beim Coaching einzubauen, da ich am eigenen Leib erlebt habe, wie lebensverändernd es wirken kann.

Da war beispielsweise Molly. Sie probierte jeden Biohack aus, den es gibt. Sie versuchte, ihre Ernährung ihrer DNA anzupassen, machte Workout-Termine bei den besten Personal Trainern, fastete wie eine Weltmeisterin, aber es kam nichts dabei heraus. »Ist Biohacking nur Schwindel?«, fragte sie sich schließlich verzweifelt. »Was kann ich noch tun?«

Ich sah mir ihren bis zum Platzen mit Arbeit und Biohacks gefüllten Terminkalender an und mir war sofort klar, wo das Problem lag. »Schalte mal einen Gang runter, Molly«, sagte ich ihr, »nicht immer höher!« Wir planten für sie eine Stunde Dolcefarniente (»süßes Nichtstun« – Italiener haben's einfach drauf!) ein: kein Telefon, kein Sport, nur eine Stunde draußen, spazieren gehen, in die Ferne schauen, nichts tun, nur sein. Und wir sprachen darüber, wie wichtig es ist, dass sie das regelmäßig tut.

Einen Monat später bekam ich eine Message von Molly: »Aggy, ich habe 7 Kilogramm abgenommen. Wie ist das möglich? Ich habe nichts gemacht!«

Genau! Sie war überarbeitet und übertrainiert gewesen. Hohe Cortisolwerte hatten dafür gesorgt, dass ihr Körper Bauchfett beibehielt, sie Heißhunger auf Salziges und Süßes hatte und sich aufgebläht und elend fühlte. Es geht um den goldenen Mittelweg: nicht zu viel, nicht zu wenig, sondern genau richtig.

Ich bin keine Wahrsagerin, aber lass mich raten: Du glaubst auch, zu viel Stress zu haben. Dabei spreche ich noch nicht einmal von dem Typen aus der Buchhaltung, der dich mit seinen sexistischen Bemerkungen nervt (obwohl das echter Stress ist und es mir leidtut, dass du das jeden Tag aushalten musst). Nein, ich meine das ganz allgemein. Du bist trotz Müdigkeit und Schlafmangel so daran gewöhnt, alles zu geben, dass du erst merkst, wie ausgebrannt du bist, wenn Kaffee und Telefon ein paar Stunden lang fehlen. Plötzlich zeigt sich in aller Schärfe, wie sehr du dich übernommen hast und wie erschöpft du bist.

Wie ein Spion hat Stress die Biologie unseres Körpers so sehr unterwandert, dass er kein kurzfristiger Besucher mehr ist, wie etwa das Herzrasen, das wir nach einem Beinahe-Unfall erleben. Stress kommt und geht nicht mehr, sondern ist das anhaltende Hintergrundrauschen, ein permanentes Summen, das jeden Moment durchzieht, so wie das elektrische Surren in der Stadt, die niemals schläft. Er ist allgegenwärtig, in jedem versteckten Winkel unseres Alltags, die andauernde Stimme im Hinterkopf, die flüstert »Was wäre, wenn …«, »Ich sollte« und »Ich muss«, die irgendwann zum Soundtrack unseres Lebens wird.

Wir sind zwar gut im Umgang mit akutem (kurzfristigem) Stress, etwa einer Gefahrensituation, in der wir uns für Kampf, Flucht oder Erstarren entscheiden. Aber für chronischen (anhaltenden) Stress hat die Natur uns nicht gut gerüstet. Dennoch ist er in unserer modernen Welt allgegenwärtig.

Wir sind so sehr an chronischen Stress gewöhnt und inzwischen so belastbar, dass wir kaum noch erkennen, ob wir gestresst sind oder nicht; wir sind hinsichtlich unserer normalen körperlichen Grundverfassung völlig verkorkst. Unser vegetatives Nervensystem (VNS) teilt sich in zwei Hauptbereiche: in das sympathische Nervensystem, das die Kampf-oder-Flucht-

Reaktion bei Gefahr oder akutem Stress auslöst, und das parasympathische Nervensystem, das das Ausruhen und das Etwas-sacken-Lassen (was ich lieber das »Ausruhen und Empfangen« nenne) regelt.

Es ist einfach zu erkennen, ob du gestresst bist. Obwohl ich schon über 300 Fallschirmsprünge hinter mir habe, zeigt sich bei mir immer noch die typische Stressreaktion (Kampf oder Flucht), wenn ich mit meinem Fallschirm an der geöffneten Flugzeugtür stehe: Schwitzen, trockener Mund, Adrenalinschub und Harndrang. Sobald ich den Fallschirm öffne, ist das alles wie weggepustet.

Aber was ist mit chronischem Stress? Anhaltender Stress sorgt dafür, dass unser Körper über längere Zeit für erhöhte Cortisolwerte sorgt, zum Beispiel wenn wir uns überfordert fühlen und unter Druck stehen. Verharren wir zu lange in diesem Zustand, kommt es uns irgendwann normal vor.

Chronischer Stress macht sich wesentlich schleichender bemerkbar. Vielleicht kommst du morgens nicht aus dem Bett und denkst, du bist halt kein Morgenmensch. Du brauchst Unmengen Kaffee, um in die Gänge zu kommen, bist aber abends hellwach und versuchst, mit einem weiteren Make-up-Tutorial auf TikTok abzuschalten.

Vielleicht hast du mit Blähungen, Verstopfung, gastroösophagealem Reflux (GÖR) oder Migräne zu kämpfen, wirst von Müdigkeit oder Ängsten geplagt, bist ständig erkältet oder rennst nachts fünfmal zur Toilette. Oder du hast keine Geduld mehr mit deiner Freundin, die dir 20 Minuten lang von ihrem neuesten Date erzählt, denn du weißt jetzt schon, wie das endet, nämlich dass der Typ nicht mal ansatzweise gut genug ist, sie aber immer noch hofft, »dass er sich ändern kann«. Oder du tust dich schwer mit Sex und fragst dich, warum, oder magst überhaupt nicht mehr unter Menschen sein.

Der kontinuierlich erhöhte Cortisolspiegel kann zu chronischer Erschöpfung führen, mit dem Resultat, dass unser Körper besonders in der Bauchregion Fett einlagert. Hohe Cortisolwerte beeinflussen auch den Blutzucker. Stress ist fast so, als knabberten wir täglich einen Schokokeks mehr, obwohl wir uns sklavisch an Salat halten. Auf lange Sicht begünstigt Stress gesundheitliche Probleme, die sich aber erst nach einiger Zeit bemerkbar machen.

Lässt sich Stress messen? Ja. So wie ein CGM-Gerät den Blutzucker misst, können verschiedene Wearables wie der Oura-Ring die Herzfrequenzvariabilität (HFV) messen, also die zeitliche Varianz zwischen den Herzschlägen. Hier gibt es keine festgelegten Werte, aber je niedriger die HRV, desto gestresster scheint der Körper zu sein.

Wird Stress nicht kontrolliert, kann der Cortisolspiegel während des Tages zu den falschen Zeiten ansteigen oder abfallen, sodass man morgens groggy und abends hellwach ist. Bei chronischer Müdigkeit ist der Cortisolwert permanent niedrig und du fühlst dich erschöpft, egal wie lange du geschlafen hast. Irgendwann bist du morgens immer mehr auf deinen Kaffee angewiesen, um in die Gänge zu kommen.

Erhöhte Cortisolwerte können Krankheiten auslösen, die möglicherweise in deiner Familie vorkommen. Bei einer genetischen Disposition für eine bestimmte Krankheit trägt ein erhöhter Cortisolspiegel möglicherweise dazu bei, dass diese Gene aktiviert werden. (Damit sind wir bei der Epigenetik angelangt, die sich damit befasst, wie Verhalten und Umweltbedingungen Genveränderungen bewirken können. Das ist ein Forschungsgebiet, über das es sich lohnt, nachzudenken, wenn es um die Auswirkungen von chronischem Stress geht.)

Wie mit Stress umgehen?

Wir haben verschiedenste Möglichkeiten, gegen Stress anzugehen. Als erste natürlich: weniger Stress. Ich weiß, es ist nicht hilfreich, jemandem zu sagen: »Reg dich ab«, »Nur die Ruhe« oder »Entspann dich mal«.

Na, bist du schon genervt? Wie viele Wege die Gesellschaft doch gefunden hat, uns zu vermitteln, wir sollen unsere Gefühle ignorieren, weil wir einfach »viel zu emotional« sind und alles komplizierter machen, als es ist. Weißt du was? *Das macht mir nur noch mehr Stress!* Stress wohnt nicht in unserem Kopf, sondern in unserem Körper. Er trägt die Hauptlast und all die Anzeichen von Stress, daher muss unser Biohack genau dort ansetzen. Wir benötigen körperbezogene Techniken gegen Stress, statt nur »glücklichen Gedanken zu frönen«.

Stress mit einem Seufzer heilen

Die schnellste Hilfe gegen Stress ist Atmung. Dies ist keine eigentliche Atemtechnik, darauf kommen wir später noch zu sprechen. Hier geht es um einen Biohack für das Zwerchfell, um den Parasympathikus zu aktivieren.

Hierfür gibt es zwei Möglichkeiten. Die erste besteht darin, länger auszuatmen als einzuatmen, zum Beispiel drei Sekunden einatmen und sechs Sekunden ausatmen.

Die zweite ist physiologisches Seufzen. Diese Atemtechnik wurde unter anderem von Andrew Huberman, einem Neurowissenschaftler an der Standford University, als eine natürliche und effektive Möglichkeit beschrieben, Stress und andere Emotionen zu regulieren. Dieses Atemmuster wenden wir oft unbewusst an, wenn wir erleichtert aufatmen oder uns wohlfühlen, etwa nach dem Weinen oder kurz bevor wir einschlafen.

Beim physiologischen Seufzen atmen wir zweimal ein und einmal länger und langsamer aus. Und so funktioniert es:

Erstes Einatmen: Atme tief durch die Nase ein.

Zweites Einatmen: Atme ein zweites Mal ein, bevor du wieder ausatmest. Dieses Einatmen ist kürzer und schneller.

Ausatmen: Atme langsam durch den Mund wieder aus. Idealerweise sollte das Ausatmen länger sein als die beiden Atemzüge zusammen.

Das Atemmuster soll dafür sorgen, dass wir den Körper schnell wieder mit Sauerstoff versorgen und Kohlendioxid effektiver ausstoßen. Der zweifache Atemzug hilft, die Alveolen, winzige Luftbläschen in der Lunge, zu füllen, die bei flacher Atmung kollabiert sein könnten, was unter Stress häufig passiert. Das längere Ausatmen hilft beim Ausstoßen des Kohlendioxids, worauf der Körper mit Entspannung reagiert.

Stress mit mehr Stress heilen

Es gibt unzählige Biohacks, um das Stresslevel im Alltag zu senken. Wichtig ist, die Hacks zu finden, die zu dir passen, damit du sie in deinen Alltag einbaust. Manche heilen tatsächlich Stress durch mehr Stress, denn nicht jeder Stress ist schlecht für uns.

Ich spreche vom hormetischen Stress (nach dem Prinzip der Hormesis), dem lange vergessenen Vetter des chronischen Stresses. Er fordert uns heraus, spornt uns an wie ein Motivationstrainer, erschöpft uns aber nicht und führt nicht dazu, dass wir zusammenbrechen. Er setzt uns für kurze Zeit einer Stresssituation aus und trainiert so unsere Fähigkeit, wieder zu unserer natürlichen Homöostase zurückzukehren.

Hormetischer Stress ist gut für uns, da er in geringen Dosen dafür sorgt, dass du dein Potenzial erkennst und dein Erfolgsgefühl und dein Selbstvertrauen aufbaust. Er hilft dir, Gewicht zu verlieren, stärker zu werden und jünger auszusehen. Beispiele sind etwa Kältetherapie wie Eisbäder oder kalte Duschen, die helfen, mit Stress besser umzugehen.

Kleinigkeiten sind nicht klein, sie sind traumatisch

Sprechen wir über chronischen Stress. Ein Großteil davon geht auf Traumata zurück, die wir in unserer Kindheit erleiden und mit denen wir als Erwachsene immer wieder zu kämpfen haben. Unser Körper führt genau Protokoll und vergisst nichts. Er speichert Stresssituationen unserer Vergangenheit und löst die Stressreaktion aus, sobald er daran erinnert wird.

Was Ärzte früher mit Traumata meinten, waren Kriege, Naturkatastrophen, körperliche Verletzungen oder schwere Unfälle, die zu einer posttraumatischen Belastungsstörung (PTBS) führen können. Die meisten von uns erleiden jedoch Traumata, ohne je einen Krieg erlebt zu haben. Heute erkennen Experten wie Gabor Maté, renommierter Mediziner und Autor des Buchs *Vom Mythos des Normalen: Wie unsere Gesellschaft uns krank macht und traumatisiert*, und Bessel van der Kolk, Verfasser des Buchs *Verkörperter Schrecken*, dass diese Definition unvollständig ist, und sie haben mitgewirkt, unser gängiges Verständnis von Traumata neu zu definieren.

Für Maté ist das Trauma jegliche Erfahrung, die unsere Bewältigungsfähigkeit übersteigt und in uns ein Gefühl der Hilflosigkeit, Ohnmacht und des Kontrollverlusts verursacht. Traumata entstehen Maté zufolge nicht nur durch negative Erlebnisse, die uns widerfahren, sondern auch durch ausbleibende Erfahrungen und Reaktionen, zum Beispiel, wenn wir nicht wahrgenommen oder verstanden werden.

Er führt an, dass Traumata dann auftauchen, wenn wir bei vermeintlich kleinen Vorkommnissen keine emotionale Unterstützung durch unsere Bezugspersonen erfahren. Finden wir uns später in einer ähnlichen Situation wieder, neigen wir dazu, übertrieben zu reagieren, da das größere, noch nicht geheilte Trauma es heraufbeschwört.

Sehr verbreitet ist, dass wir solche kleineren Erlebnisse mit Gedanken abtun wie: »Andere haben es viel schlechter« oder »Wie kannst du solch einen Stress wegen deiner Arbeit machen, wenn andere Menschen nichts zu essen haben«.

Leider verschlimmert es nur noch das Ganze, wenn wir unsere Probleme und unsere Fähigkeit, sie zu bewältigen, ignorieren.

Unausgesprochene Gefühle erzeugen Stress

Der Begriff *spiritual bypassing* beschreibt einen Prozess, bei dem wir schmerzvolle Erfahrungen durch Vergleiche oder Plattitüden unter den Teppich kehren, womit wir unseren eigenen Schmerz herunterspielen. Das ist eine Vermeidungsstrategie, die die oft notwendige Konfrontation mit den eigenen Gefühlen umgeht.

Nehmen wir Alex, die als Kind oft stolz ihren Eltern zeigen wollte, was sie geschafft hatte. Doch ihre Eltern waren stets beschäftigt oder schlicht nicht interessiert. So erhielt Alex nie Anerkennung für ihre Anstrengungen und nie Lob für ihre Erfolge, sodass sie sich ignoriert und unbedeutend fühlte.

Nun begegnen wir Alex als Erwachsener. Wenn ihre Leistung in der Arbeit nicht anerkannt wird oder die Kollegen ihr bei Meetings nicht zuhören, reagiert sie extrem emotional. Erkennt ihr Vorgesetzter ihre Anstrengungen nicht an, führt dies womöglich zu chronischem Stress. Ihre aktuellen Erfahrungen lösen in ihr das Gefühl von Unzulänglichkeit und Nichtbeachtung aus, das seine Wurzeln in ihrer Kindheit hat. Das ursprüngliche Trauma war kein einzelnes lebensbedrohendes Ereignis, sondern eine Serie von Ereignissen, in denen sie nicht beachtet wurde und ihr daher emotionale Wertschätzung und Unterstützung fehlten. Der Vergleich ihrer Situation mit Menschen in verhängnisvolleren Situationen (»Was ist mit all den hungernden Kindern in der Dritten Welt? Deine Kindheit war im Vergleich dazu wunderbar, was beschwerst du dich?«) lässt ihre Gefühle nichtig erscheinen, wodurch der Schmerz eventuell noch zunimmt.

Dieser Whataboutismus (einem Argument ausweichen, indem der Fokus auf einen anderen Missstand gelenkt wird) wird tatsächlich zu Propagandazwecken genutzt, um die Argumente oder den Schmerz einer Person zu ignorieren. Schließlich kann uns das Elend hungernder Kinder tief berühren *und* die abfälligen Bemerkungen von Laura aus der Personalabteilung können uns *trotzdem* nerven. Wir können unseren Ehemann lieben *und dennoch* wissen, dass wir etwas Besseres verdient haben. Wir können unseren Körper lieben und ungeachtet dessen den Wunsch haben, Biohacking zu betreiben, damit wir uns besser fühlen. Wir haben ein Recht darauf zu fühlen, was wir fühlen, auch wenn diese Gefühle manchmal widersprüchlich sind. Komplizierte Gefühle mit falscher Dankbarkeit zu unterdrücken, hilft niemandem.

Indem wir tief sitzende Gefühle anerkennen, können wir eher verstehen, was uns triggert, und daran arbeiten, die Traumata zu heilen, die aus wiederholtem, schmerzhaftem Verhalten entstehen. Und so machen wir diesen Planeten zu einem besseren Ort: nicht, indem wir uns gegenseitig mit unseren Traumata und Verletzungen übertrumpfen, sondern indem wir sie als Realität anerkennen und die notwendige Heilarbeit leisten.

Wir müssen es fühlen, um es zu heilen

Welches Geschlecht ist kulturell stärker darauf programmiert, gesunde Wut zu unterdrücken und »friedensstiftend« und »fürsorglich« zu sein? Frauen natürlich.

Und welches Geschlecht macht nach Aussage der American Autoimmune Related Diseases Association (AARDA) 80 Prozent der Patienten mit

Autoimmunkrankheiten in den USA aus? Ebenfalls Frauen. Erkrankungen wie Lupus erythematodes, rheumatoide Arthritis, chronische Müdigkeit, Fibromyalgie, Hashimoto-Syndrom und entzündliche Darmerkrankungen treten bei Frauen deutlich häufiger auf. Besteht eine Verbindung zwischen nicht ausgedrückten Emotionen wie Wut und Verbitterung und einem Immunsystem, das den eigenen Körper angreift?

Es gibt viele Theorien, aber seine Traumaforschung hat Gabor Maté zu der Überzeugung gebracht, dass unverarbeitete Emotionen Frauen krank machen. Wir Frauen neigen dazu, die emotionalen Bedürfnisse anderer stärker wahrzunehmen als unsere eigenen. Wir unterdrücken gesunde Wut eher, da wir dazu erzogen wurde, ein »gutes Mädchen« zu sein. Auch glauben wir, dass wir dafür verantwortlich sind, wie andere sich fühlen, und dass wir nie jemanden enttäuschen dürfen – in Matés Augen zwei verhängnisvolle Überzeugungen, denn laut seiner Forschung haben »aufmerksame, nette junge Frauen« (wie du?) eine wesentlich höhere Anfälligkeit für Immunerkrankungen als Frauen, die die Bedürfnisse anderer nicht über die eigenen stellen.

Stress durch Zickigkeit heilen

Wenn es eines gibt, das ich von ganzem Herzen glaube, dann ist es, dass all das Biohacking nicht hilft, wenn wir nicht lernen, unsere Gefühle auszudrücken. Jede Krankheit ist die Manifestation eines Leidens unseres Körpers, dazu zählen auch (oder vor allem?) emotionale Trigger. Wir alle kennen das: Nach einer unschönen Trennung haben wir eine laufende Nase, vor dem Urlaub mit der Familie oder wenn wir vom Verwandtenbesuch zurückkommen, werden wir krank.

Oft werden wir in die Rolle der immer netten und rücksichtsvollen Frau gezwungen und haben Angst, andere zu verärgern oder zu enttäuschen. Aber ganz ehrlich: Wir sind nicht für die Gefühle der anderen verantwortlich. Wir können andere nicht »verärgern«. Erwachsene sind selbst für ihre Gefühle verantwortlich.

Stets zu versuchen, »der bessere Mensch« zu sein, kann wie ein Käfig sein, in dem du letztlich erstickst. Wir Frauen denken, wir müssten nett und rücksichtsvoll sein, nie die Gefühle anderer verletzen und niemanden kränken. Ich habe diese ermüdende Realität ebenfalls er- und gelebt. Der Wunsch, von allen geliebt zu werden, hat mich viel Zeit, inneren Frieden und fast mich selbst gekostet.

Die Gesellschaft verurteilt Frauen – oftmals sehr hart –, die es wagen, Nein zu sagen oder sich selbst an erste Stelle zu stellen, sie werden schnell als »Zicken« oder »Schlampen« abgestempelt. Dieses Abstempeln hat mich anfangs total wütend gemacht und mir wehgetan. Ich habe mich verbogen, um ja niemanden zu enttäuschen: meine Follower, meine Familie, meine Freunde, meine besseren Hälften.

Doch als ich mich mit der Arbeit von Gabor Maté und Bessel van der Kolk zum Thema Trauma befasste und in die Welt des Biohackings eintauchte, traf mich die Erkenntnis wie ein Blitz. Viele Frauen leiden an Blähungen und Verdauungsproblemen, sind aber gleichzeitig die Hauptlasttragenden und Unterstützer in der Familie. Da dämmerte es mir: Der Zwang, »nett zu sein«, ist nur eine weitere Falle, die uns buchstäblich umbringt.

Hier meine Einladung an euch alle: Lernt um eurer Gesundheit willen, eine »Zicke« zu sein, wie die Gesellschaft Frauen nennt, die sich von diesen Ketten befreien, und geht darin auf. Wenn das Einstehen für sich selbst, das Setzen von Grenzen und das Achten auf das eigene Wohlergehen uns diesen Titel einbringt, dann ist das eben so. Tragen wir ihn mit Stolz!

Fange an, bei kleinen Dingen Nein zu sagen. So kannst du dein Selbstvertrauen aufbauen, damit du auch bei wichtigeren Angelegenheiten Nein oder »Es reicht!« sagen kannst. Denn wenn du es nicht tust, wird dein Körper es für dich tun. Du bist eine kompetente Powerfrau und verdienst Respekt und Selbstfürsorge. Sich selbst mit allen Stärken und Schwächen anzunehmen, das ist wahres Heldentum. Denke immer daran: Jeder Schritt, die eigenen Bedürfnisse und Emotionen zu befriedigen, ist ein Schritt in Richtung eines gesünderen und erfüllteren Selbst.

Du bist auf dieser Reise nicht allein, eine ganze Frauengemeinschaft bestreitet mit dir diesen Weg. Lasst uns Stärke neu definieren: nicht in dem Sinne, dass wir emotional stets für alle anderen da sind und in deren Augen jegliche Belastung locker wegstecken können, sondern als eine Form der Selbstachtung. Du schaffst das!

Stress mit Wut heilen

»Ich werde nie wütend, mir wächst einfach ein Tumor.«

WOODY ALLEN

Unsere heutige Gesellschaft verurteilt Frauen, die wütend werden, aufs Schärfste. Ich meine damit nicht nur die Verurteilung durch andere. Wir sind auch sehr gut darin, uns mit Schuld- und Schamgefühlen selbst dafür zu geißeln, dass wir »ausgerastet« sind. Und was machen wir stattdessen? Wir unterdrücken diese »unangemessenen« Gefühle, allen voran die Wut. Solche unterdrückten Gefühle können sich dann wiederum als Krankheiten bemerkbar machen. Darüber ließe sich ein eigenes Buch schreiben, aber es ist ein so essenzielles Thema, dass ich es hier zumindest ansprechen möchte. Wie wichtig das ist, habe ich auch erst erkannt, als ich in einer emotional sehr aufgeladenen Phase ständig Magenprobleme hatte.

Ich buchte eine Sitzung bei einem befreundeten Heilpraktiker und Energiemediziner namens Dr. G. und erzählte ihm von meinen Magenproblemen. Statt zu fragen, was ich gegessen hatte oder ob ich bereits auf Nahrungsunverträglichkeiten getestet worden sei, befragte er mich zu meiner Familie, dem Verhältnis zu meinen Eltern, wann ich das letzte Mal geweint hätte und wie ich mit meinen Emotionen umginge.

Dr. G. bot mir an, mir bei der Verarbeitung meiner Gefühle zu helfen, und ich war fasziniert. Er hatte erst vor Kurzem eine Weiterbildung im somatischen Coaching begonnen (»somatisch« bedeutet: den Körper betreffend). Ich wusste, dass wir uns noch so perfekt ernähren können, unsere Gefühle aber, wenn wir sie nicht verarbeiten, sich im Körper als Krankheit manifestieren. Für die Traditionelle Chinesische Medizin (TCM) ist das ein zentrales Thema, und mir war der Zusammenhang bewusst, aber nicht meine eigenen somatischen Probleme.

Auf Anweisung von Dr. G. legte ich mich auf den Massagetisch und schrie so laut, wie ich konnte, tief aus meinem Bauch heraus. Ich gab mein Bestes, aber meine Stimme versagte nach 10 bis 15 Sekunden. Er berührte meinen Bauch und sagte, ich solle an jeden Menschen denken, der mir in den Sinn käme. Dann fragte er mich, wann ich das letzte Mal richtig stinksauer auf jemanden gewesen sei.

Ich sei jemand, der eigentlich nicht wütend wird, sagte ich. Er antwortete: »War dein Vater ein wütender Mann?«

Oh.

Ja, das war er tatsächlich.

Nach eineinhalb Stunden Sitzung bemerkte Dr. G.: »Ich kann Menschen gut einschätzen. Ich betrachte Menschen auf einer Feier, und ohne ein Wort mit ihnen zu wechseln, weiß ich, ob sie traurig, antriebslos oder wütend sind. Aber bei dir war es anders. Ich hätte dich nie als jemanden mit tief unterdrückter Wut eingeschätzt. Du bist sehr gut darin geworden, das zu verstecken.«

Plötzlich begann Dr. G. zu knurren und wedelte mit einem Kissen in meine Richtung; er verhielt sich aggressiv, sodass ich panisch zurückschreckte. Er ließ das Kissen fallen, sprach und verhielt sich wieder normal: »Meine Wut schüchtert dich ein, weil du dich deiner eigenen Wut noch nicht gestellt hast.«

Ich sah ihn zweifelnd an. Er fuhr fort: »Die einzige Wut, die du kennst, ist diejenige, die dein Vater an anderen Menschen (dir und deiner Mutter) ausgelassen hat. Wut ist eines der am stärksten missverstandenen Gefühle. In einem sicheren Umfeld empfunden, ist Wut eine gesunde Sache.«

Dr. G. gab mir Hausaufgaben auf. Ich sollte eine »Wutstation« einrichten, einen sicheren Ort bei mir zu Hause, an dem ich meine Wut herauslassen konnte. Das konnte alles sein, von einem Schaumstoffschläger, mit dem ich auf Kissen schlagen konnte, über einen Sandsack bis zu einem Kissen, in das ich schreien konnte. Ich folgte seinem Rat, und wisst ihr was? Indem ich gesunde Wut in sicherer Umgebung herauslassen konnte, fühlte ich mich weniger gestresst und überfordert. Das war ein großartiger Biohack, den ich nur empfehlen kann.

Stress durch Vergebung heilen

»Einen Groll zu hegen ist wie Gift trinken und darauf warten, dass der andere davon krank wird.«

Unbekannt

Als mich Dave Asprey zu seinem Programm »40 Years of Zen« einlud, sah ich mich sofort nach Flügen nach Seattle um. Das stand auf meiner Wunschliste, seitdem Dave Gast in meinem Podcast gewesen war, und ich konnte es kaum erwarten. 40 Jahre Meditation sollen dabei in fünf Tage gepackt und normalen Menschen (Nicht-Mönchen) gezeigt werden, wie sich Zen anfühlt. »Ich bin so was von bereit für Aggie 2.0«, sagte ich ihm. »Ich bin so was von bereit, mich weniger um Dinge zu scheren.« *Sind wir das nicht alle*?

In der Woche davor mied ich auf seinen Rat hin Koffein, die sozialen Netzwerke, arbeitsbezogene E-Mails – schlicht alles, was mich davon abhielt, völlig präsent zu sein. Als ich ankam, war ich startbereit. Zur Begrüßung überreichte mir die Koordinatorin zunächst Hausschuhe und einen entkoffeinierten Bulletproof-Kaffee.

Die Gruppe war sehr klein: drei Personen, mich eingeschlossen, und unser Coach Heather. Wir machten einen Gehirnscan, damit Ausgangswerte vorlagen, und dann bereiteten wir uns darauf vor, den Großteil der Woche in futuristisch anmutenden Kapseln zu verbringen, wobei unser Gehirn mit einem riesigen Computer verbunden war. Jede Sitzung, von denen wir jeden Tag mehrere hatten, dauerte 90 bis 120 Minuten. Der Stuhl in der Kapsel war so gemütlich, dass ich einzuschlafen drohte, also entschied ich mich, auf dem Boden zu sitzen, eine Schachtel Taschentücher neben mir (die ich dringend brauchen sollte), Gesichtsspray, um nicht einzuschlafen, eine Decke, um mich, falls nötig, sicher und geborgen zu fühlen, und den Panik-Knopf, mit dem ich bei Bedarf Hilfe rufen konnte. Die gesamte Zeit war unser Gehirn mit einer Maschine verbunden, die das Gehirn im Alpha-Zustand hielt.

Man unterscheidet hauptsächlich fünf Typen von Gehirnwellen, die mit verschiedenen Bewusstseinszuständen, Aktivitäten und Gemütslagen assoziiert werden.

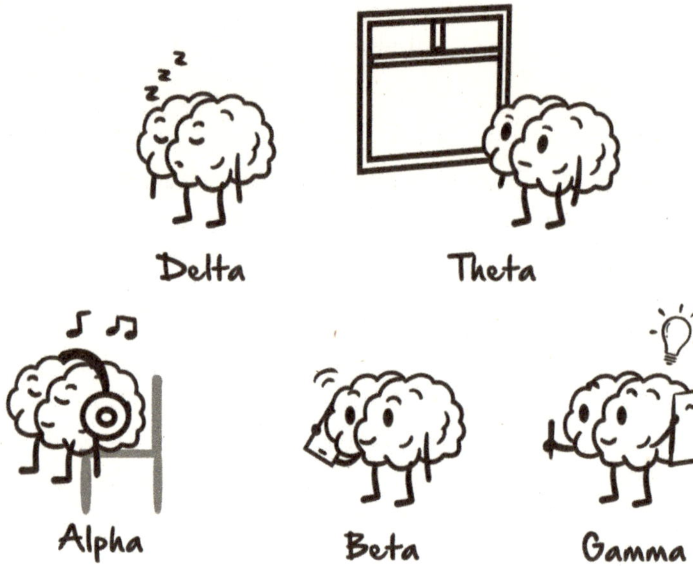

Delta-Wellen (0,5–4 Hz): Sie zeigen tiefen, traumlosen Schlaf oder Bewusstlosigkeit an.

Theta-Wellen (4–8 Hz): Theta-Wellen sind etwas schneller als Delta-Wellen und stehen gewöhnlich mit leichtem Schlaf oder Tagträumen in Zusammenhang.

Alpha-Wellen (8–14 Hz): Diese Wellen treten auf, wenn wir wach, aber entspannt sind, uns zum Beispiel mit geschlossenen Augen entspannen, aber nicht schlafen oder meditieren.

Beta-Wellen (14–30 Hz): Dies sind die »Aktivitäts-Wellen« des Gehirns. Sie tauchen auf, wenn wir aktiv denken, Probleme lösen oder Entscheidungen treffen, aber auch beim Telefonieren oder wenn wir Kaffee getrunken haben.

Gamma-Wellen (30–100 Hz): Sie haben die höchste Frequenz und triggern Wahrnehmungen, Problemlösungen und kreative Assoziationen. Sie sind die Gehirnwellen des »Aha-Moments«.

Heather sagte, unser Ziel für die Woche sei es, möglichst viel im Alpha-Zustand zu bleiben, und dann ging sie mit uns den Reset-Prozess durch.

Schritt 1: Rufe deinen Begleiter zu dir

Gewöhnlich ist dies jemand oder etwas, den/das wir nicht persönlich kennen. Wir rufen ihn zu uns, damit er uns durch den Prozess begleitet. Für manche ist es Jesus, für andere ein Tiger. Bei mir war es eine Eiche.

Schritt 2: Stelle dich der Situation

Versetze dich in einen Moment aus deiner Kindheit, der dich verunsichert, dich traurig, wütend oder fassungslos gemacht hat. Wo warst du? Was hattest du an? Wer war die andere Person? Wie warm oder kalt war es? Rufe dir möglichst viele Details in Erinnerung.

Schritt 3: Klage an

Stelle dir vor, du konfrontierst die Person und schilderst den Vorwurf aus der Sicht einer verletzten Fünfjährigen. Sage zum Beispiel: *Mami, wenn du mich ständig mit den anderen Mädchen in der Schule vergleichst, fühle ich mich wertlos und ungeliebt.* Oder: *Täter, als du mich verletzt und bedroht hast, habe ich mich in meinem Körper unsicher gefühlt.* (Aus spiritueller Sicht kann niemand uns dazu bringen, bestimmte Gefühle zu haben. Wir lassen es zu, dass Menschen uns dazu bringen, auf bestimmte Weise zu denken, weil wir uns im tiefsten Inneren selbst so fühlen. Das weiß die Fünfjährige in uns aber noch nicht, daher bleiben wir bei ihrer Sichtweise.)

Schritt 4: Durchlebe die Gefühle

Lass zu, dass das verletzte Kind in dir all die aufsteigenden Gefühle durchlebt. Dies war der schwierigste Teil für mich, da ich gelernt hatte, mein Leben als Kopfmensch wahrzunehmen, über meine Gefühle nachzudenken, sie zu analysieren und sie durch genaue Betrachtung einzuordnen. Aber Gefühle passieren auch im Körper: »Hey, diese Bemerkung ging direkt ins Herz und hat mir den Hals zugeschnürt.« »In dem Moment ist mir das Herz in die Hose gerutscht, und meine Knie wurden weich.« Solche Gefühle durften mich nie überkommen. Sie zuzulassen, ohne das Bedürfnis zu haben, sie zu verdrängen, zu verändern oder mich danach beurteilen zu müssen, mir zu gestatten, »kleinlich« zu sein und das gesamte Spektrum an Gefühlen zu akzeptieren, war eine beängstigende und immens befreiende Erfahrung.

Schritt 5: Finde das Geschenk

Hier wurden wir ermutigt, *das Warum zu erkunden und nach etwas Tieferem zu suchen, das dieser Kindheitsmoment hervorgebracht hat.* Ich glaube, dass wir alle Situationen in unserem Leben selbst anziehen, weil unsere Seele möchte, dass wir fühlen und wachsen, und sie uns auf unsere wahre Natur hinlenkt. Es gibt immer ein Geschenk, immer einen Grund, auch wenn wir ihn noch nicht erkennen. Etwas so Simples wie »Es hat mich gelehrt, dass ich mich nie wieder so fühlen möchte« oder »Dass diese Person grausam zu mir war, hat mich zu einem gütigeren Menschen gemacht«, kann ein Geschenk sein, indem diese schmerzhaften Ereignisse uns positiv beeinflussen können.

Schritt 6: Verzeihe aus ganzem Herzen und liebe

Da wir nun alle Gefühle zugelassen haben und das Geschenk der Situation erkennen, können wir die Saat der Vergebung legen und unser Herz langsam erweichen.

Schritt 7: Frage deinen Begleiter: »Sind wir nun fertig?«

Bevor du gehst, frage deinen Begleiter, ob die Situation gelöst ist. Manchmal ist sie es nicht, und du musst etwas tiefer graben. Das ist aber nicht schlimm.

Am ersten und zweiten Tag dieses Trainings hatte ich nicht das Gefühl, jemandem vergeben zu müssen. Ich fragte mich, was ich den Rest der Woche tun sollte, tief in den Wäldern Washingtons und ganz ohne Handy.

Aber an Tag 3 brach ich zusammen.

Ich musste nicht nur anderen vieles vergeben (obwohl ich ständig mit Entschuldigungen für sie ankam, statt sie zur Verantwortung zu ziehen), sondern auch mir selbst. Das war das Härteste.

Ich musste mir verzeihen, diese Heilreise nicht früher angetreten zu haben.

Ich musste mir verzeihen, nicht genug zu arbeiten und zu viel zu arbeiten.

Ich musste mir verzeihen, nicht immer mein Bestes zu geben.

Ich musste mir verzeihen, mich nicht von meinem Großvater verabschiedet zu haben, als er starb.

Die Liste war endlos. Ich weinte und weinte, und als ich all diesen angestauten Schmerz zuließ, bewegten sich meine Gehirnwellen langsam auf den entspannten Alpha-Zustand zu. Ich bekam meine *40 years of zen* also doch! Ich erlaubte meinem Körper, loszulassen, was ihn so viele Jahre angespannt, besorgt und verängstigt hatte, und ich lernte, Schmerz zuzulassen und gleichzeitig im gelassenen Alpha-Zustand zu bleiben.

Am Freitag verließ ich das Training erleichtert und mit mehr Selbstliebe, da ich mein Menschsein akzeptiert hatte. Egal, wie sehr ich mein Bestes gebe, ob beim Sport, in Beziehungen oder auch beim Schreiben dieses Buchs, ich bin nur ein Mensch. Und da gibt es nichts zu vergeben.

Stress mit (Selbst-)Liebe heilen

Das Schwierigste am »40 Years of Zen«-Training war, wie ich schon sagte, mir selbst zu verzeihen. Aber wem genau habe ich vergeben, als ich tief in mich hineinhörte?

Ich habe bereits mein »perfektes Selbst« und mein »höheres Selbst« erwähnt. Mein perfektes Selbst ist der Teil meines Selbst, der nach Perfektion strebt, da er ihn mit Liebe verwechselt. Es kommt mit einem fiesen Kommandoton daher: »Komm schon, Aggie, das hättest du perfekt machen können.«

Und dann gibt es mein Seelen-Selbst, mein höheres Selbst. Wenn ich mit ihm in Kontakt bin, bin ich so viel entspannter. Ich liebe mich selbst, nicht trotz meiner Fehler, sondern ihretwegen. Selbst wenn meine Beziehungen nicht perfekt sind, meine Finanzen nicht so sind, wie ich sie gern hätte, oder meine Follower enttäuscht sind, weil ich etwas gesagt oder nicht gesagt habe, kann ich darauf aus der Warte meines höheren Selbst reagieren, nicht aus der meines perfekten Selbst, denn dieses stresst mich definitiv.

Das perfekte Selbst ist die verwundete, toxisch-aggressive Energie in uns. Sie strebt nach dem einwandfreien Körper, hält sich akribisch an einen irrsinnigen Ernährungsplan und schleppt sich auch noch so erschöpft ins Gym. Sie ist das gemeine Mädchen in der Schule, die Cruella De Vil (die Schurkin aus *101 Dalmatiner*) oder die harte Ausbilderin in der Polizeiakademie. Klar, sie erledigt ihre Aufgaben mit Erfolg, aber auf dem Weg dahin bringt sie dich dazu, dich selbst zu verachten. Sie erlaubt keine Fehler und behandelt dich wie ihre Geisel.

Auf der anderen Seite haben wir unser höheres Selbst, unsere Seele, die darauf wartet, dass wir Großes leisten, und die weiß, dass das ohne einen gesunden Körper nicht geht. Sie ist sich zudem absolut bewusst, dass ihre Zielstrebigkeit, ihr Mindset und die Ausschöpfung ihres Potenzials »das Sahnehäubchen« des Lebens ist. Nur so sprengen wir unsere Grenzen, werden Königin. So verändern wir das System. Unser höheres Selbst ist von Grund auf nachsichtig, weiß aber auch, dass wir uns nichts verzeihen müssen. Es hat ein spirituelles Mindset, so wie es Colin Tipping in *Radikale Selbstvergebung* beschreibt; es sieht das große Ganze und ist erfüllt von Mitgefühl und Anmut.

Stress mit Gemeinschaft heilen

In unserer modernen hektischen Welt, in der Technik ständige Kommunikation verspricht, fühlen wir uns oft isolierter als je zuvor. Dieses wachsende Gefühl der Isolation (das einem im Zeitalter der Hyperkonnektivität paradox vorkommt) wirkt sich stark auf unser Stresslevel aus. Die Ironie unserer Ära ist, dass authentische und sinnstiftende Beziehungen seltener werden, obwohl wir ständig digital in Kontakt stehen.

Die sozialen Medien können das Gefühl der Isolation verstärken, statt uns einander näherzubringen, was zu mehr Stress und Beklemmungen führt. Das ständige Hervorheben des individuellen Erfolgs und der Eigenverantwortlichkeit in der heutigen Kultur vernachlässigt oft das ureigene menschliche Bedürfnis nach Gemeinschaft und geteilten Erfahrungen.

Gemeinschaft spielt jedoch beim Stressabbau eine entscheidende Rolle. Teil einer Gruppe zu sein, gibt uns das Gefühl der Zugehörigkeit und der gemeinsamen Identität, das wiederum Einsamkeit und Isolation stark entgegenwirkt. In einer Gemeinschaft finden wir nicht nur sozialen Austausch, sondern emotionalen Rückhalt, einen sicheren Ort, an dem wir uns ausdrücken können, sowie gesammelte Lebenserfahrung und Bewältigungsstrategien für die Herausforderungen des Lebens. Das System gegenseitiger Unterstützung ist für unser geistiges und emotionales Wohlbefinden unerlässlich, indem es uns hilft, mit Stress umzugehen.

Ich habe mich immer nach diesem Gemeinschaftsgefühl gesehnt und wachse langsam in eine wunderbare Gruppe von Freundinnen, die mir in Bali ebenso wie in Los Angeles jeden Tag Freude schenken. Erfordert das Arbeit? Selbstverständlich! Aber sich mit der besten Freundin zu treffen und das gleichzeitig als Heilmethode zu verbuchen, ist ein starkes Ding.

Stress durch Atmung heilen

Atmen? Genau. Ein unglamouröser Biohack, der nichts kostet, billiger geht's nicht. Aber genau das hatte ich ja versprochen: Biohacks, die wirklich etwas bewirken, ohne dass du ins Portemonnaie greifen musst. Atemarbeit ist kostenlos, effektiv und (seltsamerweise) ein echter Gamechanger. Wir haben bereits über Atmung gesprochen, aber lass uns etwas tiefer in das Thema eintauchen.

Die Atemarbeit hat aus gutem Grund ihren Platz in meiner »Fit as F*ck«-Challenge, aber glaub mir, ich war nicht sofort überzeugt. Als ich erstmals mit Lukis Mac und Hellè Weston in Kontakt kam, fand ich Atemarbeit schlicht lästig. Die Vorstellung eines zweistündigen Atemmarathons im kalifornischen Venice erschien mir todlangweilig, selbst mit diesen beiden Pros.

Hellè und Lukis sind die Atem-Gurus der Stars und haben unter anderem mit Travis Barker, den Kardashians, Megan Fox und Jake Paul gearbeitet. Man erwartet, dass sie wie zwei alte Hippies oder Waldschrate aussehen, aber Lukis ist von Kopf bis Fuß tätowiert und sieht aus wie jemand, dem man nicht in einer dunklen Gasse begegnen möchte. Ich gebe zu, dass mich das beim ersten Treffen eingeschüchtert hat, aber er ist einer der freundlichsten, sanftesten und gefühlvollsten Menschen, die ich kenne.

Hellè, inzwischen eine gute Freundin, ist ein Engel von einem Menschen und eine echt gute Lehrerin.

Ich änderte meine Meinung jedoch erst, als ich sie kennenlernte. Zuerst hielt ich an meinen Vorurteilen fest, und als sie uns sagten, wir sollten uns alle auf den Boden legen und die nächsten zwei Stunden möglichst viel durch den Mund atmen, konnte ich mir nichts Langweiligeres vorstellen. Aber 20 Minuten später tat sich etwas. Ich spürte ein komisches Kribbeln, und meine Hände verkrampften sich, sodass sie aussahen wie die Krallen eines T-Rex. Es war alles andere als langweilig, aber auch nicht meine Vorstellung von Entspannung.

Und bevor ich mich versah, wallten plötzlich Gefühle auf. Hellè ging seelenruhig umher und bat uns eindringlich, nicht aufzugeben. Später erklärte sie: »Nicht verarbeitete Emotionen oder belastende Erfahrungen, die wir nicht verarbeiten, speichert unser Körper als emotionale Knoten. Wenn wir Atemarbeit leisten, massieren wir diese Knoten, so wie ein guter Masseur die Verhärtungen unserer Muskeln löst. Viele dieser unverarbeiteten Gefühle äußern sich durch Erkrankungen wie Darmprobleme. Sobald ich bewusst zu atmen beginne, habe ich kein Reizdarmsyndrom (RDS) und keine Verdauungsstörungen mehr.«

Oh. Wow. Wenn du es so sagst …

Die meisten Leute winken bei Atmung ab, wie sie bei gesunder Ernährung oder Meditation abwinken (»Das mache ich dann später mal«). Wir haben in Kapitel 5 bereits über die Macht des *yet* gesprochen. Heute begreife ich es, aber selbst als *Breath – Atem: Neues Wissen über die vergessene Kunst des Atmens* auf meinem Radar auftauchte, war ich skeptisch. »Ein ganzes Buch übers Atmen? Echt jetzt?«, dachte ich. »Wie kann jemand 300 Seiten über diese elementarste aller menschlichen Tätigkeiten schreiben? Da sollten wenige Worte reichen: »Hey, du solltest mehr atmen! Je mehr Sauerstoff, desto besser. Punkt!«

Nun ja, das Buch wurde nicht nur eines meiner absoluten Lieblingsbücher. Beim Beyoncé-Konzert zur Eröffnung des Resorts »Atlantis The Royal« in Dubai hatte ich es sogar in meiner Handtasche dabei, weil ich nicht aufhören konnte zu lesen.

Der Clou? Weniger atmen ist der Schlüssel zu mehr Gesundheit, ähnlich wie man sich das Essen von Snacks abgewöhnt. (Nur dass wir bewusst unseren Atem *aufnehmen*, wohingegen wir Snacks *weglassen*. Natürlich sollst du nicht aufs Atmen verzichten, das funktioniert nicht. Vertraue mir einfach, dass gesunde Atemgewohnheiten ein verlässlicher Biohack sind, okay?)

Die magische Zahl lautet: etwa 5,5 Atemzüge pro Minute. Nasenatmung versetzt uns in den Chill-Modus, wir bleiben geerdet und ruhig und versuchen, eine gute Haltung einzunehmen.

Mundatmung bringt uns hingegen den Energie-Kick, ein wenig vorsätzlichen Stress, um unseren Körper zu trainieren, auf Kommando zu entspannen. (Wir sprachen zuvor schon über hormetischen Stress.)

Da wir gerade dabei sind, lass uns über Nasenlöcher sprechen. Wie bei Yin und Yang geht es um Ausgewogenheit. Links sorgt für Ruhe, rechts für Energie, und unser Körper ist schlau genug, ohne schicke Gadgets hin- und herzuschalten. Allein mit deinem Atem sorgst du für einen Mix aus Entspannung und für ein Mini-Workout für deine Lunge.

Kurz gesagt: Atemarbeit ist mehr als nur das Einsaugen von Luft, es ist ein Reboot für unser System, baut Stress ab und bringt uns in den Takt mit dem Rhythmus des Lebens.

Zur Stressbewältigung ist Box-Breathing, auch Quadratatmung genannt, eine hervorragende Atemtechnik. Bei dieser einfachen Übung atmen wir langsam vier Sekunden lang durch die Nase ein, halten den Atem vier Sekunden lang an, atmen dann durch den Mund vier Sekunden lang wieder aus und halten den Atem erneut vier Sekunden lang an.

Durch Wiederholung dieses Atemzyklus beruhigen wir unseren Geist. Die Übung ist besonders wirksam gegen Stress, da sie hilft, das Nervensystem zu regulieren, und uns vom Kampf-oder-Flucht-Modus in den entspannteren Zustand des Ausruhens und Etwas-sacken-Lassens versetzt. Daher ist sie perfekt für die akute Stressbewältigung.

Stress durch Meditation heilen

»Ein entspanntes Nervenkostüm ist der wahre Maßstab für Erfolg.«

Drew Barrymore

Wir haben bereits über das Fasten gesprochen. Ich betrachte Meditation gerne als Fasten für Geist und Seele. Es geht darum, innezuhalten und den konstanten Informationskonsum zu stoppen, um ganz in unserer weiblichen Energie zu sein.

Meditation ist ein absoluter Gamechanger. Sie ist einfach, bewirkt aber so viel. Sie ist ein eher unauffälliger Biohack, der keinerlei Hilfsmittel benötigt, aber für neue Verbindungen im Gehirn sorgt, Stress abbaut und die Konzentration stärkt. Sie ist wie Gewichtheben für die mentale Gesundheit. Wirklich, *genau so wirkungsvoll ist sie.*

Ich habe mich viel im Bereich Meditation umgesehen, diesen und jenen Stil getestet. Zunächst habe ich die Klassiker wie transzendentale Meditation ausprobiert, bei der jeder sein eigenes geheimes Mantra erhält und es wie ein Zauberwort wiederholt. Cool, aber es passte irgendwie nicht zu mir. Dann fand ich dank meiner Freundin Emily Fletcher die Ziva-Meditation, und da hat es einfach Klick gemacht.

Mir gefällt es, dass Ziva Achtsamkeit, Meditation *und* Manifestation integriert. Das spricht mich an, denn ich liebe Emilys Einstellung, die da lautet: »Wir meditieren nicht, um in der Meditation besser zu werden, wir meditieren, um besser zu *leben.*«

Ich empfehle, die verschiedenen Meditationsarten auszuprobieren und zu sehen, was für dich funktioniert. Sollte Meditation nichts für dich sein, kann es ebenso hilfreich und heilsam sein, deinem Geist eine Auszeit vom ständigen Konsumieren, von Musik oder was auch immer zu gönnen, indem du dich einfach nur hinsetzt und die Augen schließt.

Stress durch Spiel heilen

Ich gebe zu, dass ich immer noch lerne, wenn es ums Spielen geht. Als Kind habe ich ständig gespielt, aber irgendwann kamen mir all die Dinge in die Quere, die ich tun »sollte«. Ich sollte härter arbeiten, sollte mich wie eine Erwachsene benehmen. Ich sollte mich auf die Arbeit konzentrieren. Ich sollte … Ich bin sicher, du kannst den Satz locker fortführen. Es gehört zur Gehirnwäsche unserer Gesellschaft, dass wir immer etwas tun müssen.

Die traurige Wahrheit ist, dass wir innerlich verhärten, wenn wir die Fähigkeit für Spaß und Spiel verlieren.

Ich glaube, Spielen ist bei vielen Menschen das fehlende Puzzleteil. Für ein erfülltes Leben ist es absolut notwendig. Wenn du dieses Buch liest, bist du vermutlich eine Streberin und betreibst ständig Multitasking; das ist fantastisch. Schön für dich!

Doch erlaube mir, dir eine wichtige Frage zu stellen: Wann hast du dir das letzte Mal gestattet, einen ganzen Tag lang zu spielen, ohne Telefon, ohne E-Mails, ohne Hintergedanken und ohne, dass du im Hinterkopf heimlich etwas geplant, sondern einfach nur gespielt hast? Und erlaube mir noch eine zweite Frage: Wann hast du dir das letzte Mal einen solchen Tag *ganz ohne Schuldgefühle* gegönnt?

Ich liebe meine Arbeit so sehr, dass ich nie das Bedürfnis nach einem freien Tag verspürte. Ich machte immer weiter, legte nie eine Pause zum Luftholen ein oder um mal einen Schritt zurückzutreten. Das brockte mir aber einen so massiven Burn-out ein, dass ich Angst hatte, nie wieder kreativ sein zu können. Dann verlor ich jegliche Lust an der Arbeit. Ich verwechselte Selbstdisziplin mit Überforderung, weil ich unentwegt zu viel machen und tun wollte. Ich dachte, wenn ich mir eine Auszeit nähme, sei ich faul.

Ich habe nie Wert aufs Spielen gelegt. Das war etwas, was andere taten, wenn sie nichts mit ihrem Leben anzufangen wussten, während ich unbekümmert *fleißig vor mich hin arbeitete wie eine verantwortungsbewusste Erwachsene*. Dann entdeckte ich Brené Brown und was sie über die Bedeutung des Spielens sagte – und welche Forschung dahintersteckte. Das machte mich neugierig! Ich dachte: »Nun gut, wenn ich 30 Minuten spiele, bin ich produktiver. Das jedenfalls sagt die Forschung.« Nach diesem Ansatz ging ich zunächst vor, und er half, zumindest ein wenig. Aber eine 30-minütige Spielpause hier und da ist nicht genug, um unsere Batterien wieder aufzuladen, die wir durch ständige Anforderungen an uns selbst völlig ausgelutscht haben.

Mit den Jahren habe ich gelernt, wie wahr die Redensart ist: »Wir hören nicht auf zu spielen, weil wir alt werden, wir werden alt, weil wir aufhören zu spielen.« Ich begriff, dass das Alter nur eine Zahl ist und Jugendlichkeit viel mehr mit unserer Energie zu tun hat. Das Leben ist zu kurz, um immer nur ernst zu sein. Ich wollte nicht länger die gestresste, übellaunige Frau sein. Ich wollte ausgelassen sein, albern, eine Frau, die mit ihrer Art einen Raum zum Leben erweckt. Es ist dieses Licht, das andere anzieht. Diese feminine Energie trägt dazu bei, unsere Identität auf etwas anderes zu gründen als das, was wir produzieren.

Ein häufiger Tipp zur »Selbstoptimierung« ist, auf dem Weg zur Arbeit keine Musik zu hören, sondern einen Podcast, um neue Fähigkeiten zu lernen und das eigene Wissen zu erweitern. Wir sind zu diesen hyperproduktiven Maschinen geworden, deren Handeln stets einen Zweck erfüllen, einen Wert erschaffen muss. Buchstäblich jede Sekunde des Tages muss zu unserem persönlichen Wachstum beitragen.

Das ist das genaue Gegenteil von Spiel.

Ich habe die Definition von Spiel nachgeschlagen: »Spiel ist eine Handlung, die einem viel Vergnügen bereitet, *ohne* dabei ein bestimmtes Ergebnis zu erzielen. Sie sollte albern, unproduktiv und zeitaufwendig sein.«

Mein bester Rat, um deinem Leben eine spielerische Note zu geben, ist, neben deiner To-do-Liste eine *To-feel-Liste* anzulegen, der du die gleiche Bedeutung beimisst. Plane diese Aktivitäten in deinen Tag ein, um kreativer und erfrischter zu sein.

Wenn du nicht weißt, wo du anfangen sollst, schaue Kindern beim Spielen zu. Sie zeigen dir, wie du wieder Kind sein kannst, und erinnern dich daran, dass du nichts anderes bist als ein großes Kind.

Nimm Kontakt zu deinem inneren Kind auf. Was hast du gerne getan, als du Kind warst? Höre auf die leise Stimme in dir, die spielen möchte. Was würde sie glücklich machen? Nimm dir die Zeit, um sie wieder mit Energie aufzuladen. Ich habe ein Foto, auf dem ich sieben Jahre alt bin, als

Wallpaper auf meinem Handy. Es erinnert mich daran, dass Klein-Aggie die einzige Person ist, die ich stolz machen möchte.

Wenn wir älter werden, möchten wir vor allem anderen gegenüber nicht kindisch wirken, aber das Kind in uns möchte weiter albern sein und spielen. Wenn andere Menschen uns auslachen oder kritisieren, sollten wir daran denken, dass sie das Kind in sich vermutlich ähnlich behandeln und unser Mitleid verdienen. Oder wir können versuchen, sie sanft und freundlich ein wenig zu irritieren, und hoffen, das unterdrückte Kind in ihnen ein wenig hervorzulocken.

Stress mit Lust heilen

Dass ich meine Pussy und meine Lust zurückerobert und meine Gesundheit in die eigene Hand genommen habe, hatte großen Anteil an meiner Selbstermächtigung. Ich habe das Wort gezielt nicht mit »*« versehen oder »Vagina«, »Vulva« oder Ähnliches verwendet, sondern mich, inspiriert durch Regena Thomashauer (auch bekannt als »Mama Gena«), bewusst dafür entschieden. Ihr Buch *Pussy: Hol dir deine weibliche Kraft zurück!* ist eines meiner Lieblingsbücher, da auch sie das Wort »Pussy« bewusst wählt, weil es früher herabwürdigend verwendet wurde, um Frauen insbesondere in der patriarchalen Welt, in der wir leben, zu verdinglichen oder sie zu beschämen. Sie will erreichen, dass wir uns unsere Macht zurückerobern, indem wir uns nicht durch sozialen Druck oder sexistische Vorstellungen herabwürdigen lassen. Hier sind wir, stolze Besitzerinnen von Pussys, mutig und stark, aber auch verängstigt und getriggert durch das Wort. Aber keine Angst, mich triggert das Wort auch, doch ich arbeite daran. Wenn wir so die Scham und das Stigma, das oft mit dem Wort und dem weiblichen Körper an sich verbunden ist, infrage stellen können, sollte es uns das wert sein, oder?

Als ich in Polen in einem konservativen Umfeld aufwuchs, war Lust ein absolutes Tabuthema. Lange Zeit stellte ich die Lust anderer über meine eigene und folgte damit dem tief verwurzelten Glaubenssatz, dass Selbstlosigkeit der einzige Weg ist, geliebt zu werden. Als ich Tantra erkundete, erkannte ich, dass ich meine Kraft nicht zurückerobern kann, wenn ich nicht auch meine Lust zurückerobere. Nach einer professionellen Yoni-Massage durchstieß ich meine sexuelle »Glasdecke«. Ich weiß nun, dass ich stundenlang Orgasmen haben kann, und ich kann bis zu 40 pro Nacht bekommen. (Wenn ich das kann, kannst du das auch, es braucht nur ein wenig Übung und sehr viel Atmen!)

Hier sind wir, erwachsene Frauen, verängstigt und beschämt von unserer eigenen Lust und im Bett so unsicher, dass wir Orgasmen vortäuschen *(ja, ich auch).* Wir geben uns selbst die Schuld dafür, wenn der Partner nicht zum Höhepunkt kommt. Aber das Schlimmste ist, dass wir dort liegen und denken: »Ist schon okay, ich kann ohne Lust leben.« Aber was wäre, wenn wir die Lust aus der Schublade »Wäre es nicht schön?« in die Schublade »Vom Arzt verschrieben« umpacken?

Aus biologischer Sicht bauen Orgasmen Stress ab. Eine im *Journal of Biological Psychology* veröffentlichte Studie zeigt, dass sexuelle Aktivität den Blutdruck und das Stresslevel senken kann. Dabei fördert vor allem die Ausschüttung von Oxytocin während des Orgasmus die Entspannung und reduziert das Stresshormon Cortisol. Orgasmen können auch auf natürliche Weise Schmerz stillen. Eine im *Public Library of Science* veröffentlichte Studie fand heraus, dass vaginale Stimulation die Schmerzgrenze bei Frauen erhöhte. Das liegt vermutlich an den während des Orgasmus ausgeschütteten Endorphinen, unseren körpereigenen Schmerzmitteln.

Die auf den Orgasmus folgende Ausschüttung von Hormonen wie Oxytocin und Prolaktin fördert Entspannung und Schläfrigkeit. Eine Studie aus dem *Journal of Sleep Research* deutet darauf hin, das sexuelle Aktivität und Orgasmen die für die allgemeine Gesundheit so wichtige Schlafqualität verbessern können. Regelmäßige sexuelle Aktivität inklusive Orgasmen stärkt vermutlich auch das Immunsystem. Eine Studie der Wilkes University fand heraus, dass Personen, die ein- oder zweimal pro Woche Sex hatten, höhere Immunoglobulin-A-Werte (IgA) hatten. IgA ist ein Antikörper, der vor Infektionen schützt. Die Forschung sieht auch einen Zusammenhang zwischen sexueller Aktivität und besserer mentaler Gesundheit. Die beim Orgasmus freigesetzten Endorphine können die Stimmung heben, was Angstzuständen und Depressionen entgegenwirken könnte.

Wenn du also je denken solltest, deine eigene Lust sei nebensächlich, unwichtig oder verhandelbar, erinnere dich bitte daran, dass sie *buchstäblich* Teil deiner Gesundheit ist. Scheue dich nicht, die Lust, die du verdienst, einzufordern (oder zu empfangen). Deine Pussy hat Vorrang!

Stress mit Mindset heilen

Weißt du, was stressig ist? Über all den Mist nachzudenken, der passiert und uns von der Realisierung unserer Träume abhält. Du glaubst gar nicht, wie oft die Entstehung *dieses Buchs* sabotiert wurde.

Meine erste Reaktion? *Warum passiert gerade mir das?* Ich weiß, ich reagiere reflexartig als Opfer, arbeite jedoch daran, meine Gedanken neu zu ordnen. Dinge passieren nicht »nur dir« oder »mir«, sie geschehen *für* uns. Denk dran, du bist am Ruder, glaub also an deine Fähigkeit, dein Leben und die dich betreffenden Geschehnisse zu beeinflussen.

Was ist der Unterschied zwischen einem Segelboot und einem Floß? (Das frage ausgerechnet ich, die ich ein Jahr von Mexiko über den Pazifik nach Australien gesegelt bin.) Ein Floß treibt ziellos umher, ist Strömungen und Wind hilflos ausgesetzt. Es kann weder seine Richtung noch sein Ziel bestimmen.

Ein Segelboot hingegen hat Segel und ein Ruder, kann also die Kraft des Winds und des Meeres nutzen, um seine Richtung zu bestimmen. Wer das Boot segelt, hat auch die Kontrolle über Geschwindigkeit, Kurs und Ziel des Boots.

Du hast die Wahl, ob du ein von äußeren Umständen herumgewirbeltes Floß sein und dich als Opfer fühlen willst oder ob du dein Segelboot steuerst und deine Richtung und dein Schicksal bestimmst, indem du das gewünschte Ziel anpeilst und dabei deine Lebensumstände als Antrieb für dich nutzt.

Wir alle, die wir uns Ziele setzen, haben eine Vision, und es gehört zur Gestaltung dieser Vision, dass wir überlegen, wie wir das innere Unsichtbare nach außen sichtbar machen. Unser Mindset verleiht der Linse, durch die wir die Welt betrachten, den Rahmen.

Wenn alles schiefläuft

Es ist sechs Uhr morgens, als ich, gerade in Los Angeles aufgewacht, auf mein Handy blicke und eine Nachricht sehe, die ich nie vergessen werde, und mein Herz stockt kurz.

»Ich habe Krebs«, steht da. Sonst nichts.

Meine beste Freundin hat Brustkrebs. Der Krebs kam nach einem langen Kampf mit Hormonen.

Wie kann das fair sein, wenn einer der nettesten Menschen der Welt, der sich nie beschwert, nie wütend wird, so früh krank wird?

Egal, was der Auslöser war, Ernährung, Emotionen oder irgendwas dazwischen, ich möchte nie wieder eine solche Nachricht bekommen. Ich möchte nie wieder jemanden so leiden sehen oder den Schmerz fühlen, den ich fühlte, als ich sie auf ihrem Leidensweg begleitete.

Ich kann natürlich nicht versprechen, wie deine gesundheitliche Zukunft aussehen wird, aber ich kann dich ermutigen, den gesündesten und besten Weg einzuschlagen, den ich kenne. Wenn ich auch nur einer Frau helfen kann, ihre Hormonprobleme, Regelschmerzen oder das schwierige Verhältnis zum eigenen Körper in den Griff zu bekommen, werde ich weiter Bücher wie dieses schreiben, Experten in meinem Podcast interviewen und in den sozialen Medien posten, was ich gelernt habe.

Ich bitte dich nur, auf deinen Körper zu hören und die Hoheit über deine Gesundheit zurückzuerlangen. Tue alles, was dir möglich ist, ob du deine Ernährung umstellst, neue Schlafroutinen testest oder aufgestaute emotionale Traumata aufarbeitest. Aber mach den ersten Schritt. Probiere etwas Neues und schau, ob es dein Wohlbefinden verbessert. Selbst kleine Veränderungen können langfristig gewaltige Auswirkungen auf deine Gesundheit haben.

Die Energie einer Hauptdarstellerin

Schließe die Augen und stelle dir dein Leben als Film vor. Zoome ein wenig heraus, als ob du die Regisseurin wärst, und sieh dir von oben zu, wie du dieses Buch liest.

Nun füge im Hintergrund ein wenig spannende Musik hinzu, leuchte dein Gesicht gut aus und fahre dann wieder zu einer Nahaufnahme deiner Augen heran, die gerade aufleuchten, denn dir wird klar: *Du bist keine Randfigur.*

Tatsächlich hast du sogar nicht nur eine Sprechrolle, du bist die Hauptdarstellerin in dem Film mit dem Titel *Mein wundervolles Leben*! Das war dir bis jetzt nicht bewusst, aber alles ist gut. Du fängst gerade erst an. Lass uns diesen Film und deine Rolle so gestalten, dass sie einen Oscar wert sind.

Gehe jede Minute deines Alltags mit der Energie einer Hauptdarstellerin an, schließlich folgt dir die Kamera-Crew überallhin. Ob du im Gemüseladen einkaufst, dein Workout im Gym absolvierst oder dich mit deinem Chef unterhältst: Tritt selbstbewusst auf, sage die Wahrheit und verhalte dich wie eine Frau, die weiß, was sie wert ist. (Wir arbeiten daran.)

Tatsächlich ist es für deine Freiheit, dein höheres Selbst und dein erfülltes Leben völlig uninteressant, was andere denken. Ihre Meinungen interessieren nicht. Deine Entscheidungen müssen nur für dich und *deine* Storyline der mutigen, selbstbewussten und couragierten Frau, die ihr Leben endlich in die Hand nimmt, Sinn ergeben.

Überlege mal: Was sind die Highlights deines Lebens? Sich verlieben? Das erste Mal allein verreisen? Eine große berufliche Veränderung, um deine Träume zu erfüllen? Sind das nicht genau die Dinge, die nicht wirklich »Sinn« ergeben? Und auch wenn du dich noch nie an erste Stelle gestellt oder etwas Verrücktes getan hast, wäre es dann nicht Zeit, der Handlung einen Twist zu geben? Kommt jetzt vielleicht der Teil des Films, in dem du deine Macht erkennst und auf eine Weise Verantwortung für dein Leben übernimmst, die niemand erwartet hat?

Wenn du das Gefühl hast, kaputt zu sein, ein Opfer, dem alles Mögliche im Leben widerfährt, während andere es leichter zu haben scheinen, wird dein Körper das weiter zu spüren bekommen, wenn du in schwierigen Situationen steckst. Wenn wir aber unser Leben und unsere Gesundheit mit diesen Biohack-Prinzipien in die Hand nehmen, dann, meine Liebe, sind wir auf dem besten Weg, uns einen Golden Globe abzuholen.

Du spielst die Hauptrolle in deinem Leben. Schenke dieser Hauptfigur in jeder Szene die entsprechende Energie. Und schreibe schon mal die Dankesrede für all die guten Dinge, die du verdient hast.

Take-Home-Messages

- **Erkenne den Wert des »Nichtstuns«:** Manchmal ist es am besten, nichts zu tun. Wie Mollys Geschichte zeigt, können eingeplante Momente der Entspannung und Ruhe das Wohlbefinden enorm verbessern und sogar beim Abnehmen helfen.
- **Mach dir klar, welche Auswirkungen chronischer Stress hat:** Sei dir bewusst, dass konstanter Stress deinen Körper und deinen Geist angreift. Es geht aber nicht nur um akuten Stress, sondern auch um den beständigen Stress im Hintergrund, der Gesundheit und Glück beeinträchtigt.
- **Mach dir die Macht des Atems und des Seufzens zunutze:** Nutze Atemtechniken wie das physiologische Seufzen, um den Parasympathikus zu aktivieren und Stress sofort zu lindern.
- **Stell dich emotionalen Traumata, um sie zu heilen:** Sich tiet sitzenden Emotionen und Traumata zu stellen, kann, wie meine eigene Erfahrung mit Dr. G. zeigt, einen umfassenden Heilungsprozess auslösen und Stress abbauen.
- **Nutze Gemeinschaft und soziale Kontakte:** Konzentriere dich auf aufrichtige Freundschaften und Gemeinschaftserfahrungen, um das Gefühl der Vereinsamung zu verringern und Stress abzubauen, wie ich es in Bali und L. A. erfahren habe.
- **Gewöhne dir ein positives und proaktives Mindset an:** Wechsle von der Opferrolle zur Handlungsbereitschaft und nutze die Herausforderungen des Lebens als Gelegenheit, zu wachsen und ein Ziel anzuvisieren, wie in der Analogie mit dem Segelboot.
- **Spiel, Lust und sexuelle Gesundheit:** Nimm das verspielte Kind in dir an und erkenne die gesundheitlichen Vorteile von sexueller Lust und von Orgasmen, stelle soziale Stigmata infrage und kümmere dich um dein persönliches Wohlbefinden.
- **Hauptdarsteller-Energie und Selbstermächtigung:** Begreife dich als die Hauptfigur in deinem Leben, triff Entscheidungen, die dein inneres Wachstum, deine Gesundheit und dein Glück an erste Stelle setzen.

KAPITEL 10

UND WAS JETZT?

»Die radikalste Handlung in einer kranken Gesellschaft ist, sich selbst zu heilen. Und dann hilf anderen behutsam, auch zu heilen.«

UNBEKANNT

Henry Ford sagte einst: »Ob du nun glaubst, etwas zu können oder nicht zu können, du hast recht.«

Dein Mindset, also deine innere Einstellung bestimmt, wohin die Reise geht, daher bist du es dir selbst schuldig, die Lügen zu entschlüsseln, die über dich erzählt wurden und die du vielleicht sogar selbst dein Leben lang wiederholt hast. Nur weil wir eine Idee verinnerlicht haben, ist sie noch lange nicht wahr, es sagt nur, dass wir ihr unser Augenmerk und unsere Energie schenken. Als deiner besten Fürsprecherin ist es nun an dir, dein Augenmerk von diesen selbst einschränkenden Glaubenssätzen abzuwenden.

Ich möchte, dass du dir einen Moment Zeit nimmst, über all das nachzudenken, was wir in den letzten neun Kapiteln besprochen haben, und darüber, welche Veränderungen in deiner Denkweise dich ansprechen. Denn ob es um die Reihenfolge und zeitliche Einteilung deiner Mahlzeiten geht, die Art der Lebensmittel, die du bevorzugst, bis hin zum Umgang mit dem eigenen Zyklus und der Art und Weise, wie du Erholung, Training und

Heilung jeglicher Art in deinen Alltag integrierst, alles erfordert ein verändertes Mindset.

Bedenke jedoch, dass du nicht alles auf einmal ändern musst. Vielleicht kannst du dich derzeit nur um besseren Schlaf und bessere Stressbewältigung kümmern, das ist großartig! Also ran! Vielleicht kannst du dich aber auch nur darauf konzentrieren, dich auf deinen Zyklus einzustellen, und willst dich um anderes später kümmern. Dann ist das so gut für dich!

Ich will damit sagen: Wenn du beschließt, innerlich und mental zu wachsen, statt in deiner alten Gesinnung zu verharren, dann machst du den entscheidenden ersten Schritt. Er ist der schwierigste auf deiner gesamten Reise, und ich bin *verdammt stolz auf dich*, dass du ihn machst. Ab jetzt gibt es keine Grenzen mehr für dich, solange du dich jeden Tag für *dich* entscheidest.

Als ich meinen Instagram-Reise-Account »Travel in Her Shoes« gründete, nannten mich die Leute »motivierend« und »inspirierend«. Schließlich war ich das Mädchen, das aus Flugzeugen sprang, den Pazifik in einem winzigen Segelboot überquerte, die höchsten Berge bestieg, im Amazonas-Dschungel und in Tansania bei Ureinwohnern lebte und mit Haien schwamm.

Ich konnte nicht verstehen, warum andere nicht das Gleiche taten oder eigene Abenteuer erleben wollten. Es fühlte sich so leicht an, einfach loszuziehen und das zu tun, was ich wirklich tun wollte. Bis meine gesundheitlichen Probleme anfingen.

Aus dem Mädel, das aus dem Flugzeug sprang, wurde eines, das morgens nicht aus dem Bett kam, ohne mindestens dreimal auf die Snooze-Taste zu drücken. War ich früher zu allem bereit, schaffte ich es ohne mehrere Becher Kaffee nicht durch den Tag. Der Weg von der New Yorker Lower East Side, wo ich damals wohnte, in die Innenstadt fühlte sich an, als bestiege ich den Kilimandscharo: erdrückend und strapaziös. Hinterher fühlte ich mich auch nicht besonders gut. Nichts fühlte sich leicht an und ich hatte auch auf nichts Lust, außer auf Schlafen oder Netflix.

Aber warum war das so? Weil mein Körper und meine Biologie aus dem Gleichgewicht waren. Da erkannte ich, dass auch die beste Motivation nicht gegen Depressionen hilft, wenn dein Organismus durcheinander ist. Wenn du ihn ins Gleichgewicht bringst, ist es so viel einfacher, dir deine Träume zu erfüllen, und genau das ist es, was ich mir für dich wünsche.

Ich weiß von weiblichen Coaches, dass »Mindset-Coaching« ziemlicher Blödsinn ist, wenn du die Biologie außer Acht lässt. Du kannst dich von Tony Robbins neurolinguistisch programmieren lassen, wie du willst. Wenn du vor lauter Kohlenhydraten und Zucker ständig Blutzuckerspitzen hast und Sachen isst, die dich krank machen, und keinen Sport treibst, wird sich nichts ändern. Du wirst dich kurz inspiriert und besser fühlen, aber das wird nicht von Dauer sein.

Ich glaube, Biohacking ist der einzige Weg dorthin. Aber es soll nicht dein eigentliches Ziel sein. Denn was bringt es, herauszufinden, wie dein Körper am besten gedeiht, wenn du nicht losmarschierst und *verdammt noch mal das Beste aus dir machst*? Ich würde mir wünschen, dass dein eigentliches Ziel ist, dich selbst zu ermächtigen und all deine Möglichkeiten auszuschöpfen. Ich möchte, dass du dich einen Dreck darum scherst, was deine Freunde, Kollegen oder deine Familie von dir und deinem Lebensstil halten. Ich möchte, dass du so kompromisslos lebst, dass selbst die kleinste Handlung ein rebellischer Akt gegen die etablierte Gehirnwäsche wird, die Frauen das Gefühl gibt, klein und gestresst zu sein, und sie an ihren eigenen Kräften zweifeln lässt.

Aber um das zu erreichen, musst du dich auf deinen Körper, dein Gehirn, dein Insulin, deine Sexualhormone und deine Ernährung konzentrieren, selbst wenn deine natürliche Biologie (wie bei mir) gegen dich ist.

Bevor ich mit Biohacking anfing, hatte ich keine Ahnung, dass Depressionen, mangelnde Aufmerksamkeit und Schwierigkeiten bei der Konzentration ein Problem des Gehirns und nicht der Denkweise sind.

Als Dr. Amen Gast in meinem Podcast »Biohacking Bestie« war, war er von meinem Gehirn fasziniert. »Gibt es in Ihrer Familie Depressionen, Adipositas oder Suchterkrankungen?«, fragte er. »Wenn ich mir allein Ihre Genetik ansehe, müssten Sie eingerollt auf dem Sofa liegen, drogenabhängig, stark übergewichtig und verängstigt sein und Angst haben, das Haus zu verlassen.« Aber offensichtlich war das nicht mein Weg.

Stattdessen bin ich Mindset- und Motivations-Coach, habe 15 Prozent Körperfett, bringe Frauen bei, wie sie fit bleiben, springe in meiner Freizeit Fallschirm, und auch wenn ich im zeremoniellen Rahmen Psychedelika nehme, trinke ich weder Alkohol noch leide ich an irgendeiner Sucht.

Meine Genetik war gegen mich, aber ich habe mich entschieden, mich gegen sie *zu wehren.*

Ich habe mir mit Biohacking ein besseres Leben erarbeitet. Ich wollte nie eine »Biohackerin« werden, sondern nur eine bessere Version meiner selbst.

Biohacking ist kein Selbstzweck. Es passiert so oft, dass Menschen sich allzu sehr damit beschäftigen, dass sie immer mehr »Leben« aus ihrem Alltag streichen und ihn mit Biohacking füllen. Warum? Erstens, weil es spannend ist. Es fühlt sich an, als täten wir etwas Großes. Zweitens, weil viele von uns Angst vor dem Aufgeben und ein Bedürfnis nach Kontrolle haben. Und drittens, weil wir zu oft den Drang verspüren, mit anderen konkurrieren zu müssen.

Wir leben nicht, um zu biohacken, sondern wir biohacken, um besser und länger zu leben.

Führt ein Hack dazu, dass du unglücklich, gestresst und anderen gegenüber voreingenommen bist oder dich überlegen fühlst, weil du etwas machst, was die anderen nicht tun (oder umgekehrt), dann ist es besser, du hältst einmal kurz inne und legst eine Biohacking-Pause ein, weil es weder dein Leben noch dich weiterbringt.

Du bist hier nicht bei der Biohacking-Olympiade. Es gibt keinen Preis für »Gewinner«. Es geht nicht darum, Frauen in den nächsten Käfig zu sperren oder dafür zu sorgen, dass andere Frauen sich schlecht fühlen – die Frau im Spiegel eingeschlossen.

Manchmal verschlimmern wir unser Leben auf der Suche nach der perfekten Ernährung und dem perfekten Lebensstil nur noch mehr. Wenn deine To-do-Liste vor lauter guten Gewohnheiten und guten Lebensmitteln, die du meinst, integrieren zu müssen, platzt und du nur noch gestresst bist, dann ist es das nicht wert. Deine Ernährung sollte dich nicht unglücklich machen. Aber wenn etwas sich gut anfühlt, denken wir oft: »Das kann nicht richtig sein. Es muss sich doch schlecht anfühlen.«

Es gibt ein Biohacking-Ego, genau wie es ein veganes Ego und ein Fitness-Ego gibt. Betreibe also nicht, nachdem du dieses Buch zu Ende gelesen hast, »Bio-Shaming« bei deinen Freundinnen, weil sie die Pille nehmen, sich die Lippen machen lassen oder morgens einen Donut frühstücken.

Mir ist es lieber, du machst weniger Biohacks und bist glücklich, als dass du mehr machst und dein Leben hasst. Ziel ist, mehr Energie zu haben, um eine bessere Freundin und ein besserer Mensch zu sein. So können wir anfangen, die Welt zu heilen.

Du hast »pop« gemacht

Stell dir folgende Szene vor: Es ist Mai 2022 und ich esse mit meiner Freundin Masha zu Abend. Sie erzählt, dass sie mit einer Frau namens Adriana aus Kolumbien zusammenarbeitet, die eigentlich eine Therapeutin, aber in Wirklichkeit eher ein spiritueller Coach ist.

Ich bin fasziniert. Ich brauche jemanden, mit dem ich sprechen kann, denn auch wenn ich meine Freunde liebe, kennen sie die alte Aggie zu gut, um mir durch die gewaltigen Veränderungen des vergangenen Jahres zu helfen.

Also kontaktiere ich Adriana und sie bietet mir eine Probesitzung an, damit ich weiß, »wie sie arbeitet«.

Ich schreibe ihr sofort zurück: »Ich verlasse mich auf meine Intuition und etwas sagt mir, dass Sie genau der Mensch sind, den ich brauche. Lassen Sie uns gleich mit einer Sitzung beginnen.«

Eine Woche später treffe ich auf Zoom eine Dame Ende 40, die einen Turban trägt. Später erfahre ich, dass sie gerade eine Krebsbehandlung durchmacht.

»Was erwarten Sie von unserer Sitzung?«, fragt sie.

»Ich liebe Therapie und habe im vergangenen Jahr verschiedene Therapeuten ausprobiert«, erkläre ich. »Sie alle geben mir ein gutes Gefühl und zudem den Eindruck, wahrgenommen zu werden, aber es läuft immer auf dasselbe hinaus: ›Ah, Ihr Partner beachtet Sie also nicht. Hier ein paar Argumente für Ihren nächsten Streit.‹ Ich brauche aber niemanden, der mir auf die Schulter klopft, und will auch nicht besser streiten lernen. Ich will wissen, was ich in dieser Beziehung zum Konflikt beitrage. Ich will mich nicht von Jacob trennen, weil er mich und meine Bedürfnisse nicht beachtet, nur um das gleiche Schema mit jemand anderem zu wiederholen.«

Adriana holt tief Luft und sagt: »*Sie* sind es, die sich nicht beachtet. *Sie* sind es, die Ihren Bedürfnissen keine Aufmerksamkeit schenkt. Sie projizieren. Projizieren bedeutet, dass wir auf andere wütend werden, weil sie vorgeblich unsere Bedürfnisse missachten, uns nicht zuhören, nicht nett zu uns sind oder uns ignorieren, wenn wir es eigentlich selbst sind, die genau dies tun. Sie missachten Ihre Bedürfnisse. Sie ignorieren Ihre innere Stimme und das Kind in Ihnen. Wäre dem nicht so, würden Sie sich nicht so aufregen, wenn Sie das Gefühl haben, Jacob täte all diese Dinge nicht.«

Noch während sie dies sagt, weiß ich, dass sie recht hat. Ich achte nicht auf mich. Ich höre nicht auf meine innere Stimme. Ich werde meinen Bedürfnissen nicht konsequent gerecht. Warum also erwarte ich das von anderen?

Adriana fährt fort: »In Wahrheit fühlen Sie sich von sich selbst missachtet. Sie nehmen sich selbst nicht ernst. Warum sollte es also jemand anderes tun? Vermutlich fühlten Sie sich von Ihren Eltern nicht beachtet, und egal, wie viel Aufmerksamkeit Ihr Partner Ihnen schenkt, er wird diese Lücke nie füllen. Der einzige Mensch, der das kann, sind Sie selbst. Also, welchen Teil Ihres Selbst missachten Sie?«

Die Sitzung dauert gerade einmal fünf Minuten, und ich habe schon das Gefühl, dass Adriana meine Welt aus den Angeln hebt. Ich merke, wie ich in die Defensive gehe, aber genau das wollte ich ja: jemanden, der schonungslos ehrlich meine Schwächen offenlegt.

Fast zwei Jahre später kann ich meine wöchentliche Sitzung mit Adriana kaum erwarten. Sie hilft mir mit meiner Beziehung zu Jacob und zu mir selbst sowie bei der Einordnung meiner Ayahuasca-Sitzungen.

Mir ist klar geworden, dass ich meine spirituelle Seite immer noch nicht akzeptiere. Je spiritueller ich werde, desto mehr habe ich das Gefühl, nicht in unsere moderne Mainstream-Welt zu passen. Dabei geht es bei meiner Social-Media-Karriere genau darum – vermeintlich.

Ich habe viele Dinge getan, die Mut erfordern, aber den meisten Mut braucht es, kompromisslos ich selbst zu sein. Es steht immer noch auf meiner Bucketlist. Ich habe immer noch Angst vor meiner eigenen Kraft und Größe. Ich hoffe aber, irgendwann dahin zu gelangen.

* * *

Es ist Ende Oktober in Los Angeles. Ich bin gerade aus Polen zurück, wo ich an der polnischen Ausgabe von *Let's Dance* teilgenommen habe. Mein Freund Jacek, den ich im Jahr zuvor bei einer TV-Produktion in Marbella kennengelernt hatte, hatte mich zu einer Ayahuasca-Zeremonie eingeladen.

Nach der ersten Sitzung kann ich meine nächste Sitzung mit der »Großmutter« (so nennt das Volk der Quechua Ayahuasca, da sie manchmal fürsorglich und liebevoll ist, einem aber auch die Wahrheit um die Ohren schlagen kann wie kein anderer) kaum erwarten. Es ist eine wüste Mischung aus heimeligem Wohlgefühl wie Heiligabend und einer seelischen Achterbahnfahrt.

Ich habe mich für eine private Sitzung mit einem Schamanen in Malibu entschieden, und dieses Mal sendet mir »Großmutter« eine liebevolle Nachricht: »Du brauchst kein weiteres Dokument mehr, um zu tun, was du tust. Was du weitergibst und wie du hilfst, überschreitet alles, was du von anderen lernen kannst. Es ist unnötig, dass Millionen Menschen deinen Weg verstehen. Lass dich nicht von Fremden im Internet kleinmachen, die du niemals kennenlernen wirst.«

Ich weiß sofort, worauf sich das bezieht. Seit Kurzem teile ich meine Leidenschaft für Biohacking in Posts und bekomme dafür negative Kommentare.

»Bleib besser bei Reiseberichten.« Will sagen: Bleib klein und beschränke dich auf eine einzige Sache. Verschiedene Interessen sind nicht erlaubt.

»Ich wünsche mir die alte Aggie zurück.« Soll heißen: Wachse nicht, verändere dich nicht, denn das zeigt mir, dass ich mich überhaupt nicht verändere.

Das sind nur ein paar Beispiele für die Kommentare, die ich bekommen habe.

Ich fühle mich hin- und hergerissen, denn manchmal fehlt mir die alte Aggie auch. Ein Teil von mir wünscht sich, einfach reisen und schöne Fotos machen zu können. Aber das ist das Problem beim Wachsen. Wenn du etwas einmal erkannt hast, bekommst du es nicht mehr aus dem Kopf. Wenn du einmal weißt, wie sich Freiheit wirklich anfühlt, erkennst du sie immer wieder. Einmal aus dem Käfig ausgebrochen, willst du nie wieder zurück.

»Du bist wie Popcorn«, sagte mir Adriana in unserer Sitzung in jener Woche. »Wenn du einmal ›pop‹ gemacht hat, wirst du nie wieder zum

Maiskorn. Du wirst für ewig unglücklich sein, wenn du dein altes Aggie-Leben lebst. Du kannst zwar versuchen, dich klein zu machen, dich anzupassen, und dir vorgaukeln, es sei in Ordnung, deine Träume infrage zu stellen. Doch diese Stimme in dir wird immer lauter werden, und in zehn Jahren wird sie so unerträglich sein, dass du vermutlich anfängst, dich zu betäuben, um sie zum Schweigen zu bringen, wenn sie unaufhörlich auf dich einredet und sagt, du sollst mehr arbeiten, öfter einkaufen gehen, Netflix schauen, trinken, oder du wirst, und schlimmer geht es nicht, all deine unerfüllten Träume auf deine Kinder projizieren.«

Ich höre das nicht gerne, weiß aber, dass sie recht hat: Ich habe »pop« gemacht, ich kann nicht zurück.

Seltsamerweise wünscht sich ein Teil von mir, ich wäre glücklich mit dem angepassten Leben, das die Gesellschaft von mir – ja von allen Frauen – erwartet. Es erscheint mir manchmal so viel einfacher, mich klein zu machen, ich weiß aber gleichzeitig, dass ich mich nie respektieren könnte, würde ich mich verstecken.

Ein paar Wochen später bei einer weiteren Ayahuasca-Sitzung bekomme ich all das brutal vor Augen geführt, womit ich mich selbst klein gemacht habe. Die Großmutter listet auf: »Du bist zu klein, zu jung, nicht klug genug, nicht hübsch genug. Dein Englisch ist nicht so gut, als dass du den Erfolg verdient hättest.«

Später geht es wieder um mein Aussehen: »Du bist nicht hübsch genug, und inzwischen bist du zu alt für X, Y und Z. Und jetzt denkst du vermutlich, du bist nicht cool oder spirituell genug, um über Spiritualität zu sprechen, oder nicht kompetent genug, um Coach zu sein.«

Ich betrachte meine Hände und Arme, sie sehen aus wie Baumrinde. Ich sehe, wie ich mich in einen Baum verwandle, tief verwurzelt in Mutter Erde. Sie lässt alle Menschen vor meinem inneren Auge aufblitzen, denen ich in den vergangenen zehn Jahren begegnet bin: einen Taxifahrer in Hongkong, einen Touristenführer auf den Philippinen, der mir einen Wasserfall gezeigt hat, und die Familie im brasilianischen Dschungel, die mich bei sich aufnahm. Ich sehe, wie meine Posts ihr Leben beeinflusst haben und wie viele Menschen aufgrund der Orte, die ich online mit ihnen geteilt habe, Reisen unternahmen, die ihr Leben verändert haben.

Ich will das nicht sehen. Ich will etwas, was tiefer geht, etwas Mysteriöses, etwas, was mich verändert.

Das muss mein Ego sein, denke ich. *Ich dachte, ich sei hier, um mein wahres Ich zu sehen. Mein höheres Selbst. Aber mein Ego stellt sich mir in den Weg.*

Doch das Erstaunliche an der »Großmutter« ist, dass sie diese unheimliche Fähigkeit hat, uns an unsere Kraft zu erinnern und daran, was wir auf diesem Planeten bewirken … und uns dann in die Knie zwingt, damit wir demütig bleiben.

»Das hat nichts mit Ego zu tun«, sagt sie. »Deine Seele will, dass du dich an deine Macht und Stärke erinnerst. Was du jetzt brauchst, deine ›Medizin‹, ist nicht Demut, sondern Mut. Vergiss alles, was dir die Gesellschaft über dich erzählt hat. Du bist hier, um Großes zu tun. Erkenne, was du bereits auf diesem Planeten bewirkt hast, du, die Einwanderin, die hässliche, kleine, zu alte Aggie – oder welche Geschichten sie dir auch immer aufgetischt haben. Denn das ist, was sie sind: Geschichten.«

Aus dieser Erfahrung bringe ich ein ganz neues Selbstverständnis mit, eine neue Wertschätzung für mich und für das, was ich mir aufbaue. Aber diese Botschaft der »Großmutter« ist nicht nur für mich gedacht, meine liebe Biohacking-Schwester. Auch du glaubst an all diese dich klein haltenden Geschichten, um nicht den Sprung ins volle Leben zu wagen. Aber in Wahrheit ist es egal, ob du aus ärmlichen Verhältnissen stammst, einen Akzent hast oder deine Eltern sich getrennt haben.

Denn eigentlich sind das genau die Dinge, die mich zu *mir* machen und dich zu *dir*, die uns zu den perfekten Anführerinnen machen. Anführerin zu sein bedeutet nicht, ein perfektes Leben oder keine Angst zu haben. Eine Anführerin geht ihren Weg, egal, was andere von ihr erwarten.

Du musst die Anführerin in deinem Leben werden. So wie ich. Lass uns gemeinsam diesen Weg beschreiten.

Wenn du deine Kraft nicht nutzt, wird jemand anderes es tun.
Also los … fordere deinen Platz ein, träume große Träume. Du fängst gerade erst an.

Was kommt als Nächstes?

Ich will dich nicht anlügen, dieses Buch ist nur die Spitze des Eisbergs, wenn es um Biohacking geht. Mir ging es vor allem darum, dir zu beweisen, dass du kein Geld ausgeben musst, um etwas für dich und deine Gesundheit zu tun.

Aber ich möchte dich Folgendes fragen: Gibt es eine lohnendere Investition als die eigene Gesundheit?

Ich denke, nein. Du bist das Beste, was du hast und in das du investieren kannst.

Je besser du dich fühlst, desto weniger Lust wirst du haben, nächtelang auf Sauftour zu gehen. Das mag anfangs verwirrend sein, aber irgendwann findest du entweder neue Wege, deine Freundschaften zu pflegen, oder neue Freunde, die zu deinen veränderten Zielen passen. Und wenn nicht, komm einfach zu mir und meiner Community der Königinnen. Du bist bei unseren 14-tägigen Onlinesitzungen zu Biohacking und vielem mehr immer willkommen.

Du fragst aber immer noch: Was kommt als Nächstes?

Nun, du betrittst eine Welt der wahren Personalisierung. Viele Biohacker nehmen bis zu 80 verschiedene Nahrungsergänzungsmittel am Tag zu sich. In unserer Ernährung fehlen Nährstoffe und Vitamine, die wir benötigen, um uns ganz auf der Höhe zu fühlen. Und Supplemente sind die schnellste und einfachste Methode, diesen Mangel auszugleichen.

Supplemente sind wie Bugatti fahren, statt zu Fuß zu gehen. Mit ihnen geht die Reise schneller, und sie helfen uns, mit einer nicht ganz perfekten Ernährung durchzukommen, etwa wenn wir ausgehen, Essen bestellen und dergleichen.

Ich mag befangen sein, da ich ein Unternehmen für Nahrungsergänzungsmittel habe (Biohacking Bestie) und davon besessen bin, mit Shawn Wells neue Formeln zu entwickeln, der in meinen Augen der weltbeste Entwickler für neue Supplemente ist.

Welche Supplemente sind die besten? Ich würde dir raten, einen Test zu deinen Hormonen, deiner Darmflora und deiner DNA zu machen, um deine ideale Ernährung zu finden und deine Präparate auf deine persönliche Biochemie abzustimmen. Denn genau das ist Biohacking: extreme Personalisierung.

Unter den Supplementen bei Biohacking Bestie findest du auch welche mit Namen wie *Drop it Like It's Hot* oder *Fit as Fuck* (beide unterstützen den Stoffwechsel), *Not Your Sugar Mama* (Blutzuckerregulierung), *Glucose Bestie* (zahnschonende Apfelessig-Kapseln), *All You Can Eat* (Verdauungsenzyme und Bitterstoffe zur Aufspaltung von Gluten, Laktose und Fetten) und unseren absoluten Bestseller *Unbloat Me* (gegen Blähungen). Bald werden wir auch ein Haut-Supplement auf den Markt bringen, das hilft, die Haut über den Darm zu reinigen (die Verbindung zwischen Haut und Darm ist sehr wirkungsvoll!). Aber meine absolut liebste Entwicklung ist *Cycle Bestie*, das beste hormonregulierende Supplement auf dem Markt. Für jede Phase des Zyklus gibt es eine eigene Rezeptur. Unser Ziel ist es, dir zu helfen, deinen Zyklus zuverlässig zu regulieren, damit du auf natürliche Weise verhüten kannst.

Vielleicht hast du Lust, dir einige fortgeschrittene Biohacking-Methoden anzusehen, die oftmals auf neuesten wissenschaftlichen Erkenntnissen und auf Selbstoptimierung beruhen. Aber auch wenn du keine 2 Millionen Dollar im Jahr für Behandlungen ausgeben kannst, wie manche es tun, kann es sinnvoll sein, sich über Kryotherapie, Hyperbare Oxygenierung, Neurofeedback, Infrarotwärmekabinen, Pulsierende Magnetfeldtherapie (PEMF), Low-Level-Lasertherapie, Stammzellentherapie, Nutrigenomik und Ozontherapie zu informieren.

Und wenn dir unsere gemeinsame Zeit hier genauso viel Spaß gemacht hat wie mir, dann bist du herzlich in meine Community eingeladen. »Fit as F*ck« ist meine 21-tägige Biohacking-Challenge, die dich mithilfe von Videos vertiefend in alles einführt, was ich dir hier vorgestellt habe.

Denk immer daran, du kannst mich jederzeit auf Instagram über @aggie erreichen, schließlich bin ich deine Bestie!

Take-Home-Messages

- Deine Gesundheit ist das Beste, in das du investieren kannst. Sie ist das Wichtigste, alles andere ergibt sich von selbst.
- Beim Biohacking geht es um extreme Personalisierung, bei der du deine Essgewohnheiten und deine Art und Weise der Ernährung und eventuell sogar Supplemente auf deine individuellen Bedürfnisse abstimmst.
- Akzeptiere dich und deine persönliche Entwicklung, auch wenn es bedeutet, deine Komfortzone verlassen zu müssen.
- Fortgeschrittenes Biohacking bietet modernste Techniken und Methoden für all diejenigen, die ihr Wohlbefinden optimieren möchten.
- Tritt einer Community bei, die sich gegenseitig unterstützt, und führe deine Reise zu einem gesünderen und selbstbestimmteren Ich fort.

DANK

Das Problem mit Büchern ist, dass die Autorin alle Lorbeeren kassiert, während alle anderen, die sich die ganze Zeit mit ihr herumschlagen mussten, nicht gewürdigt werden. Mit meinem bescheidenen Dank möchte ich dies ein wenig ausgleichen.

Zuerst danke ich meinem Verlobten Jacob. Danke, dass du auf morgendliches Kuscheln und Spaziergänge verzichtet hast, weil ich um 5:30 Uhr aufgestanden bin, um an diesem Buch zu arbeiten. An deiner Stelle wäre ich bestimmt nicht so geduldig gewesen. Danke, dass du mich an meine Stärken erinnerst, wann immer ich an mir zweifle, und dass du mir gezeigt hast, dass Bioslacking so viel Spaß macht. Ich liebe es, mit dir rund um den Globus köstlich zu essen.

Ich danke meinem wunderbaren Team, vor allem meiner rechten und linken Hand, der einzigartigen Charlotte. Ohne dich wäre ich nicht, wo ich bin. Eine Firma leiten, ein Buch schreiben und 30 Länder mit wechselnden Zeitzonen im Jahr besuchen, das wäre ohne deine Hilfe und deine Flexibilität nicht möglich. Danke, Charlotte, dass du immer sagtest: »Du schreibst das Buch, ich kümmere mich um alles andere.« Und danke, dass du mir gezeigt hast, dass es okay ist, freundlich zu sein, ohne mir jedoch von anderen irgendeinen Sch**ß gefallen zu lassen.

Ich danke meinen Eltern Anna und Krzysztof Lal, die genau das waren, was ich brauchte, um die Person zu werden, die ich sein soll. *Kocham was bardzo* (»Ich liebe euch sehr«).

Ich danke meiner großen Schwester Magda (Kiki genannt). Du weißt, ich versuche immer, dich zu beeindrucken. Du bist meine Inspiration mit deinen mehr als 25 000 Schritten am Tag, du kochst das beste Essen der Welt (sollten wir als Nächstes ein Kochbuch machen?) und bist mein wunderbares Vorbild.

Ich danke meiner Lektorin Tiffany, die sich neun Tage vor Abgabetermin in das Projekt gestürzt und mir geholfen hat, aus dem Wust an Worten, die ich so gerne benutze, die Message dieses Buchs auszugraben.

Ich danke Lara Hemeryck und ihrem Team, dass sie mich Anfang 2023 angesprochen und sichergestellt haben, dass alles, was in meinem Kopf herumspukt, auch wissenschaftlich fundiert ist. Ich liebe unsere Chats zum Thema Forschung, wenn wir auf Bali sind.

Ich danke meinen Freunden, allen voran John, der mich daran erinnert, dass ich »schon angekommen bin«.

Ich danke meinen Followern und ganz besonders den Frauen in der Community. Unsere zweiwöchentlichen Onlinetreffen erinnern mich daran, warum ich tue, was ich tue. Nichts inspiriert mich mehr, als euch aufblühen zu sehen.

Ich danke jeder Frau, die dieses Buch liest und etwas für ihre Gesundheit unternimmt. So machen wir die Welt zu einem besseren Ort.

Ich danke all den Experten, deren Arbeit mich zu diesem Buch inspiriert hat.

Ich danke meiner Freundin Dr. Amy Killen, dass sie mir die Begriffe »Bioslacker« und »Ausruhen und Empfangen« beigebracht hat. Du bist mir eine große Inspiration.

Ich danke Shawn Wells, dem weltbesten Supplement-Entwickler und meinem Geschäftspartner. Danke für deine Bereitschaft, so komplexe Supplemente zu entwickeln, wie es sie noch nie gegeben hat, und dass du an meine Vision glaubst. Lass uns gemeinsam die Welt ändern.

Dass ich heute dort bin, wo ich bin, habe ich denen zu verdanken, die die Vorarbeit geleistet haben. Ich erwähne oft die Weisheiten der Gurus dieses Lebensstils: Dave Asprey (Optimierung), Jessie Inchauspé (Blutzucker), Dr. Mindy Peltz (Fasten), Alyssa Vitti (Hormone), Anna Cabeca (weibliche Hormone), Jim Kwik (Gehirn und Mindset), Dr. Andrew Huberman, Dr. Matthew Walker, Dr. Gabor Maté, Dr. Gabrielle Lyon und Emily Fletcher, um nur ein paar zu nennen. Wenn du dich komplett ins Biohacking stürzen möchtest, sind das die Leute, denen du folgen solltest. Die meisten von ihnen sind auch Onlinedozenten in meinem Biohacking-Kurs »Fit as F*ck«, den du gerne jederzeit ausprobieren kannst.

QUELLEN

Kapitel 1

Bateson, Melissa, und Gillian Pepper: »Food Insecurity as a Cause of Adiposity: Evolutionary and Mechanistic Hypotheses«, *Philosophical Transactions of the Royal Society* B 378, Nr. 1888 (4. September 2023), https://doi.org/10.1098/rstb.2022.0228.

Boutari, Chrysoula, et al.: »The Effect of Underweight on Female and Male Reproduction«, *Metabolism* 107 (Juni 1, 2020): 154229, https://doi.org/10.1016/j.metabol.2020.154229.

Byrne, Nuala M., et al.: »Does Metabolic Compensation Explain the Majority of Less-than-Expected Weight Loss in Obese Adults during a Short-Term Severe Diet and Exercise Intervention?«, *International Journal of Obesity* 36, Nr. 11 (24. Juli, 2012): 1472–78, https://doi.org/10.1038/ijo.2012.109.

Cohen, Lorenzo, und Alison Jefferies: »Environmental Exposures and Cancer: Using the Precautionary Principle«, *Ecancermedicalscience* 13 (16. April 2019), https://doi.org/10.3332/ecancer.2019.ed91.

Danby, Frederick William: »Nutrition and Aging Skin: Sugar and Glycation«, *Clinics in Dermatology* 28, Nr. 4 (1. Juli 2010): 409–11, https://doi.org/10.1016/j.clindermatol.2010.03.018.

»Exposures Add up – Survey Results«, *Environmental Working Group,* (15. Dezember 2004), https://www.ewg.org/news-insights/news/2004/12/exposures-add-survey-results#.Wg32G1UrJQJ.

Farhana, Aisha, und Anis Rehman: *Metabolic Consequences of Weight Reduction*, StatPearls – NCBI Bookshelf, 10. Juli 2023, https://www.ncbi.nlm.nih.gov/books/NBK572145/.

Halsey, Lewis G.; Areta, José L., und Karsten Koehler: »Does Eating Less or Exercising More to Reduce Energy Availability Produce Distinct Metabolic Responses?«, *Philosophical Transactions of the Royal Society* B 378, Nr. 1885 (24. Juli 2023), https://doi.org/10.1098/rstb.2022.0217.

Rosen, Evan D., und Bruce M. Spiegelman: »What We Talk about When We Talk about Fat«, *Cell* 156, Nr. 1–2 (1. Januar 2014): 20–44, https://doi.org/10.1016/j.cell.2013.12.012.

Van Sant, Gus: *Good Will Hunting*. United States: Miramax, 1997.

Vicennati, Valentina, et al.: »Stress-Related Development of Obesity and Cortisol in Women«, *Obesity* 17, Nr. 9 (1. September, 2009): 1678–83, https://doi.org/10.1038/oby.2009.76.

Kapitel 2

Al-Goblan, Abdullah Saleh; Al-Alfi, Mohammed A., und Muhammad Zargham Khan: »Mechanism Linking Diabetes Mellitus and Obesity«, *Diabetes, Metabolic Syndrome and Obesity: Targets and Therapy*, 1. Dezember 2014, 587, https://doi.org/10.2147/dmso.s67400.

Ali, Marriam, et al.: »Associations between Timing and Duration of Eating and Glucose Metabolism: A Nationally Representative Study in the U.S.«, *Nutrients* 15, Nr. 3 (1. Februar 2023): 729, https://doi.org/10.3390/nu15030729.

Amisi, Chantal Anifa: »Markers of Insulin Resistance in Polycystic Ovary Syndrome Women: An Update«, *World Journal of Diabetes 13*, Nr. 3 (März 15, 2022): 129–49, https://doi.org/10.4239/wjd.v13.i3.129.

Breymeyer, Kara L., et al.: »Subjective Mood and Energy Levels of Healthy Weight and Overweight/Obese Healthy Adults on High-and Low-Glycemic Load Experimental Diets«, *Appetite* 107 (1. Dezember 2016): 253–59, https://doi.org/10.1016/j.appet.2016.08.008.

Chandler-Laney, Paula, et al.: »Return of Hunger Following a Relatively High Carbohydrate Breakfast Is Associated with Earlier Recorded Glucose Peak and Nadir«, *Appetite* 80 (1. September 2014): 236–41, https://doi.org/10.1016/j.appet.2014.04.031.

Clamp, Louise, et al.: »Enhanced Insulin Sensitivity in Successful, Long-Term Weight Loss Maintainers Compared with Matched Controls with No Weight Loss History«, *Nutrition & Diabetes* 7, Nr. 6 (19. Juni 2017): e282, https://doi.org/10.1038/nutd.2017.31.

Dholariya, Sagar J.: *Biochemistry, Fructose Metabolism*, Stat-Pearls – NCBI Bookshelf (17. Oktober 2022), https://www.ncbi.nlm.nih.gov/books/NBK576428/.

Engeroff, Tobias; Groneberg, David A., und Jan Wilke: »After Dinner Rest a While, After Supper Walk a Mile? A Systematic Review with Meta-Analysis on the Acute Postprandial Glycemic Response to Exercise Before and After Meal Ingestion in Healthy Subjects and Patients with Impaired Glucose Tolerance«, *Sports Medicine* 53, Nr. 4 (30. Januar 2023): 849–69, https://doi.org/10.1007/s40279-022-01808-7.

Flynn, Michelle, et al.: »Transient Intermittent Hyperglycemia Accelerates Atherosclerosis by Promoting Myelopoiesis«, *Circulation Research* 127, Nr. 7 (11. September 2020): 877–92, https://doi.org/10.1161/circresaha.120.316653.

Ganpule, Anjali, et al.: »Snacking Behavior and Association with Metabolic Risk Factors in Adults from North and South India«, *Journal of Nutrition*, 153(2), (15. Februar 2023), 523–531. https://doi.org/10.1016/j.tjnut.2022.12.032.

Hadi, Amir, et al.: »The Effect of Apple Cider Vinegar on Lipid Profiles and Glycemic Parameters: A Systematic Review and Meta-Analysis of Randomized Clinical Trials«, *BMC Complementary Medicine and Therapies* 21, Nr. 1 (29. Juni 2021), https://doi.org/10.1186/s12906-021-03351-w.

Hall, Heather, et al: »Glucotypes Reveal New Patterns of Glucose Dysregulation«, *PLOS Biology* 16, Nr. 7 (24. Juli 2018): e2005143, https://doi.org/10.1371/journal.pbio.2005143.

Imai, Saeko, et al.: »Eating Vegetables First Regardless of Eating Speed Has a Significant Reducing Effect on Postprandial Blood Glucose and Insulin in Young Healthy Women: Randomized Controlled Cross-Over Study«, *Nutrients* 15, Nr. 5 (26. Februar 2023): 1174, https://doi.org/10.3390/nu15051174.

Inchauspé, Jessie: *Glucose Revolution: The Life-Changing Power of Balancing Your Blood Sugar*, S&S/Simon Element, 2022, 304.

Kines, Kasia, und Tina Krupczak: »Nutritional Interventions for Gastroesophageal Reflux, Irritable Bowel Syndrome, and Hypochlorhydria: a Case Report«, *Integrative Medicine* (Encinitas, Calif.) 15,4 (1. August 2016): 49–53. https://www.ncbi.nlm.nih.gov/pmc/articles/PMC4991651/.

Kurauti, Mirian Ayumi, et al.: »Insulin and Aging«, *Vitamins and Hormones*, 2021, 185–219, https://doi.org/10.1016/bs.vh.2020.12.010.

Larsen, Sofus C., und Berit Lilienthal Heitmann: »More Frequent Intake of Regular Meals and Less Frequent Snacking Are Weakly Associated with Lower Long-Term Gains in Body Mass Index and Fat Mass in Middle-Aged Men and Women«, *Journal of Nutrition* 149, Nr. 5 (1. Mai 2019): 824–30, https://doi.org/10.1093/jn/nxy326.

Östman, Elin, et al.: »Vinegar Supplementation Lowers Glucose and Insulin Responses and Increases Satiety after a Bread Meal in Healthy Subjects«, *European Journal of Clinical Nutrition* 59, Nr. 9 (29. Juni 2005): 983–88, https://doi.org/10.1038/sj.ejcn.1602197.

Pahwa, Roma: *Chronic inflammation.* (7. August 2023). Stat-Pearls – NCBI Bookshelf. https://www.ncbi.nlm.nih.gov/books/NBK493173/.

Picard, Martin; Juster, Robert-Paul, und Bruce S. McEwen: »Mitochondrial Allostatic Load Puts the ›gluc‹ Back in Glucocorticoids«, *Nature Reviews Endocrinology* 10, Nr. 5 (25. März 2014): 303–10, https://doi.org/10.1038/nrendo.2014.22.

Reynolds, Andrew; Akerman, Ashley P., und Jim Mann: »Dietary Fibre and Whole Grains in Diabetes Management: Systematic Review and Meta-Analyses«, *PLOS Medicine* 17, Nr. 3 (6. März 2020): e1003053, https://doi.org/10.1371/journal.pmed.1003053.

Shukla, Alpana, et al.: »Carbohydrate-Last Meal Pattern Lowers Postprandial Glucose and Insulin Excursions in Type 2 Diabetes«, *BMJ Open Diabetes Research & Care* 5, Nr. 1 (1. September 2017): e000440, https://doi.org/10.1136/bmjdrc-2017-000440.

Wyatt, Patrick, et al.: »Postprandial Glycaemic Dips Predict Appetite and Energy Intake in Healthy Individuals«, *Nature Metabolism* 3, Nr. 4 (12. April 2021): 523–29, https://doi.org/10.1038/s42255-021-00383-x.

Xiao, Keyi, et al.: »Effect of a High Protein Diet at Breakfast on Postprandial Glucose Level at Dinner Time in Healthy Adults«, *Nutrients* 15, Nr. 1 (24. Dezember 2022): 85, https://doi.org/10.3390/nu15010085.

Kapitel 3

Alcock, Joe; Maley, Carlo C., und C. Athena Aktipis: »Is Eating Behavior Manipulated by the Gastrointestinal Microbiota? Evolutionary Pressures and Potential Mechanisms«, *BioEssays* 36, Nr. 10 (8. August 2014): 940–49, https://doi.org/10.1002/bies.201400071.

Anton, Stephen D., et al.: »Flipping the Metabolic Switch: Understanding and Applying the Health Benefits of Fasting«, *Obesity* 26, Nr. 2 (31. Oktober 2017): 254–68, https://doi.org/10.1002/oby.22065.

Attinà, Alda, et al.: »Fasting: How to Guide«, *Nutrients* 13, Nr. 5 (7. Mai 2021): 1570, https://doi.org/10.3390/nu13051570.

Baumeister, Anna, et al.: »Short-Term Influence of Caffeine and Medium-Chain Triglycerides on Ketogenesis: A Controlled Double-Blind Intervention Study«, *Journal of Nutrition and Metabolism* 2021 (15. Juni 2021): 1–9, https://doi.org/10.1155/2021/1861567.

Kim, Bo Hye, et al.: »Effects of Intermittent Fasting on the Circulating Levels and Circadian Rhythms of Hormones«, *Endocrinology and Metabolism* 36, Nr. 4 (31. August 2021): 745–56, https://doi.org/10.3803/enm.2021.405.

Liu, Simin, et al.: »The Health-Promoting Effects and the Mechanism of Intermittent Fasting«, *Journal of Diabetes Research* 2023 (3. März 2023): 1–15, https://doi.org/10.1155/2023/4038546.

Malinowski, Bartosz, et al.: »Intermittent Fasting in Cardiovascular Disorders – An Overview«, *Nutrients* 11, Nr. 3 (20. März 2019): 673, https://doi.org/10.3390/nu11030673.

Nakamura, Kaho, et al.: »Eating Dinner Early Improves 24-h Blood Glucose Levels and Boosts Lipid Metabolism after Breakfast the Next Day: A Randomized Cross-Over Trial«, *Nutrients* 13, Nr. 7 (15. Juli 2021): 2424, https://doi.org/10.3390/nu13072424.

Palmer, Biff F., und Deborah J. Clegg: »Metabolic Flexibility and Its Impact on Health Outcomes«, *Mayo Clinic Proceedings* 97, Nr. 4 (1. April 2022): 761–76, https://doi.org/10.1016/j.Maiocp.2022.01.012.

Rosen, Evan D., und Bruce M. Spiegelman: »What We Talk about When We Talk about Fat«, *Cell* 156, Nr. 1–2 (1. Januar 2014): 20–44, https://doi.org/10.1016/j.cell.2013.12.012.

Rynders, Corey A., et al.: »Effectiveness of Intermittent Fasting and Time-Restricted Feeding Compared to Continuous Energy Restriction for Weight Loss«, *Nutrients* 11, Nr. 10 (14. Oktober 2019): 2442, https://doi.org/10.3390/nu11102442.

Teong, Xiao Tong, et al.: »Intermittent Fasting plus Early Time-Restricted Eating versus Calorie Restriction and Standard Care in Adults at Risk of Type 2 Diabetes: A Randomized Controlled Trial«, *Nature Medicine* 29, Nr. 4 (1. April 2023): 963–72, https://doi.org/10.1038/s41591-023-02287-7.

Kapitel 4

Barati, Mehdi; Ghahremani, Amirali, und Hasan Namdar Ahmadabad: »Intermittent Fasting: A Promising Dietary Intervention for Autoimmune Diseases«, *Autoimmunity Reviews* 22, Nr. 10 (1. Oktober 2023): 103408, https://doi.org/10.1016/j.autrev.2023.103408.

Beasley, DeAnna E., et al.: »The Evolution of Stomach Acidity and Its Relevance to the Human Microbiome«, *PLOS ONE* 10, Nr. 7 (29. Juli 2015): e0134116, https://doi.org/10.1371/journal.pone.0134116.

Buratti, Susanna, et al.: »Influence of Cooking Conditions on Nutritional Properties and Sensory Characteristics Interpreted by E-Senses: Case-Study on Selected Vegetables«, *Foods* 9, Nr. 5 (9. Mai 2020): 607, https://doi.org/10.3390/foods9050607.

Cleveland, David A.; Carruth, Allison, und Daniella Mazaroli: »Operationalizing Local Food: Goals, Actions, and Indicators for Alternative Food Systems«, *Agriculture and Human Values* 32, Nr. 2 (30. September 2014): 281–97, https://doi.org/10.1007/s10460-014-9556-9.

Colella, Marica, et al.: »Microbiota Revolution: How Gut Microbes Regulate Our Lives«, *World Journal of Gastroenterology* 29, Nr. 28 (28. Juli 2023): 4368–83, https://doi.org/10.3748/wjg.v29.i28.4368.

Crinnion, Walter J.: »Organic Foods Contain Higher Levels of Certain Nutrients, Lower Levels of Pesticides, and Mai Provide Health Benefits For The Consumer«, *Alternative Medicine Review: A Journal Of Clinical Therapeutic* (April 2010) 15(1), 4–12.

DeFronzo, Ralph A., und Devjit Tripathy: »Skeletal Muscle Insulin Resistance Is the Primary Defect in Type 2 Diabetes«, *Diabetes Care* 32, suppl_2 (1. November 2009): 157–63, https://doi.org/10.2337/dc09-s302.

DiNicolantonio, James J., und James H. O'Keefe: »Importance of Maintaining a Low Omega–6/Omega–3 Ratio for Reducing Inflammation«, *Open Heart* 5, Nr. 2 (1. November 2018): e000946, https://doi.org/10.1136/openhrt-2018-000946.

Dunaev, Jamie; Markey, Charlotte N., und Paula M. Brochu: »An Attitude of Gratitude: The Effects of Body-Focused Gratitude on Weight Bias Internalization and Body Image«, *Body Image* 25 (1. Juni 2018): 9–13, https://doi.org/10.1016/j.bodyim.2018.01.006.

Esquivel, Monica: »Nutrition Benefits and Considerations for Whole Foods Plant-Based Eating Patterns«, *American Journal of Lifestyle Medicine* 16, Nr. 3 (22. April 2022): 284–90, https://doi.org/10.1177/15598276221075992.

Fischer, Bob, und Andy Lamey: »Field Deaths in Plant Agriculture«, *Journal of Agricultural & Environmental Ethics* 31, Nr. 4 (15. Juni 2018): 409–28, https://doi.org/10.1007/s10806-018-9733-8.

Gwin, Jess A., et al.: »Muscle Protein Synthesis and Whole-Body Protein Turnover Responses to Ingesting Essential Amino Acids, Intact Protein, and Protein-Containing Mixed Meals with Considerations for Energy Deficit«, *Nutrients* 12, Nr. 8 (15. August 2020): 2457, https://doi.org/10.3390/nu12082457.

Hadi, Amir, et al.: »The Effect of Apple Cider Vinegar on Lipid Profiles and Glycemic Parameters: A Systematic Review and Meta-Analysis of Randomized Clinical Trials«, *BMC Complementary Medicine and Therapies* 21, Nr. 1 (29. Juni 2021), https://doi.org/10.1186/s12906-021-03351-w.

He, Meijun, et al.: »Association between Psychosocial Disorders and Gastroesophageal Reflux Disease: A Systematic Review and Meta-Analysis«, *Journal of Neurogastroenterology and Motility* 28, Nr. 2 (30. April 2022): 212–21, https://doi.org/10.5056/jnm21044.

Imai, Saeko, et al.: »Eating Vegetables First Regardless of Eating Speed Has a Significant Reducing Effect on Postprandial Blood Glucose and Insulin in Young Healthy Women: Randomized Controlled Cross-Over Study«, *Nutrients* 15, Nr. 5 (26. Februar 2023): 1174, https://doi.org/10.3390/nu15051174.

Konturek, Peter C., et al.: »Stress and the Gut: Pathophysiology, Clinical Consequences, Diagnostic Approach and Treatment Options«, *Journal of Physiology and Pharmacology: an Official Journal of the Polish Physiological Society*, 62(6), (1. Dezember 2011): 591–599.

Liu, Wangxin, et al.: »Influence of Cooking Techniques on Food Quality, Digestibility, and Health Risks Regarding Lipid Oxidation«, *Food Research International* 167 (1. Mai 2023): 112685, https://doi.org/10.1016/j.foodres.2023.112685.

Lyon, Gabrielle: *Forever Strong: A New, Science-Based Strategy for Aging Well,* New York: First Atria Books, 2023, 389.

Megha, Rishi; Farooq, Umer, und Peter P. Lopez: *Stress-Induced Gastritis*, StatPearls, 2023, https://www.ncbi.nlm.nih.gov/books/NBK499926/

Mercola, Joseph, und Christopher R. D'Adamo: »Linoleic Acid: A Narrative Review of the Effects of Increased Intake in the Standard American Diet and Associations with Chronic Disease«, *Nutrients* 15, Nr. 14 (13. Juli 2023): 3129, https://doi.org/10.3390/nu15143129.

Merz, Karla E., und Debbie C. Thurmond: »Role of Skeletal Muscle in Insulin Resistance and Glucose Uptake«, *Comprehensive Physiology,* (8. Juli 2020), 785–809, https://doi.org/10.1002/cphy.c190029.

Orwoll, Eric S., et al.: »The Importance of Muscle versus Fat Mass in Sarcopenic Obesity: A Re-Evaluation Using D3-Creatine Muscle Mass versus DXA Lean Mass Measurements«, *The Journals of Gerontology* 75, Nr. 7 (21. Mai 2020): 1362–68, https://doi.org/10.1093/gerona/glaa064.

Pérez-Gerdel, Theodoro, et al.: »Impact of Intermittent Fasting on the Gut Microbiota: A Systematic Review«, *Advanced Biology* 7, Nr. 8 (22. März 2023), https://doi.org/10.1002/adbi.202200337.

Powell, Elyse S.; Smith-Taillie, Lindsey P., und Barry M. Popkin: »Added Sugars Intake across the Distribution of US Children and Adult Consumers: 1977–2012«, *Journal of the Academy of Nutrition and Dietetics* 116, Nr. 10 (1. Oktober 2016): 1543-1550. e1, https://doi.org/10.1016/j.jand.2016.06.003.

Pu, Szu-Yu, et al.: »Effects of Oral Collagen for Skin Anti-Aging: A Systematic Review and Meta-Analysis«, *Nutrients* 15, Nr. 9 (26. April 2023): 2080, https://doi.org/10.3390/nu15092080.

Raygoza Garay, Juan A., et al.: »Gut Microbiome Composition Is Associated with Future Onset of Crohn's Disease in Healthy First-Degree Relatives«, *Gastroenterology* 165, Nr. 3 (1. September 2023): 670–81, https://doi.org/10.1053/j.gastro.2023.05.032.

Raymond, Brian: »Sustainable Food: A Conversation with Jamie Harvie – Executive Director, Institute for a Sustainable Future«, *The Permanente Journal* 14, Nr. 1 (1. Juni 2010): 70–77, https://doi.org/10.7812/tpp/09-092.

Reynolds, Andrew; Akerman, Ashley P., und Jim Mann: »Dietary Fibre and Whole Grains in Diabetes Management: Systematic Review and Meta-Analyses«, *PLOS Medicine* 17, Nr. 3 (6. März 2020): e1003053, https://doi.org/10.1371/journal.pmed.1003053.

Satokari, Reetta: »High Intake of Sugar and the Balance between Pro- and Anti-Inflammatory Gut Bacteria«, *Nutrients* 12, Nr. 5 (8. Mai 2020): 1348, https://doi.org/10.3390/nu12051348.

Schreinemachers, Pepijn, et al.: »Farmer Training in Off-Season Vegetables: Effects on Income and Pesticide Use in Bangladesh«, *Food Policy* 61 (1. Mai 2016): 132–40, https://doi.org/10.1016/j.foodpol.2016.03.002.

Shahar, Danit R., et al.: »Seasonal Variations in Dietary Intake Affect the Consistency of Dietary Assessment«, *European Journal of Epidemiology* 17, Nr. 2 (1. Januar 2001): 129–33, https://doi.org/10.1023/a:1017542928978.

Shea-Donohue, Terez; Qin, Bolin, und Allen Smith: »Parasites, Nutrition, Immune Responses and Biology of Metabolic Tissues«, *Parasite Immunology* 39, Nr. 5 (22. März 2017), https://doi.org/10.1111/pim.12422.

Shim, Joongpyo, et al.: »The Role of Gut Microbiota in T Cell Immunity and Immune Mediated Disorders«, *International Journal of Biological Sciences* 19, Nr. 4 (1. Januar 2023): 1178–91, https://doi.org/10.7150/ijbs.79430.

Shukla, Alpana, et al.: »Carbohydrate-Last Meal Pattern Lowers Postprandial Glucose and Insulin Excursions in Type 2 Diabetes«, *BMJ Open Diabetes Research & Care* 5, Nr. 1 (1. September 2017): e000440, https://doi.org/10.1136/bmjdrc-2017-000440.

Sjøberg, Kim A., et al.: »Exercise Increases Human Skeletal Muscle Insulin Sensitivity via Coordinated Increases in Microvascular Perfusion and Molecular Signaling«, *Diabetes 66*, Nr. 6 (14. März 2017): 1501–10, https://doi.org/10.2337/db16-1327.

Stump, Craig S., et al.: »The Metabolic Syndrome: Role of Skeletal Muscle Metabolism«, *Annals of Medicine* 38, Nr. 6 (1. Januar 2006): 389–402, https://doi.org/10.1080/07853890600888413.

Torres, Susan, und Caryl Nowson: »Relationship between Stress, Eating Behavior, and Obesity«, *Nutrition* 23, Nr. 11–12 (1. November 2007): 887–94, https://doi.org/10.1016/j.nut.2007.08.008.

Van Ende, Mieke; Wijnants, Stefanie, und Patrick Van Dijck: »Sugar Sensing and Signaling in Candida Albicans and Candida Glabrata«, *Frontiers in Microbiology* 10 (30. Januar 2019), https://doi.org/10.3389/fmicb.2019.00099.

Veit, Ralf, et al.: »Health, Pleasure, and Fullness: Changing Mindset Affects Brain Responses and Portion Size Selection in Adults with Overweight and Obesity«, *International Journal of Obesity* 44, Nr. 2 (18. Juni 2019): 428–37, https://doi.org/10.1038/s41366-019-0400-6.

Wallnoefer, Laura Maria; Riefler, Petra, und Oliver Meixner: »What Drives the Choice of Local Seasonal Food? Analysis of the Importance of Different Key Motives«, *Foods* 10, Nr. 11 (6. November 2021): 2715, https://doi.org/10.3390/foods10112715.

Widhiati, Suci, et al.: »The Role of Gut Microbiome in Inflammatory Skin Disorders: A Systematic Review«, *Dermatology Reports* (28. Dezember 2021), https://doi.org/10.4081/dr.2022.9188.

Wunderlich, Shahla M., et al.: »Nutritional Quality of Organic, Conventional, and Seasonally Grown Broccoli Using Vitamin C as a Marker«, *International Journal of Food Sciences and Nutrition* 59, Nr. 1 (1. Januar 2008): 34–45, https://doi.org/10.1080/09637480701453637.

Yang, Yang, et al.: »Association between Dietary Fiber and Lower Risk of All-Cause Mortality: A Meta-Analysis of Cohort Studies«, *American Journal of Epidemiology* 181, Nr. 2 (5. Januar 2015): 83–91, https://doi.org/10.1093/aje/kwu257.

Kapitel 5

Abera, Solomon; Yohannes, Weldegebriel, und Bhagwan Singh Chandravanshi: »Effect of Processing Methods on Antinutritional Factors (Oxalate, Phytate, and Tannin) and Their Interaction with Minerals (Calcium, Iron, and Zinc) in Red, White, and Black Kidney Beans«, *International Journal of Analytical Chemistry* (18. Oktober 2023): 1–11, https://doi.org/10.1155/2023/6762027.

Barnett, Jacqueline A., und Deanna L. Gibson: »Separating the Empirical Wheat from the Pseudoscientific Chaff: A Critical Review of the Literature Surrounding Glyphosate, Dysbiosis and Wheat-Sensitivity«, *Frontiers in Microbiology* 11 (25. September 2020), https://doi.org/10.3389/fmicb.2020.556729.

Bradham, Karen D., et al.: »A National Survey of Lead and Other Metal(Loids) in Residential Drinking Water in the United States«, *Journal of Exposure Science and Environmental Epidemiology* 33, Nr. 2 (19. August 2022): 160–67, https://doi.org/10.1038/s41370-022-00461-6.

Büyükdere, Yücel, und Aslı Akyol: »From a Toxin to an Obesogen: A Review of Potential Obesogenic Roles of Acrylamide with a Mechanistic Approach«, *Nutrition Reviews,* (8. Mai 2023), https://doi.org/10.1093/nutrit/nuad041.

Cohen, Lorenzo, und Alison Jefferies: »Environmental Exposures and Cancer: Using the Precautionary Principle«, *Ecancermedicalscience* 13 (16. April 2019), https://doi.org/10.3332/ecancer.2019.ed91.

Cruz, Justine M., und Jacolin A. Murray: »Determination of Glyphosate and AMPA in Oat Products for the Selection of Candidate Reference Materials«, *Food Chemistry* 342 (1. April 2021): 128213, https://doi.org/10.1016/j.foodchem.2020.128213.

Do, Quynh, et al.: »Differential Contributions of Distinct Free Radical Peroxidation Mechanisms to the Induction of Ferroptosis«, *JACS Au* 3, Nr. 4 (4. März 2023): 1100–1117, https://doi.org/10.1021/jacsau.2c00681.

»Exposures Add up – Survey Results«, *Environmental Working Group,* (15. Dezember 2004), https://www.ewg.org/news-insights/news/2004/12/exposures-add-survey-results#.Wg32G1UrJQJ.

Grandjean, Philippe, et al.: »Weight Loss Relapse Associated with Exposure to Perfluorinated Alkylate Substances«, *Obesity* 31, Nr. 6 (17. April 2023): 1686–96, https://doi.org/10.1002/oby.23755.

Knez, Eliza; Kadac-Czapska, Kornelia, und Małgorzata Grembecka,: »Effect of Fermentation on the Nutritional Quality of the Selected Vegetables and Legumes and Their Health Effects«, *Life* 13, Nr. 3 (27. Februar 2023): 655, https://doi.org/10.3390/life13030655.

Komagata, Sachiko: »Kanpumasatsu: A Superficial Self-Massage with a Dry Towel to Enhance Relaxation and Immune Functions«, *Journal of Interprofessional Education and Practice* 31 (1. Juni 2023): 100609, https://doi.org/10.1016/j.xjep.2023.100609.

Kuan, Wen-Hui; Chen, Yi-Lang, und Chao-Lin Liu: »Excretion of Ni, Pb, Cu, As, and Hg in Sweat under Two Sweating Conditions«, *International Journal of Environmental Research and Public Health* 19, Nr. 7 (4. April 2022): 4323, https://doi.org/10.3390/ijerph19074323.

Le, Nguyen Phan Khoi; Altenburger, Markus Jörg, und Evelyn Lamy: »Development of an Inflammation-Triggered In Vitro ›Leaky Gut‹ Model Using Caco-2/HT29-MTX-E12 Combined with Macrophage-like THP-1 Cells or Primary Human-Derived Macrophages«, *International Journal of Molecular Sciences* 24, Nr. 8 (18. April 18 2023): 7427, https://doi.org/10.3390/ijms24087427.

Lehman, Peter, et al.: »Low-Dose Glyphosate Exposure Alters Gut Microbiota Composition and Modulates Gut Homeostasis«, *Environmental Toxicology and Pharmacology* 100 (1. Juni 2023): 104149, https://doi.org/10.1016/j.etap.2023.104149.

Madva, Elizabeth N., et al.: »Positive Psychological Well-being: A Novel Concept for Improving Symptoms, Quality of Life, and Health Behaviors in Irritable Bowel Syndrome«, *Neurogastroenterology and Motility* 35, Nr. 4 (17. Januar 2023), https://doi.org/10.1111/nmo.14531.

Nešić, Ksenija; Habschied, Kristina, und Krešimir Mastanjević: »Modified Mycotoxins and Multitoxin Contamination of Food and Feed as Major Analytical Challenges«, *Toxins* 15, Nr. 8 (19. August 2023): 511, https://doi.org/10.3390/toxins15080511.

Peng, Tzu-Rong, et al.: »Effectiveness of Oil Pulling for Improving Oral Health: A Meta-Analysis«, *Healthcare* 10, Nr. 10 (11. Oktober 2022): 1991, https://doi.org/10.3390/healthcare10101991.

Pezirkianidis, Christos, et al.: »Adult Friendship and Wellbeing: A Systematic Review with Practical Implications«, *Frontiers in Psychology* 14 (24. Januar 2023), https://doi.org/10.3389/fpsyg.2023.1059057.

Poswal, Fatima S., et al.: »Herbal Teas and Their Health Benefits: A Scoping Review«, *Plant Foods for Human Nutrition* 74, Nr. 3 (26. Juni 2019): 266–76, https://doi.org/10.1007/s11130-019-00750-w.

Rahe, Martina, und Petra Jansen: »A Closer Look at the Relationships between Aspects of Connectedness and Flourishing«, *Frontiers in Psychology* 14 (30. März 2023), https://doi.org/10.3389/fpsyg.2023.1137752.

Salim, Rehana, et al.: »A Review on Anti-Nutritional Factors: Unraveling the Natural Gateways to Human Health«, *Frontiers in Nutrition* 10 (31. August 2023), https://doi.org/10.3389/fnut.2023.1215873.

Scutarașu, Elena Cristina, und Lucia Carmen Trincă: »Heavy Metals in Foods and Beverages: Global Situation, Health Risks and Reduction Methods«, *Foods* 12, Nr. 18 (6. September 2023): 3340, https://doi.org/10.3390/foods12183340.

Vahid, Farhad, et al.: »Pro- and Antioxidant Effect of Food Items and Matrices during Simulated In Vitro Digestion«, *Foods* 12, Nr. 8 (20. April 2023): 1719, https://doi.org/10.3390/foods12081719.

Van De Vyver, Marí: »Immunology of Chronic Low-Grade Inflammation: Relationship with Metabolic Function«, *Journal of Endocrinology* 257, Nr. 1 (23. Januar 2023), https://doi.org/10.1530/joe-22-0271.

Vieira, Celme, et al.: »Effect of Ricinoleic Acid in Acute and Subchronic Experimental Models of Inflammation«, *Mediators of Inflammation* 9, Nr. 5 (1. Januar 2000): 223–28, https://doi.org/10.1080/09629350020025737.

Yıldız, Süleyman Sezai; Pirinççioğlu, Ayfer Gözü, und Enes Arıca: »Evaluation of Heavy Metal (Lead, Mercury, Cadmium, and Manganese) Levels in Blood, Plasma, and Urine of Adolescents with Aggressive Behavior«, *Cureus,* (17. Januar 2023), https://doi.org/10.7759/cureus.33902.

Kapitel 6

Abrams, J. J.: *Star Wars.* 25. Mai 1977.

Ali, Aqeed Abid, und Faruk Hasan Faraj: »Clinicopathological Profile of Mastalgia in Females: Incidence, Types, and Pathological Correlations. a Cross-Sectional Study«, *Annals of Medicine and Surgery* 85, Nr. 10 (17. August 2023): 4764–72, https://doi.org/10.1097/ms9.0000000000001159.

Bellosta-Batalla, Miguel, et al.: »Brief Mindfulness Session Improves Mood and Increases Salivary Oxytocin in Psychology Students«, *Stress and Health* 36, Nr. 4 (2. April 2020): 469–77, https://doi.org/10.1002/smi.2942.

Bronfman, Hannah: »Hormones 101 with Alisa Vitti of Flo Living | HBFIT Wellness«, (29. Juni 2017), https://www.youtube.com/watch?v=Uw5tVc5WHjc.

Brown, Brené: *The Gifts of Imperfection: Let Go of Who You Think You're Supposed to Be and Embrace Who You Are,* Hazelden Publishing, 2010, 188.

Cabeca, Anna: *The Hormone Fix: Burn Fat Naturally, Boost Energy, Sleep Better, and Stop Hot Flashes, the Keto-Green Way,* Ballantine Books, 2019, 400.

Campbell, Miles, und Ishwarlal Jialal: *Physiology, Endocrine Hormones,* In StatPearls. StatPearls Publishing. 26. September 26, 2022.

Ciardullo, Stefano, et al.: »Differential Association of Sex Hormones with Metabolic Parameters and Body Composition in Men and Women from the United States«, *Journal of Clinical Medicine* 12, Nr. 14 (19. Juli 2023): 4783, https://doi.org/10.3390/jcm12144783.

Cooper, Danielle B.; Patel, Preeti; Heba Mahdy: *Oral Contraceptive Pills,* StatPearls. StatPearls Publishing, (24. November 2022), https://www.ncbi.nlm.nih.gov/books/NBK430882/.

Cortés, Manuel E., und Arístides Alfaro: »The Effects of Hormonal Contraceptives on Glycemic Regulation«, *The Linacre Quarterly* 81, Nr. 3 (1. August 2014): 209–18, https://doi.org/10.1179/2050854914y.0000000023.

Coşkun, Abdurrahman; Zarepour, Atefeh, und Ali Zarrabi: »Physiological Rhythms and Biological Variation of Biomolecules: The Road to Personalized Laboratory Medicine«, *International Journal of Molecular Sciences* 24, Nr. 7 (27. März 2023): 6275, https://doi.org/10.3390/ijms24076275.

Dalberg Advisors; de Wit, Wijnand, und Nathan Bigaud: »No Plastic in Nature: Assessing Plastic Ingestion From Nature to People.« (2019). https://d2ouvy59p0dg6k.cloudfront.net/downloads/plastic_ingestion_web_spreads.pdf.

De Paoli, Monica; Zakharia, Alexander, und Geoff H. Werstuck: »The Role of Estrogen in Insulin Resistance«, *American Journal of Pathology* 191, Nr. 9 (1. September 2021): 1490–98, https://doi.org/10.1016/j.ajpath.2021.05.011.

Delgado, Benjamin J.und Wilfredo Lopez-Ojeda: *Estrogen,* Stat-Pearls. StatPearls Publishing (26. Juni 2023).

»Documentary Filmmakers | The Business Of Birth Control«, Abby Epstein, The Business Of, https://www.thebusinessof.life/.

Fincham, Guy W., et al.: »Effect of Breathwork on Stress and Mental Health: A Meta-Analysis of Randomised-Controlled Trials«, *Scientific Reports* 13, Nr. 1 (9. Januar, 2023), https://doi.org/10.1038/s41598-022-27247-y.

Gainder, Shalini, und Bharti Sharma: »Update on Management of Polycystic Ovarian Syndrome for Dermatologists«, *Indian Dermatology Online Journal* 10, Nr. 2 (1. Januar 2019): 97, https://doi.org/10.4103/idoj.idoj_249_17.

Gonsioroski, Andressa; Mourikes, Vasiliki E., und Jodi A. Flaws: »Endocrine Disruptors in Water and Their Effects on the Reproductive System«, *International Journal of Molecular Sciences* 21, Nr. 6 (12. März 2020): 1929, https://doi.org/10.3390/ijms21061929.

Haufe, Annika, und Brigitte Leeners: »Sleep Disturbances across a Woman's Lifespan: What Is the Role of Reproductive Hormones?«, *Journal of the Endocrine Society* 7, Nr. 5 (6. März 2023), https://doi.org/10.1210/jendso/bvad036.

Heinrichs, Markus, et al.: »Social Support and Oxytocin Interact to Suppress Cortisol and Subjective Responses to Psychosocial Stress«, *Biological Psychiatry* 54, Nr. 12 (1. Dezember 2003): 1389–98, https://doi.org/10.1016/s0006-3223(03)00465-7.

Helfrich-Förster, Charlotte, et al.: »Women Temporarily Synchronize Their Menstrual Cycles with the Luminance and Gravimetric Cycles of the Moon«, *Science Advances* 7, Nr. 5 (29. Januar 2021), https://doi.org/10.1126/sciadv.abe1358.

Inoue, Keiji, und Hiroshi Mikami: »Effects of Simplified Lymph Drainage on the Body: In Females with Menopausal Disorder«, *Journal of Physical Therapy Science* 29, Nr. 1 (1. Januar 2017): 115–18, https://doi.org/10.1589/jpts.29.115.

Ito, Etsuro; Shima, Rei, und Tohru Yoshioka: »A Novel Role of Oxytocin: Oxytocin-Induced Well-Being in Humans«, *Biophysics and Physicobiology* 16, Nr. 0 (1. Januar 2019): 132–39, https://doi.org/10.2142/biophysico.16.0_132.

Jo, Junyoung, und Sun Haeng Lee: »Heat Therapy for Primary Dysmenorrhea: A Systematic Review and Meta-Analysis of Its Effects on Pain Relief and Quality of Life«, *Scientific Reports* 8, Nr. 1 (2. November 2018), https://doi.org/10.1038/s41598-018-34303-z.

Kanchibhotla, Divya; Subramanian, Saumya, und Deeksha Singh: »Management of Dysmenorrhea through Yoga: A Narrative Review«, *Frontiers in Pain Research* 4 (30. März 2023), https://doi.org/10.3389/fpain.2023.1107669.

Kundaković, Marija, und Devin Rocks: »Sex Hormone Fluctuation and Increased Female Risk for Depression and Anxiety Disorders: From Clinical Evidence to Molecular Mechanisms«, *Frontiers in Neuroendocrinology* 66 (1. Juli 2022): 101010, https://doi.org/10.1016/j.yfrne.2022.101010.

Lanfranchi, Angela: »A Scientific Basis for Humanae Vitae and Natural Law«, *The Linacre Quarterly* 85, Nr. 2 (12. April 2018): 148–54, https://doi.org/10.1177/0024363918756191.

Lee, Jennifer, und Chris Buck: *Frozen*. 19. November 2013. Disney Publishing Worldwide.

Levallois, Patrick, et al.: »Public Health Consequences of Lead in Drinking Water«, *Current Environmental Health Reports* 5, Nr. 2 (19. März 2018): 255–62, https://doi.org/10.1007/s40572-018-0193-0.

Light, Kathleen C.; Grewen, Karen, und Janet A. Amico: »More Frequent Partner Hugs and Higher Oxytocin Levels Are Linked to Lower Blood Pressure and Heart Rate in Premenopausal Women«, *Biological Psychology* 69, Nr. 1 (1. April 1 2005): 5–21, https://doi.org/10.1016/j.biopsycho.2004.11.002.

Lin, Nan, et al.: »Volatile Organic Compounds in Feminine Hygiene Products Sold in the US Market: A Survey of Products and Health Risks«, *Environment International* 144 (1. November 2020): 105740, https://doi.org/10.1016/j.envint.2020.105740.

Liu, Katherine A., und Natalie A. DiPietro Mager: »Women's Involvement in Clinical Trials: Historical Perspective and Future Implications«, *Pharmacy Practice,* 14, Nr. 1 (6. März 2016): 708, https://doi.org/10.18549/pharmpract.2016.01.708.

Matthews, Carolyn M.: »Nurturing Your Divinc Feminine«, *Baylor University Medical Center Proceedings* 24, Nr. 3 (1. Juli 1 2011): 248, https://doi.org/10.1080/08998280.2011.11928725.

Mitsuhashi, Risa, et al.: »Factors Associated with the Prevalence and Severity of Menstrual-Related Symptoms: A Systematic Review and Meta-Analysis«, *International Journal of Environmental Research and Public Health* 20, Nr. 1 (29. Dezember 2022): 569, https://doi.org/10.3390/ijerph20010569.

Palmery, Megan: »Oral Contraceptives and Changes in Nutritional Requirements«, *European Review for Medical and Pharmacological Sciences* 17,13 (1. Juli 1 2013): 1804-13.

Piazza, Mauri José, und Almir Antônio Urbanetz: »Environmental Toxins and the Impact of Other Endocrine Disrupting Chemicals in Women's Reproductive Health«, *JBRA Assisted Reproduction* (1. Januar 2019), https://doi.org/10.5935/1518-0557.20190016.

Rádis-Baptista, Gandhi: »Do Synthetic Fragrances in Personal Care and Household Products Impact Indoor Air Quality and Pose Health Risks?«, *Journal of Xenobiotics* 13, Nr. 1 (1. März 2023): 121–31, https://doi.org/10.3390/jox13010010.

Recacha-Ponce, Paula, et al.: »Is It Necessary to Adapt Training According to the Menstrual Cycle? Influence of Contraception and Physical Fitness Variables«, *Life* 13, Nr. 8 (17. August 2023): 1764, https://doi.org/10.3390/life13081764.

Reed, Beverly G.: *The Normal Menstrual Cycle and the Control of Ovulation,* Endotext – NCBI Bookshelf (5. August 2018), https://www.ncbi.nlm.nih.gov/books/NBK279054/.

Rishi, Hasan, et al.: »Effects of Hormones and Endocrine Disorders on Hair Growth«, Cureus, (Dezember 20, 2022), https://doi.org/10.7759/cureus.32726.

Rogan, Michaela M., und Katherine Black, »Dietary Energy Intake across the Menstrual Cycle: A Narrative Review«, *Nutrition Reviews* 81, Nr. 7 (11. November 2022): 869–86, https://doi.org/10.1093/nutrit/nuac094.

Rogers, Sarah K., et al.: »Efficacy of Psychological Interventions for Dysmenorrhea: A Meta-Analysis«, *Pain Medicine* 24, Nr. 9 (8. Mai 2023): 1086–99, https://doi.org/10.1093/pm/pnad058.

Soria-Jasso, Luis Enrique, et al.: »Beneficial and Deleterious Effects of Female Sex Hormones, Oral Contraceptives, and Phytoestrogens by Immunomodulation on the Liver«, *International Journal of Molecular Sciences* 20, Nr. 19 (22. September 2019): 4694, https://doi.org/10.3390/ijms20194694.

Srnovršnik, Tinkara; Virant-Klun, Irma, und Bojana Pinter: »Polycystic Ovary Syndrome and Endocrine Disruptors (Bisphenols, Parabens, and Triclosan) – A Systematic Review«, *Life* 13, Nr. 1 (4. Januar 2023): 138, https://doi.org/10.3390/life13010138.

Stefaniak, Małgorzata, et al.: »Progesterone and Its Metabolites Play a Beneficial Role in Affect Regulation in the Female Brain«, *Pharmaceuticals* 16, Nr. 4 (31. März 2023): 520, https://doi.org/10.3390/ph16040520.

Stefaniak, Małgorzata, et al.: »Progesterone and Its Metabolites Play a Beneficial Role in Affect Regulation in the Female Brain«, *Pharmaceuticals* 16, Nr. 4 (31. März 2023): 520, https://doi.org/10.3390/ph16040520.

»The FDA Approves the Pill«, *American Experience,* https://www.pbs.org/wgbh/americanexperience/features/pill-us-food-and-drug-administration-approves-pill.

Thiyagarajan, Dhanalakshmi K.: *Physiology, Menstrual Cycle,* StatPearls – NCBI Bookshelf (24. Oktober 2022), https://www.ncbi.nlm.nih.gov/books/NBK500020/.

Tunaru, Sorin, et al.: »Castor Oil Induces Laxation and Uterus Contraction via Ricinoleic Acid Activating Prostaglandin EP 3 Receptors«, *Proceedings of the National Academy of Sciences of the United States of America* 109, Nr. 23 (21. Mai 2012): 9179–84, https://doi.org/10.1073/pnas.1201627109.

Valbonesi, Paola, et al.: »Contaminants of Emerging Concern in Drinking Water: Quality Assessment by Combining Chemical and Biological Analysis«, *Science of the Total Environment* 758 (1. März 2021): 143624, https://doi.org/10.1016/j.scitotenv.2020.143624.

Vitti, Alisa: *In the FLO: Unlock Your Hormonal Advantage and Revolutionize Your Life,* HarperOne, 2020, 382.

Yan, Hui, et al.: »Estrogen Improves Insulin Sensitivity and Suppresses Gluconeogenesis via the Transcription Factor Foxo1«, *Diabetes* 68, Nr. 2 (27. November 2018): 291–304, https://doi.org/10.2337/db18-0638.

Yang, Namyoung, und Sang-Dol Kim: »Effects of a Yoga Program on Menstrual Cramps and Menstrual Distress in Undergraduate Students with Primary Dysmenorrhea: A Single-Blind, Randomized Controlled Trial«, *Journal of Alternative and Complementary Medicine* 22, Nr. 9 (1. September 2016): 732–38, https://doi.org/10.1089/acm.2016.0058.

Zhang, Haolin, et al.: »Relationship between Body Composition, Insulin Resistance, and Hormonal Profiles in Women with Polycystic Ovary Syndrome«, *Frontiers in Endocrinology* 13 (9. Januar 2023), https://doi.org/10.3389/fendo.2022.1085656.

Zhang, Rui et al.: »The Relevant of Sex Hormone Levels and Acne Grades in Patients with Acne Vulgaris: A Cross-Sectional Study in Beijing«, *Clinical, Cosmetic and Investigational Dermatology 15* (1. Oktober 2022): 2211–19, https://doi.org/10.2147/ccid.s385376.

Zhang, Hui, und M. Ram Sairam: »Sex Hormone Imbalances and Adipose Tissue Dysfunction Impacting on Metabolic Syndrome; a Paradigm for the Discovery of Novel Adipokines«, *Hormone Molecular Biology and Clinical Investigation* 17, Nr. 2 (1. Februar 2014): 89–97, https://doi.org/10.1515/hmbci-2014-0002.

Zope, Sameer, und Zope, Rakesh A.: »Sudarshan Kriya Yoga: Breathing for Health«, *International Journal of Yoga* 6, Nr. 1 (1. Januar 2013): 4, https://doi.org/10.4103/0973-6131.105935.

Kapitel 7

Basso, Julia C., und Wendy Suzuki: »The Effects of Acute Exercise on Mood, Cognition, Neurophysiology, and Neurochemical Pathways: A Review«, *Brain Plasticity* 2, Nr. 2 (28. März 2017): 127–52, https://doi.org/10.3233/bpl-160040.

Bellini, Alessio, et al.: »Walking Attenuates Postprandial Glycemic Response: What Else Can We Do without Leaving Home or the Office?«, *International Journal of Environmental Research and Public Health* 20, Nr. 1 (24. Dezember 2022): 253, https://doi.org/10.3390/ijerph20010253.

Blackwell, Debra L., und Tainya C. Clarke: »State Variation in Meeting the 2008 Federal Guidelines for Both Aerobic and Muscle-Strengthening Activities through Leisure-Time Physical Activity among Adults Aged 18-64: United States, 2010-2015«, *National Health Statistics Reports* (1. Juni 2018.): 1–22.

Crum, Alia J., und Ellen J. Langer: »Mind-Set Matters«, *Psychological Science* 18, Nr. 2 (1. Februar 2007): 165–71, https://doi.org/10.1111/j.1467-9280.2007.01867.x.

De Nys, Len, et al.: »The Effects of Physical Activity on Cortisol and Sleep: A Systematic Review and Meta-Analysis«, *Psychoneuroendocrinology* 143 (1. September 2022): 105843, https://doi.org/10.1016/j.psyneuen.2022.105843.

Duran, Andrea T., et al.: »Breaking Up Prolonged Sitting to Improve Cardiometabolic Risk: Dose – Response Analysis of a Randomized Crossover Trial«, *Medicine and Science in Sports and Exercise* 55, Nr. 5 (12. Januar 2023): 847–55, https://doi.org/10.1249/mss.0000000000003109.

Engeroff, Tobias; Groneberg, David A., und Jan Wilke: »After Dinner Rest a While, After Supper Walk a Mile? A Systematic Review with Meta-Analysis on the Acute Postprandial Glycemic Response to Exercise Before and After Meal Ingestion in Healthy Subjects and Patients with Impaired Glucose Tolerance«, *Sports Medicine* 53, Nr. 4 (30. Januar 2023): 849–69, https://doi.org/10.1007/s40279-022-01808-7.

Ennour-Idrissi, Kaoutar; Maunsell, Elizabeth, und Caroline Diorio: »Effect of Physical Activity on Sex Hormones in Women: A Systematic Review and Meta-Analysis of Randomized Controlled Trials«, *Breast Cancer Research* 17, Nr. 1 (5. November 2015), https://doi.org/10.1186/s13058-015-0647-3.

»Erasing Fears & Traumas Based on the Modern Neuroscience of Fear – Huberman Lab«, 23. September 2023, https://www.hubermanlab.com/episode/erasing-fears-and-traumas-basedon-the-modern-neuroscience-of-fear.

Evans, Mark; Cogan, Karl E., und Brendan Egan: »Metabolism of Ketone Bodies during Exercise and Training: Physiological Basis for Exogenous Supplementation«, *The Journal of Physiology* 595, Nr. 9 (7. Dezember 2016): 2857–71, https://doi.org/10.1113/jp273185.

Genuis, Stephen J., et al.: »Blood, Urine, and Sweat (BUS) Study: Monitoring and Elimination of Bioaccumulated Toxic Elements«, *Archives of Environmental Contamination and Toxicology* 61, Nr. 2 (6. November 2010): 344–57, https://doi.org/10.1007/s00244-010-9611-5.

Kuan, Wen-Hui; Chen, Yi-Lang, und Chao-Lin Liu: »Excretion of Ni, Pb, Cu, As, and Hg in Sweat under Two Sweating Conditions«, *International Journal of Environmental Research and Public Health* 19, Nr. 7 (4. April 2022): 4323, https://doi.org/10.3390/ijerph19074323.

Lal, Aggie: »Cycle Bestie«, https://www.cyclebestie.com/cycle-bestie-waitlist.

Lee, I-Min, et al.: »Association of Step Volume and Intensity with All-Cause Mortality in Older Women«, *JAMA Internal Medicine* 179, Nr. 8 (1. August 2019): 1105, https://doi.org/10.1001/jamainternmed.2019.0899.

Mahindru, Aditya; Patil, Pradeep M., und Varun Agrawal: »Role of Physical Activity on Mental Health and Well-Being: A Review«, *Cureus,* 15 (7. Januar 2023): e33475, https://doi.org/10.7759/cureus.33475.

Metcalfe, Richard S., et al.: »Extremely Short Duration Interval Exercise Improves 24-h Glycaemia in Men with Type 2 Diabetes«, *European Journal of Applied Physiology* 118, Nr. 12 (31. August 2018): 2551–62, https://doi.org/10.1007/s00421-018-3980-2.

Metcalfe, Richard S., et al.: »Towards the Minimal Amount of Exercise for Improving Metabolic Health: Beneficial Effects of Reduced-Exertion High-Intensity Interval Training«, *European Journal of Applied Physiology* 112, Nr. 7 (29. November 2011): 2767–75, https://doi.org/10.1007/s00421-011-2254-z.

Nelson, Arnold G.; Kokkonen, Joke, und David A. Arnall: »Twenty Minutes of Passive Stretching Lowers Glucose Levels in an At-Risk Population: An Experimental Study«, *Journal of Physiotherapy* 57, Nr. 3 (1. Januar 2011): 173–78, https://doi.org/10.1016/s1836-9553(11)70038-8.

Oosthuyse, Tanja, und Andrew Bosch: »The Effect of the Menstrual Cycle on Exercise Metabolism«, *Sports Medicine* 40, Nr. 3 (1. März 2010): 207–27, https://doi.org/10.2165/11317090-000000000-00000.

Orwoll, Eric S., et al.: »The Importance of Muscle versus Fat Mass in Sarcopenic Obesity: A Re-Evaluation Using D3-Creatine Muscle Mass versus DXA Lean Mass Measurements«, *The Journals of Gerontology* 75, Nr. 7 (21. Mai 2020): 1362–68, https://doi.org/10.1093/gerona/glaa064.

Sjøberg, Kim A., et al.: »Exercise Increases Human Skeletal Muscle Insulin Sensitivity via Coordinated Increases in Microvascular Perfusion and Molecular Signaling«, *Diabetes* 66, Nr. 6 (14. März 2017): 1501–10, https://doi.org/10.2337/db16-1327.

Uçar, Cihat; Özgöçer, Tuba, und Sedat Yıldız, »Late-Night Exercise Affects the Autonomic Nervous System Activity but Not the Hypothalamo-Pituitary-Adrenal Axis in the Next Morning«, *Journal of Sports Medicine and Physical Fitness* 58, Nr. 1–2 (1. November 2017), https://doi.org/10.23736/s0022-4707.16.06766-9.

Vieira, Alexandra, et al.: »Effects of Aerobic Exercise Performed in Fasted v. Fed State on Fat and Carbohydrate Metabolism in Adults: A Systematic Review and Meta-Analysis«, *British Journal of Nutrition* 116, Nr. 7 (9. September 2016): 1153–64, https://doi.org/10.1017/s0007114516003160.

Yang, Namyoung, und Sang-Dol Kim: »Effects of a Yoga Program on Menstrual Cramps and Menstrual Distress in Undergraduate Students with Primary Dysmenorrhea: A Single-Blind, Randomized Controlled Trial«, *Journal of Alternative and Complementary Medicine* 22, Nr. 9 (1. September 2016): 732–38, https://doi.org/10.1089/acm.2016.0058.

Zhang, Haifeng, et al.: »Comparable Effects of High-Intensity Interval Training and Prolonged Continuous Exercise Training on Abdominal Visceral Fat Reduction in Obese Young Women«, *Journal of Diabetes Research* 2017 (1. Januar 2017): 1–9, https://doi.org/10.1155/2017/5071740.

Kapitel 8

Aristotelous, Panayiotis, et al.: »Effects of Controlled Dehydration on Sleep Quality and Quantity: A Polysomnographic Study in Healthy Young Adults«, *Journal of Sleep Research* 28, Nr. 3 (7. Februar 2018), https://doi.org/10.1111/jsr.12662.

Balban, Melis Yilmaz, et al.: »Brief Structured Respiration Practices Enhance Mood and Reduce Physiological Arousal«, *Cell Reports Medicine* 4, Nr. 1 (1. Januar 2023): 100895, https://doi.org/10.1016/j.xcrm.2022.100895.

»Bryan Johnson«, 2021, https://www.bryanjohnson.com/.

Carter, Ben, et al.: »Association between Portable Screen-Based Media Device Access or Use and Sleep Outcomes«, *JAMA Pediatrics* 170, Nr. 12 (1. Dezember 2016): 1202, https://doi.org/10.1001/jamapediatrics.2016.2341.

Chang, Anne Marie, et al.: »Human Responses to Bright Light of Different Durations«, *The Journal of Physiology* 590, Nr. 13 (30. Mai 2012): 3103–12, https://doi.org/10.1113/jphysiol.2011.226555.

Chaput, Jean-Philippe, et al.: »Sleep Timing, Sleep Consistency, and Health in Adults: A Systematic Review«, *Applied Physiology, Nutrition, and Metabolism* 45, Nr. 10, Suppl. 2 (1. Oktober 2020): 232–47, https://doi.org/10.1139/apnm-2020-0032.

Chen, Yanbo: »Relationship between Sleep and Muscle Strength among Chinese University Students: A Cross-Sectional Study«, *Journal of Musculoskeletal & Neuronal Interactions* vol. 17,4 (1. Dezember 2017): 327–333. https://www.ncbi.nlm.nih.gov/pmc/articles/PMC5749041/.

Chung, Nikola, et al.: »Does the Proximity of Meals to Bedtime Influence the Sleep of Young Adults? A Cross-Sectional Survey of University Students«, *International Journal of Environmental Research and Public Health* 17, Nr. 8 (14. April 2020): 2677, https://doi.org/10.3390/ijerph17082677.

Creasy, Seth A., et al.: »Effect of Sleep on Weight Loss and Adherence to Diet and Physical Activity Recommendations during an 18-Month Behavioral Weight Loss Intervention«, *International Journal of Obesity* 46, Nr. 8 (16. Mai 2022): 1510–17, https://doi.org/10.1038/s41366-022-01141-z.

Dorsey, Alanna; de Lecea, Luis, und Kimberly J. Jennings: »Neurobiological and Hormonal Mechanisms Regulating Women's Sleep«, *Frontiers in Neuroscience* 14 (14. Januar 2021), https://doi.org/10.3389/fnins.2020.625397.

Facer-Childs, Elise R., et al.: »Resetting the Late Timing of ›Night Owls‹ Has a Positive Impact on Mental Health and Performance«, *Sleep Medicine* 60 (1. August 2019): 236–47, https://doi.org/10.1016/j.sleep.2019.05.001.

Fischer, Dorothee, und Cassie J. Hilditch: »Light in Ecological Settings: Entrainment, Circadian Disruption, and Interventions«, *Progress in Brain Research,* 2022, 303–30, https://doi.org/10.1016/bs.pbr.2022.04.001.

Fulton, Jacob L., et al.: »Impact of Genetic Variability on Physiological Responses to Caffeine in Humans: A Systematic Review«, *Nutrients* 10, Nr. 10 (25. September 2018): 1373, https://doi.org/10.3390/nu10101373.

Gabriel, Brendan M., und Juleen R. Zierath: »Circadian Rhythms and Exercise – Re-Setting the Clock in Metabolic Disease«, *Nature Reviews Endocrinology* 15, Nr. 4 (17. Januar 2019): 197–206, https://doi.org/10.1038/s41574-018-0150-x.

Gardiner, Carissa, et al.: »The Effect of Caffeine on Subsequent Sleep: A Systematic Review and Meta-Analysis«, *Sleep Medicine Reviews* 69 (1. Juni 2023): 101764, https://doi.org/10.1016/j.smrv.2023.101764.

Grimaldi, Daniela, et al.: »Strengthening Sleep – Autonomic Interaction via Acoustic Enhancement of Slow Oscillations«, *SLEEP* 42, Nr. 5 (6. Februar 2019), https://doi.org/10.1093/sleep/zsz036.

Haghayegh, Shahab, et al.: »Before-Bedtime Passive Body Heating by Warm Shower or Bath to Improve Sleep: A Systematic Review and Meta-Analysis«, *Sleep Medicine Reviews* 46 (1. August 2019): 124–35, https://doi.org/10.1016/j.smrv.2019.04.008.

Hanson, Joseph A., und Martin R. Huecker: *Sleep Deprivation*, StatPearls, StatPearls Publishing (12. Juni 2023).

Lao, Su I., et al.: »Associations between Bedtime Eating or Drinking, Sleep Duration and Wake after Sleep Onset: Findings from the American Time Use Survey«, *British Journal of Nutrition* 127, Nr. 12 (13. September 2021): 1888–97, https://doi.org/10.1017/s0007114521003597.

Lo, Juni C., et al.: »Cognitive Performance, Sleepiness, and Mood in Partially Sleep Deprived Adolescents: The Need for Sleep Study«, *Sleep* 39, Nr. 3 (1. März 2016): 687–98, https://doi.org/10.5665/sleep.5552.

Maeda, Takafumi, et al.: »Effects of Bathing-Induced Changes in Body Temperature on Sleep«, *Journal of Physiological Anthropology* 42, Nr. 1 (8. September 2023), https://doi.org/10.1186/s40101-023-00337-0.

Mantantzis, Konstantinos, et al.: »Effects of Dietary Carbohydrate Profile on Nocturnal Metabolism, Sleep, and Wellbeing: A Review«, *Frontiers in Public Health* 10 (13. Juli 2022), https://doi.org/10.3389/fpubh.2022.931781.

Minkel, Jared, et al.: »Sleep Deprivation Potentiates HPA Axis Stress Reactivity in Healthy Adults«, *Health Psychology* 33, Nr. 11 (1. Januar 2014): 1430–34, https://doi.org/10.1037/a0034219.

Núñez, Alicia, et al.: »Smoke at Night and Sleep Worse? The Associations between Cigarette Smoking with Insomnia Severity and Sleep Duration«, *Sleep Health* 7, Nr. 2 (1. April 2021): 177–82, https://doi.org/10.1016/j.sleh.2020.10.006.

O'Callaghan, Frances Veronica; Muurlink, Olav, und Natasha Reid: »Effects of Caffeine on Sleep Quality and Daytime Functioning«, *Risk Management and Healthcare Policy* 11 (1. Dezember 2018): 263–71, https://doi.org/10.2147/rmhp.s156404.

»Oura Ring: Accurate Health Information Accessible to Everyone«, Oura Ring, https://ouraring.com/.

Parker, Stephen: »Training Attention for Conscious Non-REM Sleep: The Yogic Practice of Yoga-Nidrā and Its Implications for Neuroscience Research«, *Progress in Brain Research,* 2019, 255–72, https://doi.org/10.1016/bs.pbr.2018.10.016.

Scott, Alastair, et al.: »Improving Sleep Quality Leads to Better Mental Health: A Meta-Analysis of Randomised Controlled Trials«, *Sleep Medicine Reviews* 60 (1. Dezember 2021): 101556, https://doi.org/10.1016/j.smrv.2021.101556.

Sempere-Rubio, Núria; Aguas, Mariam, und Raquel Faubel: »Association between Chronotype, Physical Activity, and Sedentary Behaviour: A Systematic Review«, *International Journal of Environmental Research and Public Health* 19, Nr. 15 (5. August 2022): 9646, https://doi.org/10.3390/ijerph19159646.

Silvani, Marcia Ines; Werder, Robert, und Catherine Perret: »The Influence of Blue Light on Sleep, Performance and Wellbeing in Young Adults: A Systematic Review«, *Frontiers in Physiology* 13 (16. August 2022), https://doi.org/10.3389/fphys.2022.943108.

Smith, Michael A., et al.: »The Physical and Psychological Health Benefits of Positive Emotional Writing: Investigating the Moderating Role of Type D (Distressed) Personality«, *British Journal of Health Psychology* 23, Nr. 4 (3. Juni 2018): 857–71, https://doi.org/10.1111/bjhp.12320.

Šmotek, Michal, et al.: »Evening and Night Exposure to Screens of Media Devices and Its Association with Subjectively Perceived Sleep: Should ›Light Hygiene‹ Be given More Attention?«, *Sleep Health* 6, Nr. 4 (1. August 2020): 498–505, https://doi.org/10.1016/j.sleh.2019.11.007.

Sondrup, Nina, et al.: »Effects of Sleep Manipulation on Markers of Insulin Sensitivity: A Systematic Review and Meta-Analysis of Randomized Controlled Trials«, *Sleep Medicine Reviews* 62 (1. April 2022): 101594, https://doi.org/10.1016/j.smrv.2022.101594.

St-Onge, Marie-Pierre; Mikic, Anja, und Cara E Pietrolungo: »Effects of Diet on Sleep Quality«, *Advances in Nutrition* 7, Nr. 5 (1. September 2016): 938–49, https://doi.org/10.3945/an.116.012336.

Suárez, Reinoso: »Neurobiología del sueño de ondas lentas [The neurobiology of slow-wave sleep]«, *Anales de la Real Academia Nacional de Medicina,* 116. (1999) (1), 209–226.

Vlahoyiannis, Angelos, et al.: »A Systematic Review, Meta-Analysis and Meta-Regression on the Effects of Carbohydrates on Sleep«, *Nutrients* 13, Nr. 4 (April 14, 2021): 1283, https://doi.org/10.3390/nu13041283.

Zheng, Dandan, et al.: »Alcohol Consumption and Sleep Quality: A Community-Based Study«, *Public Health Nutrition* 24, Nr. 15 (13. November 2020): 4851–58, https://doi.org/10.1017/s1368980020004553.

Kapitel 9

40 Years of Zen, »40 Years of Zen Neurofeedback Training – 40 Years of Zen«, (25. September 2023), https://40yearsofzen.com/.

Alley, Jenna et al.: »Associations between Oxytocin and Cortisol Reactivity and Recovery in Response to Psychological Stress and Sexual Arousal«, *Psychoneuroendocrinology* 106 (1. August 2019): 47–56, https://doi.org/10.1016/j.psyneuen.2019.03.031.

Angum, Fariha, et al.: »The Prevalence of Autoimmune Disorders in Women: A Narrative Review«, *Cureus,* 12,5, (13. Mai 2020): e8094, https://doi.org/10.7759/cureus.8094.

Balban, Melis Yilmaz, et al.: »Brief Structured Respiration Practices Enhance Mood and Reduce Physiological Arousal«, *Cell Reports Medicine* 4, Nr. 1 (1. Januar 2023): 100895, https://doi.org/10.1016/j.xcrm.2022.100895.

Brody, Stuart: »Blood Pressure Reactivity to Stress Is Better for People Who Recently Had Penile–vaginal Intercourse than for People Who Had Other or No Sexual Activity«, *Biological Psychology* 71, Nr. 2 (1. Februar 2006): 214–22, https://doi.org/10.1016/j.biopsycho.2005.03.005.

Brown, Brené: »On My Mind: RBG, Surge Capacity, and Play as an Energy Source – Brené Brown«, (5. Juli 2023), https://brenebrown.com/podcast/on-my-mind-rbg-surge-capacity-and-play-as-an-energy-source/.

Canli, Turhan, et al.: »Sex Differences in the Neural Basis of Emotional Memories«, *Proceedings of the National Academy of Sciences of the United States of America* 99, Nr. 16 (26. Juli 2002): 10789–94, https://doi.org/10.1073/pnas.162356599.

Cay, Mariesa, et al.: »Childhood Maltreatment and Its Role in the Development of Pain and Psychopathology«, *The Lancet Child & Adolescent Health* 6, Nr. 3 (1. März 2022): 195–206, https://doi.org/10.1016/s2352-4642(21)00339-4.

Charnetski, Carl J., und Francis X. Brennan: »Sexual Frequency and Salivary Immunoglobulin A (IgA)«, *Psychological Reports* 94, Nr. 3 (1. Juni 2004): 839–44, https://doi.org/10.2466/pr0.94.3.839-844.

Crum, Alia J., et al.: »Evaluation of the ›Rethink Stress‹ Mindset Intervention: A Metacognitive Approach to Changing Mindsets«, *Journal of Experimental Psychology: General* 152, Nr. 9 (1. September 2023): 2603–22, https://doi.org/10.1037/xge0001396.

Dumesic, Daniel A., et al.: »Interplay of Cortisol, Testosterone, and Abdominal Fat Mass in Normal-Weight Women with Polycystic Ovary Syndrome«, *Journal of the Endocrine Society* 7, Nr. 8 (7. Juni 2023), https://doi.org/10.1210/jendso/bvad079.

Eilers, Hanna; Aan Het Rot, Marije, und Bertus F. Jeronimus: »Childhood Trauma and Adult Somatic Symptoms«, *Psychosomatic Medicine* 85, Nr. 5 (26. April 2023): 408–16, https://doi.org/10.1097/psy.0000000000001208.

Epel, Elissa S., et al.: »Stress and Body Shape: Stress-Induced Cortisol Secretion Is Consistently Greater among Women with Central Fat«, *Psychosomatic Medicine* 62, Nr. 5 (1. September 2000): 623–32, https://doi.org/10.1097/00006842-200009000-00005.

Fincham, Guy W., et al.: »Effect of Breathwork on Stress and Mental Health: A Meta-Analysis of Randomised-Controlled Trials«, *Scientific Reports* 13, Nr. 1 (9. Januar 2023), https://doi.org/10.1038/s41598-022-27247-y.

Flynn, Kathryn E., et al.: »Sexual Satisfaction and the Importance of Sexual Health to Quality of Life throughout the Life Course of U.S. Adults«, *The Journal of Sexual Medicine* 13, Nr. 11 (1. November 2016): 1642–50, https://doi.org/10.1016/j.jsxm.2016.08.011.

Fricchione, Gregory L.: »Mind Body Medicine: A Modern Bio-Psycho-Social Model Forty-Five Years after Engel«, *Bio-PsychoSocial Medicine* 17, Nr. 1 (30. März 2023), https://doi.org/10.1186/s13030-023-00268-3.

Haim-Litevsky, Dorit; Komemi, Reut, und Lena Lipskaya-Velikovsky: »Sense of Belonging, Meaningful Daily Life Participation, and Well-Being: Integrated Investigation«, *International Journal of Environmental Research and Public Health* 20, Nr. 5 (25. Februar 2023): 4121, https://doi.org/10.3390/ijerph20054121.

Jamil, Aneeque, et al.: »Meditation and Its Mental and Physical Health Benefits in 2023«, *Cureus,* 15,6, (19. Juni 2023): e40650, https://doi.org/10.7759/cureus.40650.

Kuhfuß, Marie, et al.: »Somatic Experiencing – Effectiveness and Key Factors of a Body-Oriented Trauma Therapy: A Scoping Literature Review«, *European Journal of Psychotraumatology* 12, Nr. 1 (1. Januar 2021), https://doi.org/10.1080/20008198.2021.1929023.

Lakhsassi, Lara, et al.: »The Influence of Sexual Arousal on Subjective Pain Intensity during a Cold Pressor Test in Women«, *PLOS ONE* 17, Nr. 10 (5. Oktober 2022): e0274331, https://doi.org/10.1371/journal.pone.0274331.

Maté, Gabor: *When the Body Says No: Exploring the Stress-Disease Connection*, Trade Paper Press, 2011, 320.

Mullen, Lora M., et al.: »Facilitation of Forgiveness«, *Holistic Nursing Practice* 37, Nr. 1 (1. Januar 2023): 15–23, https://doi.org/10.1097/hnp.0000000000000559.

Nayak, Chetan S., und Arayamparambil C. Anilkumar: *EEG Normal Waveforms*, StatPearls, StatPearls Publishing (24. Juli 2023).

Nestor, James: *Breath: The New Science of a Lost Art*, Riverhead Books, 2020, 304.

Oesterling, Carlotta Florentine, et al.: »The Influence of Sexual Activity on Sleep: A Diary Study«, *Journal of Sleep Research* 32, Nr. 4 (16. Januar 2023), https://doi.org/10.1111/jsr.13814.

Park, Eunice Y., et al.: »Sense of Community and Mental Health: A Cross-Sectional Analysis from a Household Survey in Wisconsin«, *Family Medicine and Community Health* 11, Nr. 2 (1. Juni 2023): e001971, https://doi.org/10.1136/fmch-2022-001971.

Parker, Callum, et al.: »Does the Self-Reported Playfulness of Older Adults Influence Their Wellbeing? An Exploratory Study«, *Scandinavian Journal of Occupational Therapy* 30, Nr. 1 (21. November 2022): 86–97, https://doi.org/10.1080/11038128.2022.2145993.

Passos, Giselle Soares, et al.: »Insomnia Severity Is Associated with Morning Cortisol and Psychological Health«, *Sleep Science* 16, Nr. 01 (1. März 2023): 092–096, https://doi.org/10.1055/s-0043-1767754.

Pastore, Olivia; Brett, Benjamin L., und Michelle Fortier: »Self-Compassion and Happiness: Exploring the Influence of the Subcomponents of Self-Compassion on Happiness and Vice Versa«, *Psychological Reports* 126, Nr. 5 (15. April 2022): 2191–2211, https://doi.org/10.1177/00332941221084902.

Peabody, Jeremy, et al.: »A Systematic Review of Heart Rate Variability as a Measure of Stress in Medical Professionals«, *Cureus,* 15,1 (29. Januar 2023): e34345, https://doi.org/10.7759/cureus.34345.

Rofe, Noa, et al.: »Salivary Cortisol Concentration and Perceived Stress Measure in Response to Acute Natural Stress: The Role of Morningness-Eveningness Preference«, *Chronobiology International,* (2. November 2023), 1–7, https://doi.org/10.1080/07420528.2023.2276203.

Schulz, André, et al.: »The Relationship between Self-Reported Chronic Stress, Physiological Stress Axis Dysregulation and Medically-Unexplained Symptoms«, *Biological Psychology* 183 (1. Oktober 2023): 108690, https://doi.org/10.1016/j.biopsycho.2023.108690.

Spencer-Segal, Joanna L., und Huda Akil: »Glucocorticoids and Resilience«, *Hormones and Behavior* 111 (1. Mai 2019): 131–34, https://doi.org/10.1016/j.yhbeh.2018.11.005.

Thomashauer, Regena: *Pussy: A Reclamation*, Hay House, 2018, 288.

Wang, Shi-Kai, et al.: »Psychological Trauma, Posttraumatic Stress Disorder and Trauma-Related Depression: A Mini-Review«, *World Journal of Psychiatry* 13, Nr. 6 (19. Juni 2023): 331–39, https://doi.org/10.5498/wjp.v13.i6.331.

Waxenbaum, Joshua A.; Reddy, Vamsi, und Matthew Varacallo: *Anatomy, Autonomic Nervous System,* StatPearls, StatPearls Publishing, (24. Juli 2023).

Zaccaro, Andrea, et al.: »How Breath-Control Can Change Your Life: A Systematic Review on Psycho-Physiological Correlates of Slow Breathing«, *Frontiers in Human Neuroscience* 12 (7. September 2018), https://doi.org/10.3389/fnhum.2018.00353.

Ziva, »Sign Up For Our Free Masterclass! – Ziva«, (31. Mai 2023), https://zivameditation.com/freemasterclass-1.

DIE AUTORIN

Aggie Lal ist eine bekannte Influencerin, Bestseller-Autorin, zertifizierter Ernährungs- und Gesundheits-Coach, Podcasterin, TV-Moderatorin und Rednerin bei TEDx-Konferenzen. Mit über 1,5 Millionen Followern in den sozialen Medien und einem riesigen Publikum in verschiedenen Medien ist Aggie zu einer einflussreichen Persönlichkeit im Bereich Gesundheit, Biohacking, Persönlichkeitsentwicklung, Unternehmertum sowie Reise & Lifestyle geworden.

Ihre Erfolgsgeschichte spricht für ihre Resilienz und Zielstrebigkeit. Die im postkommunistischen Polen geborene Aggie musste sich diversen Herausforderungen stellen, etwa einer Behinderung nach einem schweren Autounfall. Aber trotz aller Hürden war Aggie entschlossen, ihren Weg zu gehen, statt sich als Opfer der Umstände zu sehen.

Nachdem sie 2012 den Pazifik in einem Segelboot überquert und den Reise-Blog »Travel In Her Shoes« gegründet hatte, der weltweit Millionen begeisterte, baute Aggie eine Social-Media-Präsenz auf, die ihre neu entdeckte Liebe für Abenteuer und das Leben für den Moment dokumentierte und auf der sie andere ermutigte, ihr Leben voll auszuschöpfen.

Aggies Erfolg forderte aber seinen Preis. Entschlossen, ihre Depression, Beklemmungen und Angstzustände zu besiegen und anderen zu helfen, die mit ähnlichen Problemen kämpfen, erfand Aggie sich neu und suchte neue Ziele. Ab ihrem ersten TEDx-Talk 2019 erkundete Aggie neue Wege, zum Beispiel Biohacking, einen Lebensstil, dessen Anhänger versuchen, den eigenen Körper und Geist mithilfe wissenschaftlicher Erkenntnisse und ganzheitlicher Methoden zu optimieren.

Aggies Entschlossenheit, Frauen zur Selbstbestimmung zu verhelfen, führte zur Gründung der Higher Self Academy, in der sie verschiedene Kurse anbietet und bereits die Leben von über 20 000 Studentinnen in den

Bereichen Gesundheit, Persönlichkeitsentwicklung und Biohacking verändert hat. In ihren Kursen wie »F*ck the Struggle«, »Fit as F*ck«, »10-Day Hormone Challenge« und »The Anti-Aging Challenge« lernen Frauen, wie sie ihr volles Potenzial nutzen, gesünder leben und den Alterungsprozess umkehren können. Die Nahrungsergänzungsmittel ihrer Marke Biohacking Bestie™ wurden von einigen der führenden Experten im Bereich Biohacking entwickelt. In ihrem Podcast »Biohacking Bestie« spricht sie mit den prominentesten Vertretern der Gesundheits- und Wellness-Industrie und interviewt Experten auf den Gebieten der Psychiatrie, Gehirngesundheit und Persönlichkeitsentwicklung.

Dank ihres Kommunikationstalents ist Aggie ein beliebter Gast in Fernsehshows weltweit, wie etwa *Dancing With the Stars*, in denen sie für Gesundheit und ein erfülltes Leben wirbt.

Heute ist Aggie eine visionäre Biohackerin, die Millennial- und Gen-Z-Frauen weltweit dazu befähigt, ihre Gesundheit und Fitness sowie ihr allgemeines Wohlbefinden zu optimieren. Als eine der ersten viralen Instagrammerinnen und mit den Followern auf ihren Social-Media-Plattformen inspiriert sie Frauen zu einem erfüllten und erfüllenden Leben auf Basis einer ganzheitlichen Perspektive der Achtsamkeit und Spiritualität.

Aggies erstes Buch *Instatravel* ist ein internationaler Bestseller und beschreibt ihre außergewöhnlichen Reisen und Erfahrungen als bekannte Reise-Influencerin. *Biohacking für Frauen* ist ihr zweites Buch und taucht aus einer einzigartigen weiblichen Sicht in die Welt des Biohackings ein. Es liefert wertvolle Einsichten, wie Frauen ihre Gesundheit und ihr Wohlbefinden mit speziell auf den weiblichen Körper abgestimmten Routinen und Praktiken optimieren können. Mit ihrem Engagement für ganzheitliches Wohlbefinden ist Aggie Lal eine der Vorreiterinnen der weiblichen Empowerment-Bewegung im Bereich Gesundheit und Erfolg in allen Lebensbereichen.

Und hier findest du Aggie:
https://www.instagram.com/aggie/
https://www.instagram.com/biohackingbestie/
https://higherselfacademy.co/
https://biohackingbestie.com/